Segunda edición

Cómo convivir
con su
artritis

Una guía para una vida activa y saludable

LIVING WITH ARTHRITIS: A GUIDE
FOR AN ACTIVE AND HEALTHY LIFE

For English-speaking people who wish to know more about the scope and content of this book, the table of contents and preface are printed in English on pages xv-xxiii.

Segunda edición

Cómo convivir
con su
artritis

Una guía para una vida activa y saludable

Virginia González, M.P.H.

Virginia Nacif de Brey, M.P.H.

Kate Lorig, R.N., Dr.P.H.

James F. Fries, M.D.

BULL PUBLISHING COMPANY
BOULDER, COLORADO

Copyright 2006 Bull Publishing Company

ISBN 0-923521-99-2
Printed in the United States

Bull Publishing Company
P.O. Box 1377
Boulder, CO 80306
(800) 676-2855

Publisher: James Bull
Cover Design: Lightbourne
Interior Design: Susan Rogin
Compositor: Susan Rogin

This book is supported by NINR Grant 5-R01-NR03146

Library of Congress Cataloging-in-Publication Data

Arthritis helpbook. Spanish
    Cómo convivir con su artritis : una guía para una vida activa y
saludable / [edited by] Virginia González, Virginia Nacif de Brey, Kate
Lorig.—segunda ed.
        p. cm.
    ISBN-13: 978-0-923521-99-8
    ISBN-10: 0-923521-99-2
    1. Arthritis—Popular works.   I. Gonzalez, Virginia. II. Nacif de
Brey, Virginia. III. Lorig, Kate. IV. Title.

    RC933.A66518 2006
    616.7'22—dc22

2005035968

Contenido

Prefacio

Este libro es el resultado de las investigaciones conducidas por los autores en el tema de la artritis con el propósito de encontrar formas de mejorar la vida de las personas que padecen de algún tipo de esta enfermedad.

En 1979, el Centro de Artritis de Stanford comenzó a ofrecer clases sobre cómo vivir con artritis. Motivados por las experiencias positivas de miles de personas que asistieron a estas clases, surgió la necesidad de iniciar un proyecto pionero e innovador dirigido a la comunidad de pueblos latinos, particularmente a las personas con artritis que viven en los Estados Unidos cuyo primer idioma es el español. Escribimos este libro basándonos en el éxito de investigaciones previamente conducidas en la población de habla inglesa y en la información obtenida de grupos de enfoque y entrevistas en las que participaron personas de habla española.

Originalmente, *Cómo convivir con su artritis* se escribió como guía de referencia para los participantes del Programa de Manejo Personal de la Artritis; por esta razón, su contenido, recomendaciones y la filosofía en que se respalda es similar al contenido de la última edición de *The Arthritis Helpbook* de Kate Lorig, R.N., Dr.P.H. y James Fries, M.D., publicado por Da Capo Press. Sin embargo, es importante establecer que, a pesar de que el contenido es similar en ambos libros, *Cómo convivir con su artritis* no es una traducción literal. Su contenido y conceptos han sido adaptados lingüística y culturalmente, y se ha incorporado nueva información para satisfacer las necesidades del grupo al que se dirige.

Al escribir este libro, hemos puesto atención cuidadosa en la utilización de un español estandarizado y vocabulario generalmente comprendido en la mayoría de los países de habla española. El empleo de definiciones claras y concisas, así como explicaciones cortas de la terminología médica en lenguaje común, hacen de este libro una guía fácil de utilizar para las personas con cualquier tipo de artritis. De una forma similar a nuestra experiencia con los lectores de *The Arthritis Helpbook* en inglés, hemos encontrado que las personas en búsqueda de información acerca de su artritis se han beneficiado del contenido de este libro, independientemente de su nivel de educación.

No es nuestra intención que el lector(a) lea toda la información en este libro, sino que lea y comprenda los temas de relevancia personal. Al revisar el contenido en las primeras páginas, el lector(a) podrá identificar temas de interés. Si usted es profesionista en el área de la salud, le sugerimos leer el contenido (disponible en inglés y en español) para poder referir a sus clientes más fácilmente a las secciones del libro de mayor utilidad.

Nuestra preocupación primordial no es solamente aumentar su conocimiento teórico sobre la artritis; además, buscamos ayudarle a desarrollar nuevas habilidades y la confianza suficiente para convertirse en una persona proactiva en el manejo de los síntomas de su artritis. Ser proactivo significa estar dispuesto a aprender sobre su enfermedad y llevar a cabo, paso a paso, las acciones cotidianas necesarias para mejorar sus síntomas. Por lo tanto, en este libro hemos incluido información detallada sobre una variedad de técnicas para el tratamiento de la artritis. Por ejemplo, no solamente enfatizamos la importancia de hacer ejercicio cuando se tiene artritis, sino además discutimos ejercicios específicos con fotos y dibujos, cómo y cuándo hacerlos, cuánto tiempo es suficiente y qué relación existe entre el dolor y el ejercicio. Estas mismas consideraciones se aplican a otros temas importantes en el tratamiento de la artritis, como la relajación muscular, la nutrición, la resolución de problemas específicos, cómo mejorar la relación con su médico, etc. En resumen, este libro proporciona el "cómo hacerlo".

Al leer este libro y experimentar las diferentes técnicas, es importante mantener en mente los siguientes puntos:

1. Los síntomas de su artritis no se desarrollaron de la noche a la mañana; por lo tanto, no es realista esperar que las técnicas introducidas en este libro le proporcionen resultados inmediatos. Aprender a manejar los síntomas de su enfermedad no es una cura, pero puede reducir considerablemente su dolor, aumentar su movilidad y prevenir la deformidad. Si practica algunas de estas técnicas con regularidad y perseverancia, obtendrá mejores resultados.

2. Las técnicas descritas en este libro tienen diferentes resultados para cada persona. Usted es único y su artritis se manifiesta de una forma individual. Por estas razones, es importante que usted experimente con cada actividad o técnica y la ponga en práctica con regularidad, por lo menos durante dos semanas a un mes para obtener los primeros resultados.

3. La información en este libro no tiene el propósito de desplazar o sustituir el cuidado médico, sino complementarlo. Muchos médicos no cuentan con el tiempo necesario para proporcionar a sus pacientes información detallada sobre el ejercicio y otras técnicas para manejar el dolor. Por lo tanto, deseamos que esta información le asista a usted y a su médico.

Los consejos y sugerencias escritas en este libro han sido revisadas por varios médicos, terapeutas físicos, terapeutas ocupacionales, especialistas en nutrición y enfermeras, incluyendo los miembros del Centro de Artritis de Stanford. La información representa un programa saludable, esencialmente igual al recomendado a los pacientes con artritis por la mayoría de las autoridades en el área de la salud actualmente. Si tiene preguntas adicionales, por favor consulte a su médico.

Debido al continuo avance de la investigación científica, la información aquí incluida puede cambiar con los años. Le sugerimos buscar una nueva edición de este libro si lo está leyendo en el año 2015.

Además, nos gustaría mucho conocer las opiniones de nuestros lectores. Si tiene comentarios o sugerencias, puede escribirnos a la siguiente dirección:

Stanford Arthritis Center
1000 Welch Road, Suite 204
Palo Alto, CA 94304
U. S. A.

Consideraremos sus sugerencias y comentarios en la siguiente edición. Finalmente, nos gustaría agradecerles a todas las personas que contribuyeron al contenido de este libro y les damos la bienvenida a todas las personas que se unen a nuestra causa.

Agradecimientos

Este libro fue creado con la colaboración de muchas personas. Primero, nos gustaría reconocer a las personas con artritis, a sus familias y amigos que participaron en el Programa de Manejo Personal de la Artritis y para quienes escribimos este libro. Además, nos gustaría agradecer a los líderes de este programa, por su servicio y compromiso para mejorar la vida de las personas con artritis. De la misma forma estamos muy agradecidos a los profesionales y a las agencias que sirven a la comunidad de habla española, por su interés y colaboración con el Centro de Artritis de Stanford.

El trabajo aquí presentado no habría sido posible sin el apoyo del Instituto Nacional para la Investigación en Enfermería, el Instituto Nacional de la Artritis y Enfermedades Musculoesqueléticas y de la Piel, la Fundación Nacional de la Artritis y el Capítulo Norte de California de la Fundación de la Artritis.

Numerosas personas merecen ser mencionadas, especialmente quienes contribuyeron con su tiempo, esfuerzo y/o ideas para la producción de este libro y el éxito del programa: Angel Acosta-Gallegos, Salvador Angulo, Eustolia Avelar, María Avelar, Christopher Brey, Sonia Castañeda, Maureen Gecht, Roberto Gómez, Felipe Gutiérrez, Connie Hartnett, María J. Hernández, Diana Laurent, Julie Larson, Dra. Marian Minor, Dr. Philip Ritter, Mirna Sánchez, y Elizabeth Velázquez. También agradecemos especialmente a las siguientes personas de diversos países por su trabajo al revisar este libro y ofrecernos excelentes sugerencias para su contenido: Dra. Teresa Bravo, Dra. Gloria Chicchon, Alberto Galindo, Judith Hernández, Juan Manuel López-Marinas, Dr. Arturo Madrigal, Dr. Jesús Mendiolaza, Miguel Nacif, Dr. José Rosas, Virginia Siliceo de Nacif, y Dr. Ernesto Zataraín. Finalmente, nos gustaría reconocer a Michele Boutaugh, Kathy Downs, Dra. Julia Freeman, Dr. Halsted Holman, Judith McAbee, y Dra. Hardin Taylor por su apoyo moral y alentamiento durante la realización de estos proyectos.

Contents

Preface

This book is the result of the natural progression of the authors' research in the field of arthritis and in finding ways to improve the quality of life for people with arthritis.

In 1979, the Stanford Arthritis Center began giving classes in the community for people with arthritis. Motivated by the positive experiences of thousands of English-speaking people who took these classes over the years, we realized the need to begin a totally new project in the Latino community, one which directly attempted to reach the Spanish-speaking population. Therefore, based on the earlier success of our research in the English-speaking population and the information we obtained through interviews and focus groups with Spanish-speaking people with arthritis, we wrote this book.

Cómo convivir con su artritis was originally written to serve as the reference book for the Spanish Arthritis Self-Management Course; consequently, much of the content, including the philosophy and recommendations, is similar to that found in the latest edition of *The Arthritis Helpbook* by Kate Lorig, R.N., Dr.P.H., and James F. Fries, M.D., which is published by Da Capo Press. However, although the content is similar in the two books, *Cómo convivir con su artritis* is not a literal translation. The content and concepts have been adapted both linguistically and culturally, and some new information has been added to meet the needs of this community.

In writing this book, we have been careful to use standard Spanish and vocabulary generally understood in most Spanish-speaking countries. When appropriate, we have also tried to provide clear definitions or explanations of the different concepts and medical terminology. Similar to our experience with *The Arthritis Helpbook* in English, we have found that people, regardless of their level of education, will search for and can benefit from the type of information in this book.

We do not expect people to read the book from cover to cover, but, instead, they may read and understand those topics that are most important to them. By reviewing the table of contents and index, the readers can find the information most useful to them. If you are a health professional working with a Spanish-speaking population, we suggest you review the table of contents, which is available in both English and Spanish, so that you may refer your patients more easily to those sections of the book that are most relevant to their needs.

For people with arthritis, our primary concern in writing this book is not only to increase your knowledge about arthritis but also to help you develop the skills and confidence necessary to become proactive in the management of your arthritis. Becoming proactive means being willing to learn as much as you can about your arthritis and then taking the necessary steps to manage your symptoms. Therefore, we have included detailed information about a variety of techniques that help people with arthritis manage their symptoms. For example, we not only emphasize why exercise is important for people with arthritis, but we also discuss the specifics of exercise, such as what types of exercise to do, how and when to do them, and how much exercise is enough. These same considerations are given for other topics such as relaxation, nutrition, problem-solving, working with your doctor, etc. In short, this book provides the "how to" for people with arthritis.

As you read this book and try the various techniques, keep in mind the following points:

1. Your arthritis symptoms did not develop overnight. Therefore, it is not realistic to expect that these techniques will bring immediate relief. Self-management is not a cure for arthritis, but it can help to reduce pain, increase mobility, and prevent deformity if practiced regularly as part of a daily routine.

2. Not all the techniques discussed in this book work the same for everyone. Each person with arthritis is different. Therefore, it is important to experiment with each activity, giving it from two weeks to one month for the first results to emerge. If one technique does not work well for you right away, don't give up and try another.

3. The information in this book is not meant to replace your medical care, but rather to complement it. Many doctors do not have the time to provide their patients with detailed information about exercise or other pain management techniques. Therefore, we hope this information will assist you and your doctor.

All the advice and suggestions described in this book have been reviewed by many doctors, physical therapists, occupational therapists, nutritionists, and nurses, including staff from the Stanford Arthritis Center. The information represents a sound program that is essentially the same as that recommended by most health professionals today. If you have particular questions, please talk them over with your doctor.

Finally, because arthritis information can change with new research, we suggest you look for a new edition of this book if you are reading it in the year 2015. Otherwise, the information may be out of date.

We would also like to hear from our readers about this book. If you have any comments or suggestions, please write us at:

Stanford Arthritis Center
1000 Welch Road, Suite 204
Palo Alto, CA 94304
U. S. A.

Your suggestions will be reviewed and considered for the next edition. We would also like to thank everyone who contributed to this book in the past, and to welcome all of you who are joining our cause for the first time.

Acknowledgments

This book was created with the help of many people. First, we acknowledge all the people with arthritis along with their family and friends who participated in the Spanish Arthritis Self-Management Program and for whom this book was developed. We thank the many course leaders for their service and commitment to the program and to improving the lives of people with arthritis. We are equally grateful to the professionals and community agencies who serve the Spanish-speaking community for their interest and collaboration with the Stanford Arthritis Center.

The work represented here would not have been possible without support from the National Institute of Nursing Research, the National Institute of Arthritis and Musculoskeletal and Skin Diseases, the National Arthritis Foundation, and the Northern California Chapter of the Arthritis Foundation.

Several individuals deserve special mention. These include the people who contributed their time, efforts, and ideas to the production of the book and the success of the program: Angel Acosta-Gallegos, Salvador Angulo, Eustolia Avelar, María Avelar, Christopher Brey, Sonia Castañeda, Maureen Gecht, Roberto Gómez, Felipe Gutiérrez, Connie Hartnett, María J. Hernández, Diana Laurent, Julie Larson, Dr. Marian Minor, Dr. Philip Ritter, Mirna Sánchez, and Elizabeth Velázquez. Special thanks also go to those who reviewed the book and offered suggestions for content; they include people from different countries: Dr. Teresa Bravo, Dr. Gloria Chicchon, Alberto Galindo, Judith Hernández, Juan Manuel López-Marinas, Dr. Arturo Madrigal, Dr. Jesús Mendiolaza, Miguel Nacif, Dr. José Rosas, Virginia Siliceo de Nacif, and Dr. Ernesto Zataraín. And lastly, we'd like to acknowledge those people who lent their moral support and encouragement to this project: Michele Boutaugh, Kathy Downs, Dr. Julia Freeman, Dr. Halsted Holman, Judith McAbee, and Dr. Hardin Taylor.

1

Artritis, ¿qué es?

Las palabras "artritis" y "fibromialgia" evocan un espectro de temor y dolor. Algunas personas piensan en el envejecimiento, en perder su independencia, y esto puede ser difícil. Similarmente a otras enfermedades crónicas, los términos llevan un sentido de desesperanza y futilidad. Sin embargo, en realidad, la verdad es más positiva de lo que puede verse a simple vista. Es posible vivir una vida plena y productiva a pesar de tener artritis o fibromialgia.

En el proceso de convertirse en una persona proactiva, es necesario aprender un poco sobre la artritis. De hecho, la artritis no es solamente una enfermedad. Existen más de cien tipos de artritis que tienen que ver con una o más articulaciones del cuerpo. Inclusive, la palabra "artritis" puede provocar confusiones. La raíz *art* viene del griego y significa articulación, mientras que la terminación *itis* significa inflamación o infección. Por lo tanto, de acuerdo a su etimología, la palabra "artritis" quiere decir "inflamación de la articulación". El problema es que en muchos tipos de artritis, la articulación no está inflamada. Una mejor descripción de la artritis podría ser cuando ocurren problemas con la articulación.

Lo siguiente es comprender qué función tiene la articulación y cómo está formada. Una articulación es la unión de dos o más huesos con el propósito de permitir el movimiento. Está compuesta por seis partes (vea la página siguiente):

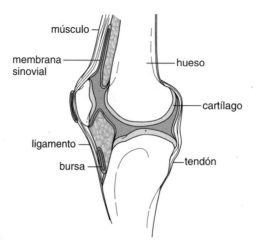

El cartílago: Cada superficie de los huesos en contacto en una articulación está cubierta por un tipo de tejido gomoso llamado cartílago. Este es un material duro que funciona como cojín para proteger los extremos de los huesos. Las orejas y partes de la nariz están formadas por cartílago.

La membrana sinovial (Bolsa sinovial): La articulación está protegida por una membrana, llamada membrana sinovial, que forma una cápsula alrededor de la articulación y también secreta el fluido sinovial que nutre y lubrica las articulaciones. De hecho, este fluido tiene muchas veces el poder lubricante parecido al del aceite en los automóviles.

La bursa: Es un saco pequeño que no es parte de la articulación pero está cerca de ésta. Contiene un fluido que lubrica el movimiento de los músculos: músculo con músculo y músculo con hueso. De alguna manera, es similar al saco o cápsula sinovial.

Los músculos: Son tejidos elásticos que al acortarse y elongarse, mueven los huesos y por lo tanto, nos mueven a nosotros. Además, sostienen a los huesos.

Los tendones: Son cuerdas fibrosas que unen los músculos con los huesos. Usted puede sentir los tendones en la parte trasera de sus manos o en la parte trasera de sus rodillas.

Los ligamentos: Son cuerdas fibrosas mucho más cortas que unen a un hueso con otro en una articulación y ayudan a proteger las cápsulas articulares.

Cuando alguien dice "tengo artritis", quiere decir que tiene problemas con alguna o varias de las partes de la articulación que hemos descrito. Por ejemplo, cuando la membrana sinovial se inflama, se conoce como verdadera artritis. Es decir, la articulación está inflamada. Por otro lado, si el músculo se fatiga haciendo demasiado ejercicio o se desgarra haciendo un movimiento específico, no es artritis. La articulación no se ve afectada.

Los científicos han nombrado a los diferentes tipos de artritis, dependiendo del tejido específico de la articulación que se ve afectado. Por ejemplo, en la *artritis reumatoide* o reumatoidea, el problema principal es la "sinovitis", es decir, la inflamación de la membrana sinovial. En este tipo de artritis es necesario reducir la inflamación con medicamentos y además, aprender a manejar otros síntomas como el dolor, la fatiga, la depresión, etc.

En la *espondilitis anquilosante*, el problema es la "entesopatía", un tipo de inflamación que ocurre en donde los ligamentos se adhieren al hueso. La inflamación también debe controlarse con medicinas en este tipo de artritis, y las articulaciones afectadas deben estirarse regular y vigorosamente.

En la *osteoartritis*, el problema es el desgaste del cartílago. El ejercicio tiene un papel sumamente importante en el tratamiento de los síntomas de la osteoartritis, así como el uso adecuado de las articulaciones.

En la *fibromialgia*, el problema no es la articulación, sino los músculos, ligamentos y/o tendones que son afectados, causando dolor generalizado, rigidez y fatiga.

En la *gota*, otro tipo de artritis, el problema lo constituyen cristales de ácido úrico que se forman en el espacio intraarticular y causan inflamación y dolor agudo.

Cada tipo de artritis es diferente y como tal, requiere un tratamiento distinto. En la siguiente página se exponen las diferencias más relevantes entre los dos tipos de artritis más comunes y la fibromialgia. En los siguientes capítulos, discutimos en detalle estos tipos de artritis predominantes. Aunque existen más de cien tipos de artritis, las prácticas de manejo personal de los síntomas de cualquier tipo son esencialmente las mismas.

Los tipos de artritis más comunes

	Osteoartritis (OA)	Artritis reumatoide (AR)	Fibromialgia
¿Qué pasa en este tipo de artritis?	El cartílago se desgasta; el hueso crece para reemplazarlo y así se crean espuelas óseas.	Hay inflamación de la membrana sinovial, destrucción del hueso y daño a los ligamentos, tendones y a la cápsula de la articulación.	Desconocido; está acompañada por interrupción del sueño y contracción muscular prolongada.
¿Cuáles son las articulaciones comúnmente afectadas en este tipo de artritis?	Afecta más las manos, columna vertebral, rodillas y caderas. Normalmente, sólo un lado del cuerpo se ve afectado (por ejemplo, una cadera, no necesariamente la otra).	Afecta varias articulaciones, incluyendo a los hombros, codos, muñecas, nudillos y rodillas. Normalmente, se ven afectados los dos lados del cuerpo (por ejemplo, las dos rodillas).	No se afectan las articulaciones. Hay áreas específicas de dolor. Pueden afectarse los músculos, ligamentos o tendones.
¿Cómo se ve o se siente?	Hay dolor en la articulación afectada, rigidez, poca inflamación. Algunas personas presentan nódulos óseos en las puntas de los huesos de los dedos.	Las articulaciones se inflaman, se sienten calientes, adoloridas y se ven enrojecidas. Puede haber fatiga, rigidez, fiebre y dolores musculares. Se pueden formar nódulos debajo de la piel, cerca del codo.	Hay dolor generalizado, rigidez por las mañanas, fatiga e interrupción del sueño.
¿Qué puede pasar con el tiempo?	Se desarrolla lentamente, durante años. Algunas personas tienen menos dolor que otras. Sólo unos pocos presentan incapacitación severa.	Se desarrolla rápidamente en meses o semanas. Pierde severidad con el tiempo; se puede prevenir la deformidad.	Mejora con el tiempo. El dolor y la fatiga pueden incapacitar a algunos, pero la mayoría no se incapacitan.

Los tipos de artritis más comunes (cont.)

	Osteoartritis (OA)	Artritis reumatoide (AR)	Fibromialgia
¿Cuándo comienza?	Normalmente empieza después de los 40 años. La mayoría de las personas tienen algo de osteoartritis con la edad.	Normalmente empieza entre las edades de 20 y 50 años y en infantes cerca de la adolescencia (13 años).	Normalmente empieza entre las edades de 30 y 50 años.
¿Quién adquiere este tipo de artritis?	Hombres y mujeres por igual.	75% de las personas son del sexo femenino.	Ocurre más frecuentemente en mujeres.
¿Es hereditaria?	El tipo con nódulos en los dedos es hereditaria.	Tiene tendencias familiares; si un miembro de su familia tiene AR, existe un mayor riesgo de que usted la adquiera.	Desconocido hasta hoy.
¿Cómo la diagnostica el médico?	Rayos X	Con la prueba del factor reumatoide (encontrado en 80% de las personas con AR), pruebas de sangre, rayos X y exámenes del líquido sinovial.	Examen de áreas específicas de dolor. A veces se hacen exámenes de sangre para excluir otras condiciones (examen del tiroides, velocidad de la sedimentación).
¿Cuál es el tratamiento?	Mantenerse activo(a), ejercitar, uso adecuado de las articulaciones, control de peso, relajación, uso del calor y hielo; a veces, medicinas y la cirugía.	Reducir la inflamación, un programa de ejercicio balanceado, uso adecuado de las articulaciones, control de peso, relajación, uso del calor y hielo, medicinas, a veces la cirugía.	Ejercicio, calor, relajación, a veces medicinas para el dolor y/o para mejorar el sueño.

2

Osteoartritis

¿Qué es la osteoartritis?

La osteoartritis (OA) también es conocida como enfermedad degenerativa de las articulaciones y osteoartrosis (artrosis). En este tipo de artritis, el cartílago (una sustancia parecida a la goma) localizada entre dos o más huesos que forman una articulación se daña y se desgasta, causando dolor y rigidez. La osteoartritis es una de las formas de artritis más viejas y comunes. Es un tipo de artritis que casi todas las personas desarrollamos con la edad. Debido a esto, se relaciona con el proceso de envejecimiento. La osteoartritis no siempre responde al tratamiento médico (por ejemplo, a las medicinas), pero afortunadamente, no es una forma severa de artritis como la artritis reumatoide. Por lo tanto, los cambios en los huesos son inevitables con la edad. Sin embargo, los síntomas de la osteoartritis son generalmente tolerables y escasas veces son severos. De hecho, existen muchas cosas que usted puede hacer para convertirse en una persona proactiva en el manejo de los síntomas de la OA, algunas de las cuales están descritas en este libro.

¿Qué les pasa a las personas que tienen OA?

En una articulación sana, las superficies de los huesos en contacto en una articulación están cubiertas por un tipo de tejido gomoso, llamado cartílago. El cartílago funciona como cojín o colchón, amortiguando durante el movimiento. Los huesos se mantienen unidos por ligamentos y tendones, que actúan como cables, permitiendo el movimiento en la dirección correcta. Todos los tejidos de la articulación están encapsulados por una capa de tejido llamada membrana sinovial. Esta membrana produce fluido o líquido sinovial dentro de la cápsula, que ayuda a que los tejidos se muevan con suavidad y facilidad. Este líquido también proporciona oxígeno y nutrición al cartílago. Cuando mueve sus articulaciones, la presión en el cartílago ayuda a eliminar el líquido que lleva los productos de deshecho fuera de éste, y permite la secreción de un nuevo fluido, rico en oxígeno y nutrientes, en el espacio intraarticular en donde yace el cartílago. Por lo tanto, la salud del cartílago depende de la utilización y movimiento de la articulación (vea el dibujo de una articulación sana en la página siguiente).

Con el paso de los años, el cartílago y el hueso pueden deshilacharse y desgastarse por completo (vea el dibujo en la página siguiente). Este desgaste ocurre en varias fases:

1. La superficie lisa del cartílago se vuelve suave y se desgasta. Cuando esto sucede, las superficies de los huesos se rozan en el movimiento, causando la pérdida de la elasticidad del cartílago. Además, porciones del cartílago pueden desgastarse completamente. Sin este "amortiguador", hay dolor al mover la articulación.

2. Al desgastarse el cartílago, el hueso puede perder su forma normal. Las puntas del hueso se engrosan formándose crecimientos óseos o espuelas donde los ligamentos y la cápsula se adhieren al hueso, causando dolor. También se pueden formar quistes (abultamientos) en el hueso cerca de la articulación o pueden haber pedacitos de cartílago flotantes en el espacio articular. Todos estos cambios producen dolor cuando se mueve la articulación.

3. Sin embargo, con el tiempo, el constante roce de las superficies de los huesos puede ayudar a pulir estas superficies (por un proceso llamado eburnación). Cuando esto sucede, usted recuperará movimiento en la articulación y sentirá menos dolor. Esta es otra razón para continuar la utilización de una articulación o coyuntura adolorida.

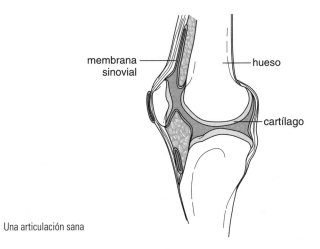

membrana sinovial

hueso

cartílago

Una articulación sana

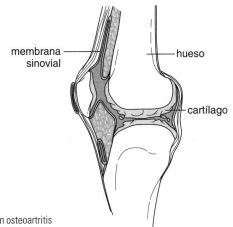

membrana sinovial

hueso

cartílago

Una articulación con osteoartritis

Síntomas

La mayoría de las personas se sienten un poco adoloridas, especialmente cuando se mueven. Unas cuantas desarrollan un dolor específico, constante y molesto, aún cuando descansan. Por lo general, el dolor de la osteoartritis ocurre solamente en la articulación o en el área que la rodea. En casos raros, se sienten dolores en otras áreas, lejos de la articulación afectada. Este dolor se llama "dolor reflejo". Por ejemplo, es posible tener osteoartritis en la cadera y sentir el dolor reflejo en la rodilla; sin embargo, esto no significa que la rodilla esté afectada.

Con frecuencia, existe más dolor en las articulaciones afectadas; duelen más después de haberlas utilizado excesivamente o después de largos períodos de inmovilidad. Al principio, tal vez le cueste trabajo moverlas. Sin embargo, no se volverán completamente rígidas. Si no ejercita los músculos que rodean sus articulaciones, éstos se debilitan y pierden tamaño. Debido a que los músculos ya no pueden sostener la articulación correctamente, experimentará aún más dolor y su coordinación y postura también se verán afectadas.

La osteoartritis puede afectar cualquier articulación, pero por lo general, ocurre más comúnmente en los dedos de las manos, la columna vertebral, las caderas y las rodillas. También puede afectar las articulaciones de los pies y en casos raros las muñecas, codos, hombros, tobillos o mandíbula, como resultado de una lesión o estrés poco común.

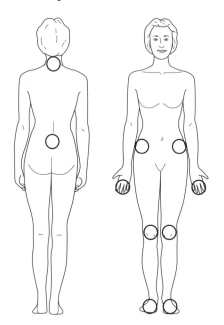

La forma cómo la osteoartritis afecta cada articulación es diferente y los síntomas suelen comenzar lentamente.

En los dedos

En esta forma de artritis menos severa, el desgaste del cartílago en las articulaciones de los dedos causa la formación de crecimientos óseos. Si éstas se forman en las partes distantes de los dedos, se llaman nódulos de Heberden *(Jéberdin)*.

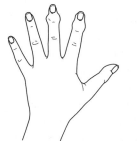

La inflamación puede ocurrir en esta articulación de cualquier dedo.

Nódulos de Heberden

Crecimientos similares pueden ocurrir en las uniones de las falanges o articulaciones en la mitad de los dedos. Estos se llaman nódulos de Bouchard *(Búshard)*.

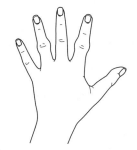

La inflamación puede ocurrir en esta articulación de cualquier dedo.

Nódulos de Bouchard

Los crecimientos óseos ocurren lentamente, en un período de años, y pueden no haber sido conspicuos hasta después de muchos años. Los nódulos de Heberden son más frecuentes en mujeres alrededor de los 40 años. Tienden a ser hereditarios. Los dos tipos de nódulos pueden aparecer primero en un dedo y después en otros. Notará inflamación, hinchazón, enrojecimiento o dolor en las articulaciones afectadas. Las yemas de los dedos pueden cosquillear o adormecerse. A pesar del dolor y la rigidez causada por los nódulos, usted podrá usar sus manos bastante bien. Algunas personas no sienten dolor alguno aunque tengan espuelas en las manos, y tal vez nunca tendrán problemas serios en otras articulaciones.

En la columna vertebral

Esta forma de osteoartritis se conoce también como enfermedad degenerativa de las articulaciones. Se caracteriza por la aparición de crecimientos óseos o espuelas en los huesos de la columna, llamados vértebras. Las espuelas también pueden existir en el cuello y en la región de la espalda baja o columna lumbar; están asociadas con el estrechamiento del espacio que existe entre los huesos de la columna vertebral (espacio intervertebral). El estrechamiento del espacio intervertebral se debe al rompimiento del cartílago o del disco intervertebral.

Los cambios en la columna vertebral tienden a ocurrir en etapas tempranas de la vida. Sin embargo, es raro que estos cambios causen síntomas, a menos que exista presión o irritación sobre alguno de los nervios o irritación de los tejidos circundantes a las vértebras. No obstante, si existen síntomas, éstos pueden incluir dolor en la nuca, en el cuello, piernas, espalda baja o en los brazos. Algunas personas sienten rigidez en el cuello y en la espalda baja. Las sensaciones de debilidad o adormecimiento en los brazos o piernas y dificultades al caminar o utilizar las extremidades son problemas comunes en este tipo de artritis. Sin embargo, la mayoría de las personas con osteoartritis en la columna vertebral no presentan síntomas o problemas serios.

En las caderas y las rodillas

Los problemas de la osteoartritis en estas articulaciones pueden ser severos, debido a que llevan peso. La enfermedad se desarrolla lentamente, y muchas veces afecta a ambos lados del cuerpo. El dolor proveniente de estas articulaciones puede ser constante o fluctuar en un período de años.

La osteoartritis en las caderas puede ocasionar dolor en la ingle o en el lado interno del muslo. Algunas personas sienten el dolor reflejo en los glúteos, las rodillas o a lo largo de un lado del muslo. La OA en las rodillas puede causar dolor ya sea que haya o no haya movimiento. Otra sensación en las rodillas es parecida a cuando dos superficies se raspan, o también puede sentirse atorada en una posición. Puede ser doloroso subir y bajar escalones o gradas. Si el dolor no le deja hacer ejercicio, los músculos de su rodilla se debilitarán, y una vez que el dolor no sea intenso, es buena idea hacer ejercicios para fortalecer a estos músculos. Normalmente, una de las rodillas estará más afectada que la otra, porque la osteoartritis es asimétrica. Las consecuencias de la osteoartritis en la rodilla podrían ocasionar el astillamiento o arqueamiento de la articulación. Además, puede acumularse fluido en la rodilla, provocando hinchazón y debilidad cuando se pone peso sobre ella. En casos severos de osteoartritis en la rodilla o en las caderas, caminar puede ser una tarea muy difícil o casi imposible.

¿Qué causa la osteoartritis?

Los investigadores no saben con certeza la causa de la OA; sin embargo, piensan que hay varios factores que intervienen en su desarrollo, como la herencia, la obesidad, las lesiones a ciertas coyunturas o el uso inadecuado de las articulaciones.

Las personas que nacieron con deformidades, como las piernas arqueadas o caderas dislocadas, tienen mayor tendencia a desarrollar osteoartritis. Algunos científicos creen que las personas que han nacido con cartílago defectuoso también tienen mayor tendencia a desarrollar OA. Otra teoría es que ocurre en personas que nacieron con algunos defectos que afectan al movimiento o a la forma como encajan sus articulaciones. Este tipo de problema puede no ser conspicuo durante la juventud, pero con el tiempo se van desgastando las articulaciones.

Además, existe evidencia contundente de que el exceso de peso contribuye al desarrollo de la osteoartritis. Con el tiempo, este peso puede dañar las articulaciones en las caderas, las rodillas y los tobillos.

Otras posibles causas de la osteoartritis en una edad temprana incluyen alguna lesión ocurrida debido a un accidente o al uso inadecuado de las articulaciones. Estas personas pueden ser atletas o tener otras profesiones en las que realizaron movimientos repetitivos con sus articulaciones y de una forma incorrecta. Sin embargo, en diversos estudios no se ha demostrado una relación directa entre ciertas actividades, como por ejemplo correr grandes distancias en el pavimento o la utilización de maquinaria pesada, y el desarrollo de la osteoartritis. Otros estudios nos muestran que el uso adecuado de las articulaciones y el ejercicio son beneficiosos y ayudan a lubricar y a mantener flexibles a las articulaciones.

¿Quién padece osteoartritis?

La osteoartritis es un problema universal. La tendencia a desarrollar esta enfermedad aumenta con la edad y afecta a hombres y mujeres por igual.

Probablemente, todas las personas mayores de 60 años tienen la OA. Sin embargo, sólo unas cuantas sienten síntomas o molestias. Se sabe que la mayoría de las personas no sienten síntomas o molestias ocasionadas por esta enfermedad antes de los 40 años, a menos de que hayan lesionado sus articulaciones, o las hayan utilizado en una forma inadecuada. Además, muchas personas no padecen dolor, a pesar de que las radiografías muestren daños a los componentes de las articulaciones y se les diagnostique osteoartritis.

¿Cómo se diagnostica la osteoartritis?

Para diagnosticar la osteoartritis, el doctor va a preguntarle acerca de sus síntomas y sobre posibles lesiones que usted haya tenido o abusos de cualquier articulación durante su vida. Después, se le hará un examen cuidadoso de las articulaciones. Normalmente, su doctor podrá determinar si usted tiene OA basándose en un examen físico y en su historial clínico. Sin embargo, en el caso de que estén afectadas varias articulaciones, entonces es posible que su doctor le pida todas o algunas de las siguientes pruebas:

Rayos X: Pueden mostrar los cambios sufridos por las articulaciones en la osteoartritis, por ejemplo, el estrechamiento de los espacios intraarticulares causado por la pérdida del cartílago y la presencia de espuelas. Algunas veces, los rayos X también pueden mostrar agujeros, a través de los cuales pasan los nervios e indican si éstos se han estrechado o ha habido un pellizcamiento de los nervios.

Extracción del líquido sinovial: Es un examen del líquido extraído de las articulaciones afectadas, que ayuda al doctor a eliminar otras posibles enfermedades.

Pruebas de sangre: Para eliminar la posibilidad de otros problemas.

Si usted tiene osteoartritis, las dos últimas pruebas descritas presentarán resultados normales.

¿Qué puede suceder con el tiempo?

El pronóstico para cualquier tipo de osteoartritis es bueno y a veces excelente. A pesar de la creencia general de que los síntomas empeoran con la edad, la realidad es diferente en el caso de la osteoartritis. Esta enfermedad se presenta en períodos de actividad cortos y permanece en remisión durante períodos más largos. Las articulaciones que han perdido su cartílago pueden no funcionar bien al principio, sin embargo con el tiempo al pulirse se moldean y funcionan mejor. Aún en los peores casos, la osteoartritis progresa despacio, permitiéndole tiempo suficiente para pensar y decidir qué tratamiento es mejor para usted.

En el caso de que la cirugía sea necesaria, hay suficiente tiempo para considerar si desea o no someterse a cualquier procedimiento quirúrgico. Es rara la incapacitación debido a la osteoartritis, y la mayoría de las personas que tienen esta enfermedad pueden manejar sus síntomas o permanecer relativamente libres de las molestias y mantener una vida de buena calidad. Como persona proactiva en el cuidado de su osteoartritis, tiene la ventaja de conocer las diferentes técnicas existentes para controlar esta enfermedad.

¿Cuál es el mejor tratamiento para la osteoartritis?

Actualmente, no se conoce un tratamiento que pueda curar o revertir la OA por completo. Sin embargo, un programa adecuado y específico a sus necesidades puede ayudarle a disminuir el dolor y la rigidez muscular, y mejorará el movimiento y la función de la articulación afectada. Este programa deberá incluir ejercicio, uso adecuado de las coyunturas, control del peso, uso de tratamientos caseros como los de calor y frío, medicinas y cirugía, si es necesario.

En el pasado se les decía a las personas con osteoartritis que se cuidaran de hacer mucha actividad física. Hoy en día, la nueva información reconoce que el ejercicio es esencial en el tratamiento de la osteoartritis. A pesar del dolor, es esencial continuar o comenzar un programa de ejercicio para aumentar la fuerza cardiovascular y musculoesquelética. Las articulaciones deben ser ejercitadas a sus límites máximos de movimiento varias veces a la semana para permanecer sanas. Si tiene osteoartritis en articulaciones que cargan peso (como las rodillas, las caderas o los pies), hacer ejercicio regularmente le ayudará a controlar el peso y por lo tanto a reducir estrés en dichas articulaciones. Los ejercicios más efectivos para las personas con osteoartritis parecen ser caminar, andar en bicicleta y nadar. Estos ejercicios son relativamente sencillos y puede incrementarse su intensidad gradualmente sin grandes riesgos. (Refiérase a los capítulos 9 a 11 para encontrar información más detallada sobre el ejercicio.)

Hoy en día, la mayoría de los médicos reconocen que la mejor forma de manejar los síntomas de la osteoartritis es desarrollar hábitos saludables, que incluyen la actividad física y la alimentación saludable. Como persona proactiva, usted puede aprender a utilizar sus articulaciones adecuadamente, hacer uso de aparatos o utensilios (por ejemplo, un bastón cuando sea necesario), utilizar tratamientos caseros como aplicaciones de calor y frío en el área afectada y otras técnicas de las que hablaremos en este libro, para ayudar a mantener sus funciones corporales. Además, si mantiene el peso saludable y hace ejercicio regularmente para nutrir al cartílago, es muy probable que sus articulaciones se mantendrán sanas durante su vida entera.

Las medicinas son menos importantes en el tratamiento de la osteoartritis. Ayudan al control de algunos síntomas de esta enfermedad, como el dolor e incomodidad. La aspirina en dosis moderadas y/o el acetaminofeno por ejemplo, el Tylenol proporcionan alivio al dolor. Ibuprofeno, un tipo de medicamento conocido como antiinflamatorio no esteroide (AINES), puede ayudar a otras personas. Es mejor evitar los narcóticos como el Codeine, ya que tienden a ser muy utilizados porque enmascaran el dolor. Dejar de sentir dolor en una articulación afectada puede provocar utilización exagerada y posiblemente lesionar la articulación aún más.

Las inyecciones de corticoesteroides directamente aplicadas en una articulación afectada y la extracción de algo del líquido sinovial también se utilizan ocasionalmente. Sin embargo, sus beneficios son limitados, porque existe poca inflamación relacionada con la osteoartritis. En el caso de que las inyecciones sean necesarias, no deben ser aplicadas repetidamente, ya que la inyección puede dañar al cartílago y al hueso de la articulación. También es posible que inyecciones con sustancias lubricantes, como Hylan, puedan aliviar el dolor, pero frecuentemente no son necesarias. Glucosamina y sulfato de condroitina (suplementos dietéticos) todavía no se han comprobado efectivos, pero algunas personas han reportado menos dolor después de tomarlos.

La cirugía puede ser efectiva para el tratamiento de ciertos casos de osteoartritis muy severos, especialmente en las rodillas y caderas. Los procedimientos quirúrgicos son muy seguros, y los resultados son muy buenos para las personas con osteoartritis. Si la cirugía no es urgente, su decisión puede pensarse cuidadosamente. Le recomendamos discutirlo con su médico.

En resumen, su tratamiento estará basado en la severidad de su enfermedad, cuáles coyunturas están afectadas, la naturaleza de los síntomas y otros problemas médicos, así como su edad, ocupación y actividades diarias. Usted puede trabajar en conjunto con su doctor y otros profesionistas de la salud (como trabajadores sociales, enfermeras, terapeutas físicos, educadores de la salud, etc.) para asegurarse de que se cumplan las metas de su programa. Es el propósito de la información en este libro ayudarle a convertirse en una persona proactiva, para manejar su enfermedad y lograr las metas de su tratamiento.

3

Artritis reumatoide

¿Qué es la artritis reumatoide?

La artritis reumatoide (AR) es un tipo de artritis bastante común. Muchas veces se considera más que artritis debido a la naturaleza extensa de sus síntomas. El nombre "reumatoide" viene de la palabra greca "reuma", que significa rigidez muscular, dolor de cuerpo y fatiga. Muchas personas describen la AR como si tuviesen un virus; se sienten fatigados y con músculos adoloridos. A diferencia de la condición causada por un virus, la AR puede durar meses, aún años.

¿Qué les pasa a las personas que tienen AR?

En la artritis reumatoide, la membrana sinovial de la coyuntura o articulación se inflama. Las células inflamatorias entran en el espacio articular causando que la articulación se sienta abultada al tacto. Esto provoca un aumento de la circulación al área afectada, produciéndose enrojecimiento y calor en la articulación. Las células inflamatorias producen sustancias químicas llamadas enzimas, que causan más dolor y daño a las diferentes partes de la articulación (por ejemplo, al cartílago, hueso, tendones y ligamentos).

En algunas personas, la AR se presenta en una forma moderada con episodios severos de inflamación de las articulaciones en períodos de actividad. En otras, la enfermedad es continuamente activa y empeora con el tiempo. Una persona de cada diez puede tener un episodio de inflamación, después del cual la AR tiende a mejorarse. Sin embargo, en la mayoría de las personas, la inflamación persiste por largos períodos de tiempo, y comúnmente afecta a muchas articulaciones diferentes.

Síntomas

Las personas con articulaciones inflamadas se sienten enfermas; pueden perder el apetito, perder peso, tener fiebre, sentir dolor en todo el cuerpo y tener poca energía. Normalmente, estos síntomas deben estar presentes por lo menos seis semanas antes de que los médicos consideren aventurar el diagnóstico de artritis reumatoide. La rigidez muscular por las mañanas es un síntoma muy común; el cuerpo se siente rígido y es difícil moverse, especialmente después de un período largo de descanso. Algunas personas también experimentan hinchazón debido a la acumulación de fluido, particularmente alrededor de los tobillos. La anemia suele estar presente en algunas personas con AR, y es un menor número de glóbulos rojos en la sangre. Sin embargo, esta condición anémica raras veces es seria. También, suelen aparecer nódulos del tamaño de un chícharo o pelotita debajo de la piel; son venas inflamadas que ocurren comúnmente alrededor de los codos, pero se pueden hallar en otras partes del cuerpo, inclusive en órganos internos. Van y vienen durante el curso de la enfermedad, y sólo representan problema si se infectan.

Otro síntoma común de la AR es la inflamación de las membranas que rodean a ciertos órganos internos como el corazón y los pulmones. Puede haber sequedad en los ojos y la boca, debido a la inflamación de las glándulas lacrimales y de las salivales (enfermedad de Sjögrens o de sicca). En casos raros, las personas con AR desarrollan inflamación de los vasos sanguíneos (llamada vasculitis), que causa problemas que repercuten en la piel, nervios y otros tejidos. También se puede formar un quiste doloroso detrás de las rodillas; se llama un quiste de Baker y es causado por la acumulación de líquido en la bolsa sinovial. Sin embargo, en la mayoría de las personas, los problemas causados por la AR son principalmente en las articulaciones.

Una forma de distinguir la artritis reumatoide de otros tipos de artritis es observar qué articulaciones (coyunturas) se inflaman (refiérase al dibujo de

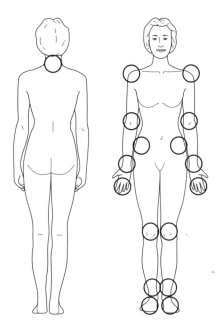

arriba). Por ejemplo, la AR afecta las muñecas y la mayoría de los huesos de las manos. Normalmente, no afecta las articulaciones cercanas a las uñas (excepto a las del dedo pulgar). En contraste, la osteroartritis (otro tipo de artritis) afecta principalmente las articulaciones más cercanas a las uñas de los dedos (las más distantes de las muñecas).

Los codos, los hombros, el cuello, la mandíbula, las caderas, las rodillas, los tobillos y los pies son otras articulaciones involucradas en la AR. La columna vertebral no se afecta, con excepción del cuello.

La artritis reumatoide es simétrica; es decir, ambos lados del cuerpo se ven involucrados (por ejemplo, las dos muñecas). Este patrón simétrico no se encuentra en ningún otro tipo de artritis. Además, los síntomas de la AR, como la inflamación, tienden a persistir por largos períodos de tiempo, causando daño a las articulaciones; por esto es necesario empezar su programa de tratamiento lo antes posible. Por otro lado, en otros tipos de artritis, los síntomas vienen y van en períodos de tiempo más cortos.

Los resultados de ciertas pruebas del laboratorio también pueden confirmar las diferencias entre la AR y otras enfermedades.

¿Cuáles son las causas de la artritis reumatoide?

Desafortunadamente, hoy en día no se conocen las causas de la artritis reumatoide. Sin embargo, la investigación ha mejorado nuestro conocimiento de la enfermedad. Sabemos que la AR es una enfermedad del sistema inmune y ciertos factores genéticos y ambientales pueden contribuir al desarrollo de esta enfermedad.

¿Quiénes tienen artritis reumatoide?

La AR puede presentarse en cualquier persona, incluyendo niños y personas de edad avanzada. Normalmente, la enfermedad empieza entre los 20 y 50 años; sin embargo, puede empezar a cualquier edad. Un mayor número de mujeres que de hombres tienen esta enfermedad. Se estima que cerca de 20 millones de personas en el mundo tienen artritis reumatoide; ocurre en todos los grupos étnicos y en todas las partes y climas del mundo. Sin embargo, ciertas personas se sienten mejor en climas cálidos.

¿Cómo se diagnostica la artritis reumatoide?

El doctor tomará el historial clínico completo del paciente, y le pedirá que explique sus síntomas. Después, se le hará un examen físico, poniendo atención especial a las articulaciones afectadas. Además, le pedirá algunas pruebas de laboratorio, como las listadas abajo. Normalmente, estas pruebas se hacen más de una vez, y ayudarán al doctor a determinar cuánto daño ha ocurrido a la articulación y a sus tejidos, y a eliminar la posibilidad de otros tipos de artritis.

- **Pruebas de sangre** para determinar la actividad de la enfermedad o eliminar a otros tipos de artritis. Las pruebas de sangre más comúnmente utilizadas para diagnosticar la artritis reumatoide son *el factor reumatoide* y *la velocidad de sedimentación de los eritrocitos (los glóbulos rojos sanguíneos).*

El factor reumatoide (o fijación de latex) es la prueba más utilizada para ayudar a confirmar el diagnóstico de la artritis reumatoide. Se trata de un anticuerpo para ciertas proteínas en el cuerpo. Una muestra de sangre se mezcla con el factor reumatoide, y después se espera una reacción; si no hay reacción, la prueba resulta negativa. Es posible tener un resultado negativo, especialmente en los primeros meses, pero se convierte a positivo con el tiempo en 80% de las personas con AR. Los pacientes que presentan un resultado positivo pueden tener artritis reumatoide. Una reacción fuerte puede indicar la presencia de síntomas más severos. Sin embargo, esta prueba no es un indicador muy exacto del diagnóstico de la artritis reumatoide, porque un resultado positivo puede ser indicio de otras enfermedades.

La velocidad de sedimentación de los eritrocitos es otra prueba de laboratorio. A pesar de que con esta prueba no se diagnostica la presencia de artritis reumatoide, se puede indicar la severidad de la enfermedad, midiendo la inflamación que ocurre en el cuerpo. Una muestra de sangre se coloca en un tubo de vidrio y se deja sedimentar por una hora. Los glóbulos rojos que son más pesados se sedimentan en el fondo. El líquido claro llamado plasma permanece en la parte superior. La cantidad de plasma muestra cuánta inflamación existe en el cuerpo en ese momento. Un alto nivel de sedimentación (más de 30 milímetros) sugiere que la enfermedad está muy activa. Otra prueba que se llama la prueba de proteína C-reactiva, también puede ser utilizada para medir el nivel de inflamación.

- **Extracción del líquido sinovial** es un examen de las articulaciones afectadas que permite al doctor ver las células inflamatorias y detectar posibles infecciones.

- **Rayos X** son utilizados para identificar cambios en el hueso y tejidos causados por la enfermedad en los primeros meses del desarrollo de la artritis reumatoide. Es poco común observar cambios en la articulación; sin embargo, los rayos X pueden ayudar al doctor a determinar si existe daño en los huesos y tejidos circundantes, al desarollarse la enfermedad con el tiempo. Algunos doctores deciden tomar radiografías de las manos durante el primer año, comparándolas posteriormente con las radiografías tomadas dos o tres años más tarde.

¿Cuál es el futuro de la enfermedad?

La mayoría de las personas con artritis reumatoide tienen un buen futuro. A pesar de algunas dificultades con el empleo, ciertas actividades cotidianas, estrés familiar y en algunos casos, la deformidad en las articulaciones, la mayoría de las personas con la AR pueden llevar una vida normal y prevenir muchos de los problemas serios causados por esta enfermedad, si reciben el tratamiento adecuado en las etapas tempranas. Muchas veces, la inflamación tiende a disminuir con el tiempo, aún en las formas de artritis reumatoide más complejas. Es decir, con el tiempo, la AR se vuelve menos agresiva. Esto significa que la inflamación de la membrana sinovial es menos activa y la fatiga y la rigidez disminuyen. Además, la posibilidad de que se involucren nuevas articulaciones en la inflamación disminuye después de varios años. Sin embargo, a pesar de que la enfermedad será menos activa con los años, cualquier daño ya ocurrido al hueso o a los tejidos circundantes permanecerá indefinidamente. Por estas razones, es importante tratar la enfermedad correctamente en sus etapas tempranas, para que las articulaciones funcionen bien cuando la enfermedad disminuya su agresividad. Aquí su papel como persona proactiva en el cuidado de su artritis cobra aún más importancia.

¿Cuál es el tratamiento para la artritis reumatoide?

Hasta ahora no se conoce una cura para la AR, y hasta que se encuentren sus causas, será muy difícil eliminarla por completo. Por esta razón, la detección temprana y tratamiento de la enfermedad son extremadamente importantes.

No existe un tratamiento único para todas las personas con AR porque la enfermedad difiere de persona a persona. De hecho, muchas veces los programas de tratamiento para la artritis reumatoide son complicados y pueden ser confusos; por lo tanto, es importante consultar con un doctor para que le ayude a decidir cuál de todos los tratamientos es el mejor para usted. Su tratamiento particular estará diseñado en base a la severidad de su enfermedad, la naturaleza de sus síntomas y otros problemas médicos, su edad, ocupación y estilo de vida.

El tratamiento de la AR es aplicado por un equipo de profesionistas de la salud, además de usted como parte de este equipo. En la mayoría de los casos, un doctor con entrenamiento especial en AR y otros tipos de artritis (llamado reumatólogo), actúa como consejero principal. Otros profesionistas, como terapeutas, enfermeras, psicólogos, cirujanos ortopedistas, educadores de la salud y trabajadores sociales también pueden ayudar. Sin embargo, es usted el líder de su equipo.

Los mejores tratamientos son aquéllos que le permiten llevar una vida normal en un plazo extendido de tiempo. Los tratamientos menos recomendables son aquéllos que le ofrecen alivio inmediato pero temporal a sus síntomas (dolor, fatiga, etc.), permitiendo que la enfermedad continúe el daño a sus articulaciones por años ya que no detienen o retardan el proceso de la enfermedad, y a la larga, usted se sentirá peor.

Actualmente, las metas del tratamiento adecuado son éstas:

- aliviar el dolor
- reducir la inflamación
- detener o desacelerar el daño a las articulaciones
- restaurar o mejorar la función y el bienestar de la persona

Normalmente, su tratamiento incluirá una combinación del uso de medicinas y otras actividades como ejercicio, descanso, relajación, uso adecuado de las articulaciones, dieta balanceada, tratamientos caseros de calor y frío y quizás la cirugía.

Casi todas las personas con AR necesitan tomar medicamentos, y muchas veces necesitan tomarlos por muchos años. Las medicinas son utilizadas para reducir la inflamación de la membrana sinovial que cubre la articulación y así evitar la producción de enzimas que causan daño al hueso y a los tejidos circundantes. Estas medicinas incluyen las siguientes:

- *Medicinas antireumáticas modificadoras de la enfermedad (MARME)*, por ejemplo, el plaquenil, azulfidine, oro, penicilamina, metotrexate, imuran, leflunodmide, minociclina, ciclosporina, y los tratamientos citoquinos, etc. Recientemente, ha habido mucho progreso con estos medicamentos, causando una revolución en el tratamiento de la AR. Estos son muy efectivos para cambiar el curso de la enfermedad si se administran durante las etapas tempranas del tratamiento para prevenir el daño a las articulaciones. Normalmente, cada una de estas medicinas surte efecto en unos meses o años. Aunque tengan efectos secundarios, su utilización es bastante segura, y la mayoría de las personas con AR siempre deben estar tomando una u otra combinación de estas medicinas. Hay más información sobre estas medicinas en el capítulo 20.

Muchas veces se utilizan los medicamentos como la sulfasalazina (Azulfidine), auranofina (Ridaura) o plaquenil primero. A veces las inyecciones de oro son beneficiosas y pueden resultar en una remisión de los síntomas si se utilizan durante las etapas tempranas del tratamiento. Sin embargo, se utiliza el metotrexato más frecuentemente. También se utilizan la penicilimina, azatioprina, leflunomida, minociclina, y los tratamientos citoquinos porque resultan en un mejoramiento significativo para la persona con AR.

- *Aspirina y medicinas similares, llamadas medicinas antiinflamatorias no esteroides(AINES):* Son utilizadas frecuentemente, pero no son centrales en el tratamiento de la AR. Ayudan a reducir el dolor y la inflamación, pero no afectan al progreso de la enfermedad. La aspirina es un medicamento precioso. Si se usa adecuadamente funciona bien como un analgésico, aliviando el dolor con un nivel aceptable de efectos secundarios. Otros medicamentos, como trilisato, pueden proteger mejor el estómago. Las medicinas antiinflamatorias no esteroides, como el Motrin, Lodine, Relafen, Naprosin y los medicamentos nuevos como Bextra y Celebrex son utilizados mucho y tienen menos efectos negativos en el estómago. Puede encontrar más sobre estas medicinas en el capítulo 19.

- *Corticoesteroides* (usualmente prednisone): Son hormonas que tienen efectos secundarios a largo plazo. Controlan la inflamación, pero su utilización en el tratamiento de la AR todavía es discutible. Algunos doctores creen que estas medicinas no deben ser empleadas; otros piensan que deben utilizarse con precaución y en dosis muy pequeñas durante períodos cortos o en casos especiales.

El ejercicio, el descanso, la relajación, el uso adecuado de las articulaciones, la utilización de los tratamientos de calor y frío y la incorporación gradual de hábitos de alimentación saludables también son partes importantes del programa de tratamiento de su artritis reumatoide. Estas áreas le proporcionarán la oportunidad de desarrollar nuevas habilidades para convertirse en una persona proactiva en el manejo de su artritis reumatoide día tras día.

Además, estas nuevas habilidades le ayudarán a restaurar y mejorar las funciones de su cuerpo, así como su salud en general. Algunas de las actividades descritas en este libro contribuyen a prevenir serios problemas asociados con la artritis reumatoide, y éstas se discuten en detalle en los siguientes capítulos.

Finalmente, a veces la cirugía puede restaurar la función de ciertas articulaciones o coyunturas dañadas. Los tipos de cirugía más practicados para la artritis reumatoide incluyen los reemplazamientos de cadera y rodilla y la sinovectomía, que es la extirpación de la membrana sinovial que rodea la coyuntura.

4

Fibromialgia:
fatiga y dolor muscular

¿Qué es la fibromialgia?

La fibromialgia es una condición reumática común y reconocida actualmente con mayor frecuencia por los médicos reumatólogos. En 1990 se definieron dos características distintivas de esta enfermedad:

- dolor o sensibilidad anormal en varias partes del cuerpo que persiste por más de tres meses
- sensibilidad extrema en 11 de 18 puntos corporales específicos en los que al presionar se produce mucho dolor

Características o síntomas

Las personas que padecen de fibromialgia experimentan interrupciones en el sueño, fatiga severa, rigidez muscular por las mañanas, el síndrome de los intestinos irritables, ansiedad, problemas para recordar y otros síntomas.

Los puntos de sensibilidad al dolor están localizados en áreas específicas del cuerpo que normalmente son sensibles a la presión; usted podrá identificar en dónde están estas áreas específicas en su propio cuerpo. La presión firmemente aplicada en cualquiera de estos puntos definidos provocaría dolor en cualquier persona, pero quien tiene fibromialgia experimenta mucho más dolor al aplicársele presión ligera en los mismos lugares. La figura en la página siguiente ilustra los puntos sensibles en la persona con fibromialgia. Por ejemplo, entre el cuello y el hombro se puede sentir la terminación superior del músculo trapecio. Aproximadamente en el punto medio de este músculo, se establece el primer punto de dolor. Otro punto de sensibilidad anormal llamado "codo de tenista" se localiza aproximadamente a 2.5 cm del codo cuando la palma está volteada hacia arriba del lado externo del antebrazo. Esta zona de dolor también se siente como una cuerda tensa. También, hay sensibilidad anormal en la segunda unión costocondral (costilla), adyacente al esternón, el hueso en medio del pecho. El dolor agudo ocurre en ambos lados de la costilla y alrededor de 2 a 5 cm debajo de la clavícula. Otro punto de sensibilidad se localiza en el lado interno de la rodilla, en donde suele acumularse la grasa. Otros más se encuentran entre los omóplatos y en la base del cráneo. La persona con fibromialgia frecuentemente tiene dolor en todos estos puntos y además puede sentir dolor general en el resto de su cuerpo.

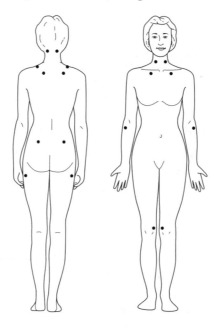

La mitad o más de las personas con fibromialgia tienen fatiga crónica. La fatiga puede ser severa y puede interferir con ciertas actividades. Entre los factores contribuyentes a la fatiga están el dolor, problemas para dormir y tensión nerviosa o estrés. Una característica frecuente, mas no universal en las personas con fibromialgia, son interrupciones en el sueño. Ocurren como interrupciones en las ondas de frecuencia baja del cerebro, el tipo de sueño más profundo para el descanso de los músculos. Los pacientes que reportan este síntoma se sienten como si no hubieran dormido nada al despertar por las mañanas.

¿Cuáles son las causas de la fibromialgia?

Aunque las causas de la fibromialgia no se conocen actualmente, los investigadores tienen varias teorías sobre posibles causas o precursores de la enfermedad. Se ha observado que un péptido involucrado en la sensación de dolor (sustancia P) aumenta su concentración en el líquido cerebroespinal; puede ser que exista algún mecanismo en las personas con fibromialgia que cause un umbral más bajo al dolor, dependiente en alguna forma de la concentración de la sustancia P. La serotonina de las plaquetas también ocurre en cantidades menores de las normales. La fibromialgia puede asociarse con cambios en el metabolismo muscular, como la reducción del flujo sanguíneo, que causa fatiga y debilidad muscular. Otras personas creen que este síndrome puede iniciarse debido a un agente infeccioso, por ejemplo un virus, en personas más susceptibles. El estrés también puede ser una causa y es frecuentemente reportada.

¿Quién padece fibromialgia?

La fibromialgia ocurre en personas de diferentes partes del mundo y afecta aproximadamente a cinco millones de personas solamente en los Estados Unidos; una de cada seis visitas al médico reumatólogo en este país es debida a la fibromialgia. Es más común en las mujeres, pero también está presente en los niños, las personas de edad avanzada y los hombres. Tiende a manifestarse alrededor de los 55 años.

¿Qué puede pasar con el tiempo?

Médicamente, la fibromialgia tiene un buen pronóstico. No produce deformidad como los otros tipos de artritis; sin embargo, puede causar una disminución considerable de las facultades físicas de la persona. El dolor o las molestias pueden persistir durante varios años, o aún por toda la vida. El dolor suele variar a lo largo de meses o años, pero nunca desaparece completamente. Aproximadamente 30% de las personas con fibromialgia en los Estados Unidos han tenido que reducir la intensidad o la duración de sus actividades físicas en sus empleos. Sin embargo, la mayoría de las personas proactivas pueden trabajar y llevar vidas productivas.

Los síntomas de la fibromialgia están presentes en otras enfermedades que tienen efectos en el sueño, como la artritis reumatoide, el lupus o el síndrome de Sjögrens. *La fibromialgia secundaria* no debe confundirse con los síntomas de otras enfermedades cuando éstas están en una fase activa, pues su tratamiento es diferente.

¿Cuáles son los tratamientos más efectivos para la fibromialgia?

El tratamiento para la fibromialgia puede ser frustrante para todos, el paciente, el médico y la familia de la persona afectada. Esta frustración proviene de la dificultad en aliviar los síntomas de la enfermedad.

El médico se puede sentir frustrado por muchas razones. Primero, no hay resultados clínicos y objetivos que se pueden observar. Muchas veces los resultados de todos los examenes probados son negativos, y los tratamientos familiares, como el uso de los medicamentos anti-inflamatorios y analgésicos, no funcionan bien. Al mismo tiempo, la persona está enojada y exigente. Cuando el médico recomienda una terapia, la persona responde que no funciona, aún antes de probarla. También, es posible que el médico no crea que exista la condición de fibromialgia, y concluya que la persona "lo está imaginando."

La persona con fibromialgia se siente aún más frustrada que el médico. Le duele mucho, y su familia, trabajo y todas las satisfacciones en la vida han sido afectados. Un medicamento tras otro no le da resultado. Muchas veces le parece que el ejercicio sólo empeora la condición y el médico no entiende ni le escucha. Mientras que el médico piensa que "lo está imaginando," la persona quiere resolver el problema desesperadamente.

La fibromialgia es una condición real. Existen síntomas reales, crónicos y frustrantes. El dolor crónico le puede afectar la mente, y el coraje y frustración contribuyen al problema. Necesita encontrar un médico a quien le va a importar escuchar, y quien pueda comunicarse con usted. A la vez, el médico necesita un paciente que trabaje constantemente en su programa de manejo personal porque no hay una cura mágica, pero sí hay ayuda.

Hacer ejercicio moderado y gradualmente incrementar la intensidad hasta obtener una condición cardiovascular saludable es el componente más importante de su tratamiento. Empiece despacio. Tan sólo uno o dos minutos cada hora le ayudará, aunque usted haya permanecido inactivo durante largo tiempo. Además, es una buena forma de recobrar su fuerza muscular. Revise los capítulos 9 al 11 para obtener información sobre el ejercicio adecuado y cómo empezar un programa balanceado en base a sus necesidades. Los médicos han observado una resolución gradual del problema en tan solo algunos meses con los pacientes que caminan extensivamente, nadan, o montan bicicleta regularmente. En general, es mejor evitar los ejercicios de alto impacto en las articulaciones como correr (*jogging*), el tenis o el basquetbol. Los estiramientos de los músculos y las articulaciones en sus rangos de movimiento son muy importantes para mantener la flexibilidad. El dolor suele agravarse al inicio de un nuevo programa de ejercicio antes de comenzar a recibir los beneficios. No se desanime. Muchos estudios han demostrado que el ejercicio aeróbico (caminar, bailar, montar bicicleta, etc.) mejora la condición muscular, reduce el dolor y la hipersensibilidad. Además, puede mejorar la calidad de su descanso en el sueño.

Como persona proactiva en el manejo de los síntomas de la fibromialgia, hay varias actividades que puede considerar para convivir con esta enfermedad. La relajación muscular progresiva u otro tipo de programas estructurados de relajación pueden ser de gran ayuda (vea el capítulo 13). El uso de tratamientos de calor aplicados localmente y el masaje pueden proporcionar alivio temporal de los síntomas. Participar en programas educativos sobre el manejo de los síntomas de esta enfermedad crónica también puede beneficiarle. El éxito más significativo para vivir con esta enfermedad proviene de las investigaciones realizadas con programas de índole psicológico, sobre todo los que incluyen la terapia del comportamiento cognoscitivo. Pregunte a su médico o profesionista en el campo de la salud acerca de la disponibilidad de estos grupos de apoyo.

¿Qué medicinas se utilizan para su tratamiento?

Las medicinas más efectivas para el tratamiento de la fibromialgia son generalmente administradas una hora antes de irse a dormir. Estas incluyen amitriptilina (Elavil), ciclobenzaprina (Flexeril), alprazolam (Xanax) y carisoprodol (Soma). Aunque estas medicinas tienen propiedades antidepresivas, no se administran para controlar la depresión, sino para mejorar la calidad del sueño y relajar a los músculos. Incrementan el sueño profundo. Las pastillas o comprimidos ordinarios para dormir en general no ayudan. Medicinas anti-inflamatorias no esteroides como ibuprofen (ibuprofeno) o naproxen (naproxeno) se utilizan comúnmente con resultados variables. Un tratamiento cada vez más utilizado por los reumatólogos es administrar Prozac por las mañanas y Elavil por las noches. Los efectos secundarios de las medicinas son comunes, pero frecuentemente pueden evitarse al administrarse en dosis bajas o al cambiar el horario en que se administran. Algunas autoridades en esta enfermedad recomiendan complementos de vitamina B_1 y B_6, y también se pueden tener beneficios al administrarse una combinación de magnesio y ácido málico.

5

Osteoporosis

¿Qué es la osteoporosis?

La osteoporosis es una enfermedad de los huesos, no es artritis. En esta condición los huesos pierden calcio y se vuelven frágiles, aumentando la posibilidad de fracturarse, aún en pequeños accidentes. Las fracturas más frecuentes suelen ocurrir en las caderas y la espina y pueden ser problemáticas.

¿En quiénes se desarrolla la osteoporosis?

Ocurre con más frecuencia en personas de mayor edad y particularmente en las mujeres. Investigaciones recientes han encontrado que las personas con un riesgo elevado de desarrollar osteoporosis son mujeres de la raza blanca, delgadas y generalmente de origen noreuropeo. La osteoporosis suele ser menos común en los hombres; sin embargo, ocurre especialmente después de los 65 años.

La osteoporosis también ocurre como consecuencia del tratamiento prolongado con corticoesteroides (por ejemplo, la prednisona), aún utilizando dosis bajas de estas medicinas. Además, la vida sedentaria puede empeorarla.

¿Cuál es el tratamiento para la osteoporosis?

Afortunadamente, ya existen algunos tratamientos efectivos, y además se comprende mejor cómo prevenir la osteoporosis. De la misma forma que los tipos de artritis, las prácticas saludables son esenciales en la prevención y tratamiento de la osteoporosis. En las siguientes páginas, encontrará delineadas algunas de estas prácticas que incluyen el consumo adecuado de calcio, los tratamientos con hormonas, la calcitonina, los tratamientos experimentales y el ejercicio.

✸ Consumo adecuado de calcio

El calcio es el elemento crucial para que los huesos puedan mantener su fuerza. Es necesario consumir una cantidad adecuada de calcio todos los días y asegurarse de que el calcio que consume está siendo utilizado efectivamente por su cuerpo. La siguiente tabla contiene las cantidades recomendadas por la conferencia para el desarrollo del consenso sobre el consumo óptimo del calcio por el Instituto Nacional de la Salud (*National Institute for Health Consensus Development Conference on Optimal Calcium Intake*).

Grupo de edad	Consumo óptimo diario (en miligramos de calcio)	Dosis o cantidad recomendada (mg)
Infantes		
• Recién nacidos hasta 6 meses	400 (250 si son lactantes)	400
• 6 meses hasta 1 año	600	600
Niños(as) 1 a 10 años	800	800
Adolescentes	1200 a 1500	1200
Hombres		
• 25 a 50 años	800	800
• 51 a 65 años	1000	800
• Mayores a 65 años	1500	800
Mujeres		
• 25 a 50 años	1000	800
• Mayores a 50 años	1500 (1000 si toman estrógenos)	800
• Mujeres embarazadas y lactantes	1400	1200

Para llegar a consumir 800 a 1000 mg de calcio, es necesario consumir 2 ó 3 porciones de productos lácteos al día (la leche descremada es más saludable), y además es necesario incluir otros alimentos ricos en calcio como parte de una nutrición saludable. Algunos están listados en la tabla en la página 34. Una sugerencia para mejorar la absorción del calcio es disminuir el consumo de carnes y sal, que al ser excesivo puede incrementar la necesidad de consumir calcio.

Calcio suplementario

Es mejor obtener el calcio necesario de los alimentos que depender exclusivamente del calcio suplementario. Sin embargo, algunas personas no pueden consumir 2 o más porciones de productos lácteos todos los días. En este caso, o si desea consumir más de 1000 mg de este mineral, los suplementos de calcio pueden ser una buena solución a este problema.

En general, es una buena idea escoger una marca de calcio suplementario que contenga entre 500 y 1000 mg de calcio elemental (50% al 100% de la cantidad diariamente recomendada). Se recomienda tomar una o dos dosis al día, dependiendo de sus necesidades.

Como lo demuestra la tabla abajo, el calcio en su forma elemental puede obtenerse de diferentes compuestos de calcio. Existen suplementos de calcio de marcas diversas; algunos son más accesibles económicamente que otros. Le sugerimos utilizar el que mejor le acomode.

A veces, es necesario llevar a cabo una prueba para asegurarse de que las tabletas se disuelvan en el estómago, especialmente si está tomando un calcio barato. La prueba consiste en poner una tableta en un vaso lleno a la mitad con agua durante 30 minutos. Si es un buen producto, la tableta debe ablandarse y disolverse parcialmente. Si no es así, llene la otra mitad del vaso con vinagre, agite suavemente y espere otra media hora. Si aún no se ha disuelto la tableta, lo más probable es que este producto no le servirá.

Fuentes de calcio suplementario	Contenido de calcio elemental
• Carbonato de calcio (en las marcas: Oyster shell, BioCal, Caltrate 600, OsCal y Tums)	40%
• Citrato de calcio (en Citra Cal)	21%
• Lactato de calcio (disponible en productos de marca en las tiendas)	13%

Alimentos ricos en contenido de calcio

Alimento	Cantidad	Contenido de calcio (aproximación)
*Productos lácteos descremados y semidescremados**		
• Leche descremada/libre de grasa	1 taza (235 mL)	300 mg
• Leche semidescremada (1% de grasa)	1 taza (235 mL)	300 mg
• Leche semidescremada (2% de grasa)	1 taza (235 mL)	295 mg
• Leche descremada/libre de grasa en polvo	3 cuch. (45 mL)	280 mg
• Yogurt descremado/libre de grasa (simple)	1 taza (235 mL)	450 mg
• Yogurt semidescremado (simple)	1 taza (235 mL)	415 mg
• Queso cottage semidescremado (2% de grasa)	1 taza (235 mL)	155 mg
• Queso ricotta semidescremado	1/2 taza (120 mL)	335 mg
• Queso mozzarella semidescremado	2 onzas (56 g)	365 mg
Productos lácteos enteros		
• Leche entera (3.5% de grasa)	1 taza (235 mL)	290 mg
• Yogurt entero (simple)	1 taza (235 mL)	275 mg
• Queso suizo	1 onza (28 g)	270 mg
• Queso suizo preparado	1 onza (28 g)	220 mg
• Queso tipo "Cheddar"	1 onza (28 g)	205 mg
• Queso americano preparado	1 onza (28 g)	125 mg
• Leche helada ("ice milk")	1 taza (235 mL)	175 mg
• Helado de crema (regular, 10% de grasa)	1 taza (235 mL)	175 mg
• Helado de crema (enriquecido, 16% de grasa)	1 taza (235 mL)	150 mg
Otros alimentos ricos en calcio		
• Almendras	1 onza (28 g)	75 mg
• Brocoli	1 taza (235 mL)	180 mg
• Tortillas de maíz	1	40 mg
• Alubias blancas hervidas	1 taza (235 mL)	120 mg
• Aselgas hervidas	1 taza (235 mL)	95 mg
• Frijoles blancos	1 taza (235 mL)	130 mg
• Frijoles pintos	1 taza (235 mL)	80 mg
• Tofu (frijol de soya)	1/2 taza (120 mL)	130 mg
• "Mackerel" enlatado (con todo y huesos)	1/2 taza (120 mL)	230 mg
• Salmón enlatado (con todo y huesos)	3 onzas (84 g)	190 mg
• Sardinas enlatadas (con todo y huesos)	1 onza (28 g)	85 mg

*Los productos lácteos bajos en contenido de grasa y sin grasa son elecciones más saludables que los productos lácteos enteros. Refiérase al capítulo 12.

Mitos sobre el calcio

1. "El calcio causa formaciones de hueso llamadas espuelas." Si la dosis de calcio se mantiene entre 800 a 1500 mg al día (o aún más), no se forman espuelas en los huesos.

2. "El consumo de calcio causa piedras en los riñones." Es prudente evitar consumir más de 2000 a 2500 mg al día; sin embargo, si usted toma 800 mg a 1500 mg por día no es probable que ocasione la formación de piedras en el riñón. Sin embargo, si ha padecido previamente de este problema, pregunte a su médico si es conveniente para usted comenzar a tomar calcio suplementario. De otra forma, beber muchos líquidos es una buena manera de controlar el exceso de calcio.

3. "El calcio causa estreñimiento de vientre." En algunas personas, grandes cantidades de calcio pueden causar estreñimiento o dificultad para evacuar. Este problema puede evitarse tomando suficientes líquidos y consumiendo alimentos cuyo contenido de fibras es elevado. Refiérase al capítulo 14 para obtener más información.

✳ Hormonas

El consumo de calcio exclusivamente no puede detener la pérdida del tejido óseo (hueso). El cuerpo necesita estímulos para poder absorber el calcio e incorporarlo al hueso. Los dos estímulos más importantes para todas las personas son la terapia hormonal para las mujeres posmenopáusicas en combinación con el ejercicio adecuado que carga por lo menos su propio peso. La terapia hormonal ha sido objeto de mucha controversia. Creemos que todas las mujeres deben discutir los pros y los contras de esta terapia con su médico particular o un ginecólogo.

Estrógeno

Existen dos hormonas femeninas muy importantes conocidas como los estrógenos y la progesterona. Estas sustancias se producen en una forma natural en el cuerpo de la mujer durante la menstruación. Después de la menopausia (al finalizar todos los ciclos menstruales), los niveles de producción de estas hormonas disminuyen dramáticamente. Evidencia reciente indica que tomar estrógeno suplemental después de la menopausia podría proteger contra la osteoporosis. Sin embargo, algunos médicos creen que tomar estrógeno produce un incremento en el riesgo del cáncer del endometrio, una de las capas de tejido que forman las paredes del útero. Cuando se combinan el estrógeno y la progesterona, pueden resultar problemas de salud, incluyendo el cáncer, derrame cerebral y la enfermedad cardiáca (del corazón).

Mientras que estas hormonas pueden ayudar a prevenir sofocos de calor, sequedad vaginal y arrugas de la piel, la decisión de comenzar a tomar una hormona (estrógeno o progesterona), una combinación de ambas hormonas, o ninguna es personal. Le sugerimos informarse de los detalles con su médico familiar o un ginecólogo. Todavía está en debate cuál es el tratamiento más adecuado. Hoy día, los médicos son más prudentes en recomendar la terapia hormonal para las mujeres posmenopáusicas.

Calcitonina

La calcitonina de salmón es otra alternativa aprobada para el tratamiento de la osteoporosis, en lugar del reemplazo de estrógeno. Actualmente puede ayudar a fortalecer los huesos y retardar el proceso de pérdida ósea. La única desventaja de este tratamiento es su costo y la necesidad de aprender a inyectarse esta sustancia usted mismo. También, puede causar flujos sanguíneos pasajeros, que se manifiestan como rubor en la piel, y nauseas en 20% de los pacientes. Ahora, otras formas de administración de la calcitonina están disponibles; éstas incluyen el atomizador nasal y los supositorios que son más fáciles de utilizar.

Biosfosfonatos

El etidronate (Didronel) pertenece a una clase de químicos conocidos como biosfosfonatos, seguido por el Clordronate. Estos son "la primera generación" de biosfosfonatos que han demostrado un pequeño incremento en la densidad de los huesos de la columna vertebral y un decremento a corto plazo de las fracturas de la columna. Esta medicina se administra diariamente durante dos semanas, cada tres meses (terapia cíclica); no funciona si se toma continuamente. Debido a la absorción limitada de la medicina, debe tomarse con un estómago vacio y sólo con agua. La eficacia de esta medicina a largo plazo todavía está bajo investigación.

Ahora una "segunda generación" de biosfosfonatos está disponible; incluye el alendronate (Fosamax), pamidronate, tiludronate e ibandronate. Estas medicinas se pueden tomar continuamente, y disminuyen el riesgo de fracturas de la columna un 50 a 90%, aun en personas que ya han tenido una fractura. Es mejor tomar estas medicinas en la mañana con un vaso de agua tibia porque pueden irritar el estómago. Otra medicina, residronate, es de la "tercera generación" de biosfosfonatos, que causará menos irritación estomacal.

Vitamina D

La vitamina D proviene de la luz del sol y de algunos de los alimentos que consumimos. Por eso, sólo es necesario tomar un suplemento de la vitamina D si pasa mucho tiempo dentro y no tiene una buena alimentación.

Fluoruro

Hay una forma del fluoruro que actúa lentamente; se administra en tabletas de 25 miligramos dos veces por día durante 12 meses, seguido por 2 meses de no tomarlo. Ha demostrado que aumenta la densidad ósea y disminuye las fracturas vertebrales. Todavía no está disponible en los Estados Unidos.

Tratamientos experimentales

Todavía están bajo investigación los tratamientos de los factores de crecimiento y las hormonas paratiroides; hasta ahora los resultados parecen muy prometedores.

Ejercicio

Hacer ejercicio que cargue al menos su propio peso es muy importante para mantener fuertes a los huesos y prevenir la osteoporosis. El cuerpo reacciona al ejercicio aumentando la fijación de calcio en los huesos y por lo tanto la fuerza del hueso. Caminar es uno de los mejores ejemplos del ejercicio que carga al menos su propio peso. Le sugerimos caminar de media milla a una milla (1/2 km a 1 km) de distancia diariamente. Si esta distancia no es realista para usted, recuerde que cualquier cantidad de ejercicio, por poco que sea, que lleve algo de su peso es importante. Investigaciones recientes han demostrado que las mujeres necesitan caminar 4 millas (6 km) a la semana para obtener el máximo beneficio de este ejercicio para prevenir la osteoporosis. Refiérase a los capítulos 9 a 11 para desarrollar un programa de ejercicio completo. Puede incluir lo que normalmente camina como parte de su rutina cotidiana en la distancia necesaria para obtener todos los beneficios. (Nota: Nadar no carga al menos su peso debido a la flotabilidad del agua; es benéfico como ejercicio aeróbico, mas no para fortalecer los huesos.)

Consejos para prevenir las caídas

Desafortunadamente, no siempre es posible prevenir la osteoporosis o revertir el daño ya ocasionado; por lo tanto, es muy importante prevenir las fracturas óseas que ocurren durante las caídas. La lista siguiente presenta algunas sugerencias para la prevención de caídas:

- Haga citas frecuentes con el oftalmólogo (doctor de los ojos) para revisar su visión.
- No vaya demasiado aprisa para hacer una tarea.
- Utilice zapatos cómodos y con el tacón más bajo posible.
- Utilice zapatos con suelas de goma cuando camine en superficies resbalosas.
- No se pare sobre sillas como si fueran bancos. Utilice banquillos estables y seguros.
- Utilice un bastón cuando camina si se siente insegura.
- Asegúrese de utilizar ropa de noche o camisones que no sean demasiado largos para no tropezar.

- Empiece un programa de ejercicio para mejorar su equilibrio y fuerza muscular.

- Mantenga teléfonos en todas las recámaras para una emergencia.

- Asegúrese de reparar pisos o eliminar objetos como alfombras o tapetes que podrían provocar una caída.

- Pregunte a su doctor si la medicina que toma tiene algún efecto sobre el equilibrio. Si es necesario, puede cambiarla.

- Asegúrese de que la barandilla o pasamanos de las escaleras sean estables y fáciles de coger.

- Mantenga el suelo libre de cables o cuerdas con las que podría tropezarse.

- Utilice tapetes de plástico en la ducha o un banquillo, o instale barras en la pared o bañadera/tina para apoyarse.

- Recuerde respirar cuando hace esfuerzo; retener la respiración puede hacerle perder el conocimiento y podría caerse.

❋ Resumen

Hay cinco cosas que usted puede hacer para prevenir y tratar la osteoporosis:

1. Realizar cambios positivos en su estilo de vida (por ejemplo, dejar de fumar y/o reducir el consumo de alcohol).

2. Hacer ejercicios que carguen al menos su peso o utilizar pesas.

3. Tomar las cantidades recomendadas de calcio en su alimentación y/o combinando alimentos y suplementos de calcio.

4. Si su médico lo recomienda, tome estrógeno, biosfosfonatos, vitamina D, o fluoruro.

5. Realizar cambios en su hogar y lugar de trabajo para prevenir las caídas y hacer estos sitios más seguros.

6

Otros dolores musculoesqueléticos

Muchos problemas a los que nos referimos comunmente como artritis o reuma no incluyen las articulaciones (a pesar de que el dolor se sienta en los huesos) y no son clasificados como enfermedades. Se conocen como condiciones locales, que a veces afectan una o dos partes del cuerpo que se encuentran irritadas o lesionadas. Una vez descansadas dichas partes del cuerpo o una vez arreglado el problema específico, la persona se recupera. No hay incapacidad, riesgo de muerte o necesidad de tomar medicinas peligrosas. Recuerde este principio básico: Para un problema local, utilice un tratamiento local. Raras veces tendrá que tomar una medicina para el dolor en el caso de un codo lesionado.

Bursitis

Existe una multitud de nombres para designar estas condiciones: bursitis, ciática, lumbago, tendonitis, astillamiento del talón, torcedura de tobillo, metatarsalgia, sobrestiramiento del cuello, inmovilización del hombro, codo de tenista, rodilla inflamada, síndrome de inflamación del túnel del carpo, etc. Muchas personas aplican el término "bursitis" a todas estas condiciones. Por otro lado, los médicos les han dado nombres académicos o científicos. Todas son condiciones locales y su tratamiento es similar. Al principio, no necesita ver al médico, a menos que el dolor no desaparezca en seis semanas después de tratamientos caseros; entonces consulte a su médico.

¿Qué es la bursitis? Bolsa inflamada

La bursa es un saco de tejido similar al que compone la membrana sinovial que encapsula las articulaciones. Es una estructura separada; no está conectada al espacio intraarticular cercano a ella, y contiene un líquido lubricante que al secretarse, tiene la función de suavizar el movimiento entre músculos o entre músculos y huesos. Cuando se inflaman estas bolsitas, pueden causar mucho dolor. Normalmente sólo se inflaman una o dos a la vez; sin embargo, puede ocurrir una bursitis de más de 20. Los problemas que ocasiona van y vienen durante los años.

La inflamación de la rodilla por hincarse demasiado, por ejemplo al hacer trabajos en casa, se conoce científicamente con el nombre de *bursitis prepalatelar*, en la cual se inflama la bursa localizada abajo y frente a la palatela (o la rótula, el hueso plano frente a la rodilla). La *bursitis del olécranon* ocurre sobre el codo, y a veces puede verse un saco lleno de fluido en el área. La *bursitis subdeltoide* ocurre en el hombro, o más precisamente en la parte posterior del brazo, abajo del hombro.

Síntomas o características

La bursitis es una inflamación de la bursa, y el resultado es el dolor localizado. Algunas veces el dolor es simétrico, es decir en ambos lados del cuerpo—por ejemplo, en ambas rodillas. Duele cuando se aplica presión en el área inflamada, y la sensación de calor y el enrojecimiento son comunes. Si la bursa está localizada cerca de la piel, puede observarse la inflamación. Sin embargo, muchas bursas están localizadas a niveles más profundos entre los músculos.

La bursitis aparece de repente, en horas o días—frecuentemente después de una lesión, después de abuso o presión repetitiva en un área. La bursitis de los hombros se asocia particularmente con la inflamación de un tendón que ocasiona en parte la inmovilidad del hombro.

¿Cuál es el futuro de la bursitis?

Casi todos los episodios de bursitis desaparecen después de varios días o semanas de descanso; sin embargo, la bursitis podría reincidir si el proceso que la ocasionó continúa. De lo contrario, la recuperación normal continúa durante un lapso de 7 a 10 días. Algunas personas tienen tendencia a la bursitis, y los problemas reinciden a lo largo de sus vidas. Si la zona afectada se mantiene inmóvil por un tiempo prolongado, puede ocurrir algún grado de rigidez permanente, mas si se ejercita adecuadamente el área afectada, no debe ocurrir ningún tipo de incapacidad.

¿Cuál es el tratamiento para la bursitis?

Si usted puede tolerar el problema, el tiempo es su mejor aliado. Permita a su cuerpo controlar el proceso de recuperación a su propio ritmo. Evite actividades que pudieran causar el problema. Le recomendamos no tomar medicinas como la aspirina u otros antiinflamatorios, salvo excepciones, debido a que la bursitis es una condición local y el proceso de recuperación no se verá acelerado por medicinas que funcionan a nivel sistémico, como la aspirina. Descansar el área afectada es esencial. Puede utilizar bandas elásticas o soportes para ayudar al proceso de recuperación. El calor a una temperatura cómoda, proveniente de un cojín eléctrico o una ducha de agua caliente, alivia un poco el dolor de la bursitis. Las técnicas adicionales descritas en el capítulo 13 también son útiles en el tratamiento de esta condición.

La paciencia y evitar volver a lesionarse son las dos tácticas primordiales, pero es necesario permanecer activo. El área afectada debe moverse con suavidad a sus máximos límites de movimiento dos a cuatro veces al día, a pesar del dolor—especialmente si ya se ha descansado más de dos semanas. De esta forma se previene la rigidez. Continúe ejercitando el resto del cuerpo regularmente.

Si las molestias persisten después de tomar estas medidas, consulte a su médico. No obstante, muchas veces el médico le aconsejará continuar aplicando las mismas medidas de tratamiento que hemos descrito aquí. Otras veces, se le recetará un medicamento antiinflamatorio; estos medicamentos pueden ayudar algunas veces, pero en realidad son una manera de obtener más paciencia de las personas afectadas. Finalmente, el doctor puede aplicarle una inyección de corticoesteroides a la bursa directamente. Vea el capítulo 19. Estas inyecciones son efectivas por lo general y no muy dolorosas. Los efectos secundarios son casi nulos, y la mayoría de los médicos están de acuerdo en que son una solución adecuada para condiciones locales persistentes y severas.

▦ Síndromes de la espalda baja (zona lumbar)

El dolor de la espalda baja o vértebras lumbares ha sido descrito como "la maldición de la postura erecta." Cuando el ser humano comenzó a sostenerse en dos piernas, en una forma erecta, la columna vertebral tuvo que adaptarse desde el punto de vista de la ingeniería, y desarrolló dos curvaturas: una cóncava formada por las vértebras de la espalda baja (vértebras lumbares) y otra convexa formada por las vértebras de la espalda alta (vértebras torácicas). La columna vertebral está sostenida por un mecanismo anatómico complejo que le permite moverse e involucra cientos de ligamentos y múltiples articulaciones. No es sorprendente que aproximadamente la mitad de la población tiene lesiones en la columna. El dolor resultante puede ser extremadamente severo; se le ha comparado al dolor de parto, el ocasionado por piedras en los riñones o un ataque cardíaco. La incapacidad física a largo plazo y la pérdida de tiempo de trabajo ocasionada por lesiones de la espalda baja son tan serias como las ocasionadas por cualquier otra enfermedad o lesión grave. Sin embargo, como veremos, es difícil saber lo que ocurrirá en cada caso individual.

La estructura de la espina consiste en huesos cortos llamados vértebras. Cada vértebra está conectada a la siguiente por ligamentos que cruzan el disco intervertebral (un cojín de cartílago hialino entre cada vértebra). Además hay ligamentos y músculos grandes que corren a lo largo de la espina. Ciertos músculos unen a vértebras adyacentes, otros más conectan a dos, tres o más vértebras entre sí y así continúan las conecciones entre los huesos de la espina. Además de los discos intervertebrales, existen carillas articulares en cada vértebra que proporcionan puntos de contacto entre las vértebras formando articulaciones con tejido sinovial, de igual manera que las articulaciones más grandes. Las apófisis o protuberancias óseas que usted puede sentir al pasar la mano por su espalda se encuentran unidas entre sí por ligamentos, y le proporcionan protección.

Los problemas que puedan ocurrir con los discos intervertebrales serán discutidos en la sección siguiente. La mayoría de los síndromes de la espalda lumbar se deben a problemas con alguna(s) parte(s) constituyente(s) de la espina mencionada(s) arriba—los ligamentos, los músculos, la membrana sinovial de la articulación o los ligamentos de las articulaciones. También las personas obesas pueden presentar rupturas pequeñas en el tejido adiposo en la espalda, lo que ocasiona dolor.

Las lesiones menores de la espalda son similares. Una lesión más seria como un disco herniado en su núcleo pulposo es diferente, porque pudo haberse lesionado un nervio. Desde el exterior, ni el médico ni el paciente pueden determinar qué tejido se lesionó inicialmente. Sin embargo, dondequiera que haya comenzado el problema, pronto se ve involucrada un área mayor de la espalda, porque los músculos trabajan para inmovilizar el área dañada para permitir su recuperación. En estos casos los espasmos musculares y el dolor generalizado son comunes.

Síntomas o características

Por lo general, los síndromes de la espalda baja resultan de lesiones que en algunos casos no recuerdan las personas y en otros el momento de la lesión fue claro. Aunque el espasmo muscular ayuda a proteger el área lesionada, es en sí doloroso. A excepción del espasmo muscular, característico de lesiones de la espalda, podríamos hacer una analogía entre una torcedura de tobillo y una lesión de la espalda. El dolor y la inflamación local en ambas condiciones alcanzan su máximo en 24 horas, se mantienen agudos o severos de 24 a 72 horas, molestan una semana más, y se requiere aproximadamente seis semanas para recuperar su fuerza normal. Volver a lesionarse es común. Esto vuelve a colocarle al inicio del lapso de tiempo de recuperación. Lesiones frecuentes en la misma área pueden llevarle a desarrollar una condición crónica que es más difícil de tratar y requiere más tiempo para recuperación.

El dolor suele ser más pronunciado en la curvatura cóncava de la espalda baja, y puede irradiar a los glúteos. El dolor persiste en la zona de espasmos musculares, y después de algunos días puede cambiar de lugar, al cansarse los músculos que protegen el área lesionada. Si siente dolor en la pantorrilla o a lo largo de las piernas, consulte al médico.

Una lesión de espalda más común se llama una hiperextensión repentina: cuando la espalda se arquea repentinamente hacia atrás y el resto del cuerpo va hacia adelante. Sin embargo, cualquier tipo de lesión puede provocar síntomas similares. Las lesiones ocurren con más frecuencia en individuos inactivos o con exceso de peso, o en personas que hacen ejercicio esporádicamente. Un buen tono muscular (fuerza muscular) y hacer ejercicio regularmente disminuyen el riesgo de lesiones en su espalda.

¿Cuál es el futuro de esta condición?

Estadísticamente, alrededor de la mitad de los pacientes que sufren síndromes de la espalda baja tienen uno a tres episodios de dolor en toda su vida; el resto tienen más. El futuro para una persona que ha sufrido esta condición una sola vez es excelente; el riesgo de un problema serio como presionar un nervio es solamente 1%. Si el dolor se siente a lo largo de las piernas, particularmente a los lados externos y debajo de la rodilla, el pronóstico es diferente y se requiere más cuidado al tomar decisiones sobre el manejo del problema, o considerar inclusive la cirugía.

Si el dolor es menos dramático pero su duración continúa por semanas o meses, es peor por las mañanas, se desarrolla lentamente, mejora con ejercicio durante el día, y ocurre en una persona menor de 40 años, podría sospecharse que se trata de espondilitis anquilosante, discutida anteriormente. Los síndromes comunes de la espalda baja pueden mejorar al aumentarse adecuadamente el nivel de actividad física, pero en general pueden empeorar si se sobrepasa el nivel de actividad adecuado antes de que la recuperación haya sido completa.

¿Cuál es el tratamiento?

La meta principal del tratamiento de un problema agudo de la espalda es evitar que se convierta en un problema crónico. La lesión debe recuperarse completamente y esto toma tiempo. Existen dos alternativas aceptables para el tratamiento de un problema agudo y una tercera inaceptable. La primera es *la forma menos dolorosa*. Esta alternativa consiste en descanso en cama con soporte firme especial; a veces se coloca una almohadilla debajo de la columna lumbar, si aumenta su comodidad. El segundo día se aplican tratamientos de calor y se toman analgésicos o relajantes musculares, según sea necesario para aliviar las molestias. La segunda alternativa de tratamiento es *la forma natural*, en la cual el paciente continúa activo, conforme el dolor se lo permite y no toma medicinas ni relajantes musculares. El cuerpo se recuperará si se le da la oportunidad. La tercera alternativa (inaceptable) es la que nos *vuelve a lesionar*, en la cual el paciente permanece activo y toma medicinas para el dolor y relajantes musculares. Al evitar el dolor, una respuesta preventiva del cuerpo y eliminar los espasmos musculares que protegen el área lesionada al inmovilizarla, es muy probable que haya un retraso en el proceso de recuperación.

Puede prevenir volver a lesionarse al limitar su actividad física de una forma conciente—ésta es la forma menos dolorosa. O podría prevenir volver a lesionarse permitiendo al reflejo del dolor y espasmos musculares proteger el área lesionada—ésta es la forma natural. Sin embargo, al combinar ambas estrategias, desarrollará un problema a largo plazo.

Una vez que se ha recuperado de una lesión aguda, es tiempo de comenzar a prevenir la siguiente. Controlar el peso no sólo significa reducirlo a un peso saludable, sino mantenerse allí. Es importante desarrollar un programa adecuado de ejercicio, que gradualmente aumente la fuerza de su columna vertebral y su tono muscular en general. Las técnicas para utilizar una mecánica corporal adecuada—como aprender a levantar objetos pesados o a moverse adecuadamente para realizar diversas tareas—pueden ayudar. Finalmente, hacer ejercicios específicos para fortalecer los músculos externos e internos de la espalda también es importante para prevenir lesiones. Es posible recuperar su capacidad completa si la progresión hacia la actividad física se realiza de una forma paciente y gradual.

▨ Síndrome de la inflamación del túnel del carpo

El síndrome del túnel del carpo es una condición tan común que la mayoría de nosotros llega a padecerla alguna vez, aunque sea brevemente. No es una condición seria o problemática en la mayoría de los casos. La palabra "carpo" se refiere a la muñeca, una estructura compleja, formada de pequeños huesos cortos unidos por ligamentos. En la parte anterior de la muñeca se encuentran vasos sanguíneos y el nervio mediano. Estas estructuras se encuentran rodeadas por una banda de tejido fibroso, que forma un túnel debajo, conocido como el túnel del carpo; los vasos sanguíneos y el nervio mediano pasan a través de él.

El problema en el síndrome de inflamación del túnel del carpo es que la lesión al nervio mediano puede ocurrir en el túnel. Esto puede ocurrir de dos formas: la causa más común es el trauma físico al nervio—es decir, cuando se realizan movimientos repetidos que involucran ciertos movimientos con las muñecas, y la banda fibrosa se raspa con el nervio irritándolo. La segunda causa ocurre con ciertos tipos de artritis inflamatorias y otras condiciones médicas; hay inflamación de los tejidos dentro del túnel del carpo. La inflamación comprime al nervio, así evitando su funcionamiento adecuado. Esta forma del síndrome es más seria.

Síntomas o características

El primer síntoma son sensaciones de adormecimiento en los dedos de las manos, resultado de la compresión del nervio mediano. Podría aventurar su diagnóstico usted mismo. La clave para saber si se trata del síndrome del túnel del carpo es observar qué dedos están adormecidos. El nervio mediano envía ramificaciones al dedo pulgar, el dedo índice y el dedo medio; normalmente también las envía a la parte lateral del dedo anular, pero no siempre. Casi nunca envía ramificaciones al dedo meñique. Por lo tanto, si no hay adormecimiento en el dedo meñique, pero lo hay en los otros, lo más probable es que se trata del síndrome del túnel del carpo. Además, puede dar pequeños golpecitos a los dos lados del dedo anular. Si la mitad más cercana al dedo medio está adormecida y el otro lado no, puede estar seguro del diagnóstico.

Existen dos pruebas frecuentemente utilizadas. Una es dar golpecitos en la muñeca sobre los huesitos del carpio con el dedo medio de la mano opuesta, en la parte anterior de la muñeca. Si siente cosquilleo o la sensación de agujas como cuando se golpea el codo, y esta sensación viaja hasta los dedos, exceptuando el dedo meñique, es el síndrome del túnel del carpo. La segunda prueba es doblar ambas muñecas de tal forma que las partes posteriores de las manos se toquen frente a usted, levantando los codos a los lados. Esta posición ejerce presión sobre el nervio mediano y provocará los síntomas, después de 3 a 5 minutos de mantenerse en esta posición. La mayoría de las personas no necesitan pruebas complicadas para reconocer este síndrome antes de consultar al médico.

¿Qué puede esperar con el tiempo?

El dolor y adormecimiento puede continuar por algún tiempo, aunque no mucho. Si estos síntomas persisten por un largo tiempo, podría haber daño permanente al nervio y estas personas desarrollan debilidad del dedo pulgar.

¿Cuál es el tratamiento?

El problema resulta de realizar movimientos repetidos o inadecuados con la muñeca. Es necesario disminuir o evitar la actividad y los movimientos que causaron el problema por un tiempo. Además, puede comprar una armazón de plástico para inmovilizar las muñecas durante la noche, cuando duerme, y de esta forma permitir la reducción de la inflamación y la recuperación del nervio mediano. Los síntomas desaparecerán cuando suceda esto.

Si no funcionan ninguna de las soluciones anteriores, el médico puede inyectar directamente en el área un corticoesteroide que tiene un efecto desinflamante a largo plazo, y por lo general mejorará los síntomas. Estas inyecciones suelen ser efectivas y el procedimiento es sencillo. Si lo anterior falla, existe la posibilidad de someterse a una cirugía sencilla en la que el médico cortará la banda de tejido fibroso para aliviar presión sobre el nervio.

En resumen, el síndrome de la inflamación del túnel del carpo es una condición que parece más seria de lo que es en realidad.

▨ Envejeciendo: la tercera edad

A veces, tendemos a ignorar las lesiones musculoesqueléticas o condiciones locales. Pensamos que es parte de envejecer. Es verdad que estas condiciones ocurren con mayor frecuencia en la población de mayor edad, y están relacionadas con la forma en que envejece el cuerpo. Sin embargo, la mayoría de los problemas pueden prevenirse porque son resultado de abuso al cuerpo— por ejemplo, la bursitis prepalatelar o rodilla inflamada, que se desarrolla por hincarse demasiado al hacer quehaceres en la casa. En otros casos es la falta de ejercicio adecuado o de actividad suficiente. En nuestra sociedad existe la expectativa de volverse menos activo con la edad; entonces padecemos los problemas de salud que afectan a las personas inactivas de cualquier edad. La relación entre la edad y la ocurrencia de condiciones físicas locales es más accidental; en realidad, la relación es más estrecha entre la inactividad y los problemas físicos locales, o el exceso de actividad y actividad inadecuada y estos problemas.

Es necesario mantenerse activo. Si sus músculos están en buena forma, su corazón fuerte y pulmones en buena condición, su peso saludable, manteniéndose en un nivel constante y haciendo un programa regular de ejercicio, usted tendrá muchos menos problemas físicos locales y su cuerpo no envejecerá tan rápidamente. Estas medidas mantendrán el calcio en sus huesos, a sus bursas lubricadas, a sus tendones firmes y fuertes y a su cartílago saludable.

Se puede controlar el proceso de envejecimiento de su cuerpo; es un error considerar que la bursitis u otro problema físico local es una señal para cambiar el ritmo de su vida. Por el contrario, es una señal para empezar a recuperar su condicón física, si es que la ha perdido. En los capítulos 9 a 11 hablamos extensamente del ejercicio y cómo establecer un programa saludable de actividad física. Además, revisamos diversos tipos de ejercicios y sus beneficios.

7

Conviviendo con
su artritis

En el trabajo y en la casa, usted es responsable de tomar decisiones y asegurarse de que se lleven a cabo. Al decidir ser una persona proactiva, anticipamos posibles contratiempos que sabemos que suceden y emprendemos una serie de acciones para provocar cambios que favorecerán nuestra situación actual y futura. De la misma forma, se aplica este principio a las personas que tienen una enfermedad crónica como la artritis. Para ser una persona proactiva en el cuidado de su artritis, su tarea es aprender lo más posible sobre su tipo de artritis y asumir responsabilidad por su cuidado cotidiano. Para lograr esto, obtenemos información de diferentes "consultores", como familiares, amigos, doctores, terapeutas físicos, psicólogos u otros profesionistas en el campo de la salud, la Fundación de la Artritis o algún otro recurso comunitario. Estas personas nos proporcionan información, consejos o sugerencias; sin embargo, es en nuestro interés decidir cómo vamos a utilizar esta información. Todas las decisiones y acciones que pongamos en práctica afectarán de alguna manera a nuestra enfermedad y calidad de vida. Muchos de nosotros conocemos a personas con problemas de salud serios que parecen vivir muy bien, y a otros con problemas menores que parecen haberse dado por vencido ante la vida. La diferencia radica en la actitud mental de las personas que viven bien.

Elegir convertirse en persona proactiva en el cuidado de su salud también significa trabajar en conjunto con otras personas, y sobre todo saber que el manejo personal de sus síntomas es un trabajo de todos los días y a veces nada fácil. Al igual que maneja los problemas que surgen en las relaciones interpersonales, existen muchos cambios y correcciones en el proceso de convertirse en persona proactiva. Al aprender nuevas habilidades y adquirir nuevas aptitudes, muchos de los problemas relacionados con la artritis se ven aliviados y pueden evitarse o aún eliminarse.

Pero, *¿cómo comenzar?* El secreto del éxito es primero aprender un conjunto de habilidades y acciones, practicarlas hasta dominarlas por completo e integrarlas a su estilo de vida. De la misma forma como un niño empieza a leer las letras del abecedario, después aprende sus sonidos y sus combinaciones hasta llegar al conocimiento de frases sencillas y después de años de práctica puede leer una novela completa. Podríamos decir que lo mismo se aplica a casi cualquier actividad nueva que escogemos realizar. Toma tiempo convertirnos en maestros de una actividad.

Este libro contiene múltiples nuevas técnicas y herramientas que pueden ser útiles para el alivio de algunos de los problemas causados por la artritis. Sin embargo, hemos aprendido que el mero conocimiento de técnicas y/o aptitudes no es suficiente. Muchos de nosotros necesitamos una forma práctica para incorporarlas en nuestra vida cotidiana con habilidad. Desafortunadamente, los primeros intentos suelen dejar mucho que desear y los resultados positivos son pocos. Parecería más sencillo regresar otra vez a nuestros viejos patrones de comportamiento que tratar de adquirir habilidades nuevas y a veces difíciles. Uno de los mejores métodos para dominar nuevas aptitudes es haciéndonos metas concretas. En las siguientes páginas, resumimos algunas sugerencias sobre cómo hacerse propósitos para cumplir metas. Si usted decide utilizar estos principios, es casi seguro que tendrá éxito en el manejo de los síntomas de su artritis.

En la artritis, usted maneja la enfermedad. Se ha convertido en persona proactiva, y como tal hay algunos pasos a seguir:

1. Decida lo que desea lograr (su **meta** a mediano o largo plazo).

2. Determine los **pasos** necesarios para cumplir esta meta.

3. Empiece a planear a corto plazo (**propósitos,** acuerdos consigo mismo).

4. **Lleve a cabo** sus propósitos/acuerdos.

5. **Revise** los resultados obtenidos.

6. Realice **correcciones** o cambios conforme sea necesario.

✳ Metas

Decidir o escoger lo que queremos lograr es tal vez la parte más sencilla del proceso para convertirse en persona proactiva. Piense en todas las actividades que le gustaría hacer. Por ejemplo, una persona quería lograr caminar 20 pasos cuesta arriba para visitar a su hija en un día festivo. Otra persona quería perder peso para que fuera posible obtener un reemplazo de cadera; otra más quería volverse más sociable. En cada uno de estos casos, les llevaría al menos varias semanas o aún meses cumplir la meta final. De hecho, muchas metas parecen sueños irrealizables, y por esta razón a veces ni siquiera tratamos de perseguirlas. Sin embargo, un buen programa de manejo de su artritis empieza con metas y propósitos concretos para alcanzarlas. Tome unos minutos para escribir aquí sus metas a largo o corto plazo.

Mis metas son

1. _____

2. _____

3. _____

✳ Acciones que puede tomar

Existen muchas formas de alcanzar una meta específica. Por ejemplo, la persona que quería caminar 20 pasos cuesta arriba podría comenzar un programa para caminar lentamente al inicio, ejercicios de fortalecimiento de las rodillas, aprender a utilizar un bastón o comenzar a subir algunas escaleras cada día. El hombre que deseaba perder peso podría decidir dejar de comer entre comidas, dejar de comer postre, no comer alimentos fritos o empezar un programa de ejercicio aeróbico. La mujer que quería ser más sociable podría asistir a clases, grupos en iglesias u otras organizaciones o grupos de apoyo. Incluso podría averiguar en dónde hay clases de ejercicios u ofrecerse como voluntaria para alguna causa social. Existen múltiples formas para alcanzar una meta propuesta; usted solo tiene que escoger cómo va a hacerlo. En las siguientes líneas, apunte diferentes opciones para alcanzar su meta, y después escoja una o dos con las que le gustaría trabajar más profundamente.

Posibles acciones

1. _____

2. _____

3. _____

4. _____

5. _____

6. _____

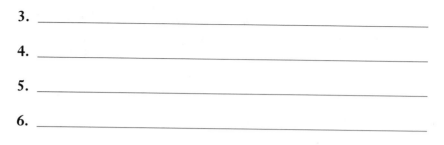

Propósitos

Llamamos propósito a un plan a corto plazo que requiere de acciones específicas y que usted está seguro(a) de poder realizar en las próximas semanas. Aprender a incorporar estos planes o propósitos semanales le proporcionaría una nueva aptitud para manejar los síntomas de su artritis. La mayoría de nosotros podemos incorporar hábitos que nos harían más saludables, pero desafortunadamente, no lo hacemos. Por ejemplo, muchas personas con artritis pueden caminar, aunque sólo sean distancias cortas; otros lo pueden hacer por distancias mayores. Sin embargo, muy pocos establecen un programa sistemático de ejercicio, a pesar de conocer los beneficios. Por esta razón, recurrimos a hacernos propósitos para realizar nuestras metas. Revisemos todos los pasos para hacernos un propósito.

Primero, decida qué quiere realizar esta semana. Por ejemplo, la persona que quiere subir escaleras puede empezar subiendo 3 escaleras cuatro veces por semana. El hombre que quiere perder peso, puede dejar de comer entre comidas 3 días de la semana. Esta acción debe ser algo que en verdad quiere realizar, además debe ser realista y un paso hacia alcanzar una meta a largo plazo.

Entonces, puede hacer un plan específico. Esta es la parte más importante en la realización de su propósito. Decidir lo que quiere hacer sin un plan para llevarlo a cabo no tiene ningún valor. El plan debe contener al menos lo siguiente:

1. *¿Qué es exactamente lo que va a hacer?* Por ejemplo, ¿qué distancia va usted a caminar, cómo va usted a comer menos, cuál técnica de relajación va usted a practicar?

2. *¿Cuánto?* Por ejemplo, caminar en la vecindad durante 15 minutos alrededor de la cuadra, subir tres escalones, escribir dos cartas.

3. *¿Cuándo va a hacer la actividad?* Esto debe especificarse: antes de la comida, durante el baño, cuando regrese del trabajo, etc. Relacionar una nueva actividad con un hábito viejo es una buena forma de asegurarse de llevarla a cabo.

4. *¿Cuántas veces va a realizar la actividad?* Esta parte puede ser engañosa. La mayoría de nosotros tendemos a decir "todos los días". Sin embargo, somos humanos y esto no es siempre posible. Por lo tanto, es mejor hacer algo 4 veces a la semana y exceder la meta haciéndolo 5 veces en esa semana que proponerse algo para todos los días y fallar uno o dos días. Si usted es como la mayoría de nosotros, puede realizar su actividad 3 ó 4 veces por semana con mucho éxito.

Cuando hace su propósito, hay algunas sugerencias que puede considerar. La primera es empezar despacio o en el nivel en que se encuentra. Es decir, si usted puede caminar una vez alrededor de la cuadra, comience su programa caminando una vez alrededor de la cuadra, no intente caminar un kilómetro o una milla. Si nunca ha hecho ejercicios para su artritis, empiece solamente con algunos minutos de calentamiento, algunos ejercicios de resistencia y de enfriamiento en un tiempo total de 5 minutos. Si quiere perder peso, póngase una meta basándose en sus hábitos alimenticios—por ejemplo, no comer más después de haber cenado. (Vea el capítulo 12 para mas información acerca de cómo comer saludablemente.)

Finalmente, dése a sí mismo algunos días libres. Todos tenemos días en que no deseamos hacer nada.

Una vez que se ha hecho su propósito, pregúntese lo siguiente: En una escala del 0 al 10, en donde 0 representa inseguridad total y 10 seguridad total, "¿Qué tan seguro(a) me siento de poder llevar a cabo mi propósito completamente?" Si su respuesta es 7 o un número mayor, lo más probable es que su propósito sea realista. Si su respuesta es menor a 7, ¿qué le hace sentir inseguro(a)? ¿Prevé problemas? Si puede encontrar las soluciones a estos problemas o rehacer su propósito, lo más probable es que tendrá éxito.

Una vez que ha decidido cuál es su propósito, considere escribirlo en el calendario, o en la forma que se encuentra al final de este capítulo, para ayudarle a llevar cuenta de sus actividades y sus éxitos.

Realizando nuestros propósitos

Una vez completado su propósito y siendo éste realista, llevarlo a cabo será mucho más fácil. A veces es muy útil contar con el apoyo de la familia o amigos para ayudarnos a realizar nuestros propósitos. Es una buena motivación tener que comunicar nuestro progreso. Además, puede hacer apuntes durante el día al llevar a cabo sus planes, si así lo desea, con el propósito de ver de manera realista qué es lo que ha cumplido y los obstáculos que se le presentaron. De esta manera podrá utilizar estas anotaciones en la resolución de los problemas.

Por ejemplo, la persona que quería subir escaleras nunca llegó a hacerlo. Siempre se encontró con diferentes problemas: estaba cansada, no tuvo tiempo suficiente, el clima era demasiado frío, etc. Cuando se dio cuenta de esto, llegó a la conclusión que la razón real por la que no cumplió con su propósito era que temía caerse en las escaleras y encontrarse sola y sin ayuda. Después, decidió acompañarse de una amiga y usar un bastón como apoyo.

Revisando los resultados

Al final de la semana, observe si está más cerca de realizar su meta. ¿Puede caminar más lejos? ¿Ha perdido peso? ¿Está menos fatigado(a)? Es importante revisar los resultados; probablemente su progreso no será obvio cada día, pero podrá observar cambios positivos al final de cada semana. Si encuentra problemas en el proceso, recuerde que puede obtener apoyo e información de otras personas como amigos, familiares o profesionistas en el campo de la salud que forman parte del equipo para el manejo de los síntomas de su artritis.

Correcciones

Como en las relaciones interpersonales, muchas veces tenemos que realizar cambios y correcciones para mejorar los resultados. De la misma forma, hacemos cambios y correcciones en nuestros propósitos para hacerlos más realistas. Usted puede modificar sus propósitos semanales para que sea más fácil cumplirlos o permitirse más tiempo para cumplir tareas difíciles. También puede cambiar los pasos para alcanzar su meta más fácilmente.

Si tiene dificultad para solucionar problemas, no dude en pedir ayuda. Por ejemplo, una persona quería decirle a sus familiares que con todo el trabajo que requiere ya no podía preparar una comida para muchos; sin embargo, no sabía cómo hacerlo. Hablando con sus amigos, obtuvo la idea de ofrecer cocinar un plato principal y pedirles a cada uno de sus familiares que trajeran otro platillo cada vez que celebraran algún evento. Además, ensayó decir la siguiente frase: "Sé que es importante para ustedes como lo es para mí comer juntos durante las fiestas, pero yo no puedo cocinar y servir a tantas personas. Yo cocinaré un plato principal y tal vez ustedes pueden ayudarme con los platillos secundarios y la limpieza." La historia tuvo un final feliz y el problema quedó resuelto.

Otros problemas son más complicados. En estos casos los consultores pueden ofrecer ayuda. Por ejemplo, si usted deja de tomar su medicina como ha sido prescrita, puede estarse dañando a sí mismo(a) o podría dejar de obtener los beneficios que las medicinas deberían proporcionarle. Hablar con su doctor e informarle acerca de sus decisiones antes de llevarlas a cabo puede evitarle complicaciones con el médico, especialmente cuando se trata de medicamentos. Si no puede comunicarse con el médico satisfactoriamente, recuerde que existen otros consultores o profesionistas en el campo de la salud que pueden asistirle, como educadores de la salud, enfermeras, farmacéuticos y trabajadores sociales.

Una de las mejores recompensas al ser una persona proactiva, es decir, al manejar personalmente sus síntomas, es la satisfacción de cumplir sus metas. Sin embargo, no tiene que esperar ver realizadas sus metas para recompensarse frecuentemente. Por ejemplo, una persona a quien le costaba mucho esfuerzo hacer 10 minutos de ejercicio para mejorar su artritis se permitía ver su programa favorito de televisión una vez que su ejercicio fue terminado. Seguramente usted tiene muchas formas de premiarse a sí mismo(a). Nosotros le animamos a hacerlo cada vez que cumpla con sus propósitos.

En resumen, la persona proactiva en el cuidado de su artritis

1. se pone metas,

2. determina lo necesario para alcanzarlas,

3. hace planes o propósitos a corto plazo,

4. lleva a cabo sus propósitos,

5. revisa su progreso cada semana y

6. realiza correcciones a mitad del camino si es necesario.

Guía para escribir sus propósitos

Si decide escribir su propósito, asegúrese de incluir lo siguiente:

1. ¿Qué es lo que va a hacer?
2. ¿Cuánto va a hacer?
3. ¿Cuándo lo va a hacer? ¿a qué hora?
4. ¿Cuántas veces por semana va a hacerlo?

Por ejemplo: Esta semana voy a caminar *(qué)* alrededor de la cuadra *(cuánto)*, antes de la comida *(cuándo)*, tres veces esta semana *(cuántas veces)*.

Esta semana voy a _____ *(qué)*

_____ *(cuánto)*

_____ *(cuándo)*

_____ *(cuántas veces)*

¿Qué tan seguro(a) se siente de poder llevar a cabo su propósito completamente? *(Ponga un círculo alrededor del número que represente su nivel de seguridad para poder cumplir completamente su propósito.)*

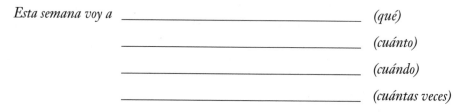

$$0 - 1 - 2 - 3 - 4 - 5 - 6 - 7 - 8 - 9 - 10$$

muy   *muy*
inseguro(a)   *seguro(a)*

Por cada día que usted cumple su propósito, le sugerimos poner una marca (✓):

Día	Comentarios
Lunes	
Martes	
Miércoles	
Jueves	
Viernes	
Sábado	
Domingo	

8

La persona proactiva

y la resolución de problemas relacionados con la artritis

Dolor, fatiga y rigidez

En este libro hablamos acerca de cómo manejar los síntomas de la artritis como el dolor por medio del ejercicio y diversas técnicas en combinación con el tratamiento médico (medicinas, terapia física y, en ocasiones, la cirugía). En este capítulo intentamos abordar múltiples soluciones a los problemas más comunes de la artritis. En las siguientes páginas discutimos sugerencias para el uso adecuado de las articulaciones. Además, exponemos otras ideas y aparatos para facilitar el trabajo y hacer su vida cotidiana más agradable. Antes de discutir de lleno cómo funciona la mecánica del cuerpo, aprendamos un poco sobre el dolor, la fatiga y la rigidez.

El dolor, la fatiga y la rigidez muscular son consecuencias de la artritis que pueden limitarle en una gran variedad de formas. Muchas veces no le permiten finalizar actividades, afectan el progreso de sus tareas cotidianas o simplemente son abrumadores. Desde las actividades más sencillas, como abrir frascos, cerrar o abrir puertas, abordar autobuses, etc., la artritis interfiere constantemente en su vida. Un ejemplo común es cuando ha decidido evitar ir a ciertos lugares debido a la inseguridad de encontrar acceso a un baño adecuado a sus necesidades o cuando el temor a fatigarse le impide ofrecer servicios o complacer a los demás como usted quisiera.

Como mencionamos en el capítulo 13, el dolor puede provenir de diversas causas. Realizar actividades repetitivas o estresantes para sus articulaciones y otras partes del sistema musculoesquelético por largos períodos puede fatigar a los dedos y la mano, a pesar de que no haya dolor. Continuar escribiendo por una hora más le ocasionará dolor por 2 ó 3 días. Aumentar la carga de peso o trabajo en cualquiera de sus articulaciones seguramente le traerá dolor.

La fatiga suele ser una experiencia muy común en todas las personas, especialmente cuando existe una condición crónica. Ocurre cuando no se satisfacen adecuadamente ciertas necesidades básicas, como cuando no obtiene descanso, ejercicio y nutrientes suficientes. Además, puede ser resultado de la inflamación de las articulaciones o de un estado de depresión. El exceso de actividad y sobrepasar sus límites son causas de fatiga. Recuerde que no hace el mismo esfuerzo un corredor entrenado para correr 10 km al correr 4 km, que una persona con artritis al caminar 1 km, sin haber hecho ejercicio por más de 6 meses. No debe excederse en la cantidad e intensidad de las actividades que lleva a cabo cuando se siente bien y especialmente después de un episodio de actividad de su artritis. Esto le ayudará a prevenir el dolor, la rigidez muscular o articular y la fatiga.

Si se siente constantemente fatigado, puede considerar si es a causa de su alimentación (refiérase al capítulo 12 sobre cómo comer saludablemente) o sus hábitos de dormir. Asegúrese de que el ejercicio que practica es adecuado a sus necesidades y no excesivo. En algunos casos, la depresión puede ser la causa principal de su fatiga.

Una de las principales razones de la rigidez muscular y articular es permanecer en la misma posición durante largos períodos—por ejemplo, estar sentado largas horas.

La respuesta natural al dolor y rigidez de una articulación es inmovilizarla. A pesar de que parezca una solución lógica, en realidad inmovilizar cualquier articulación por mucho tiempo origina más rigidez, e incluso puede llevarle a la pérdida de movimiento. Una solución a este problema es hacer ejercicios periódicamente para mantener la flexibilidad de sus articulaciones y músculos, cuando sabe que estará inmóvil en una posición durante algún tiempo.

El dolor, la rigidez y la fatiga pueden ocurrir en combinación o por separado. Cuando reacciona naturalmente protegiendo la articulación en cuestión y permanece completamente inactivo, se agravarán estos síntomas. También se empeorarán al realizar demasiadas actividades sin escuchar a lo que su cuerpo le está comunicando. Como persona proactiva en el manejo de sus síntomas, es necesario aprender a equilibrar los periodos de descanso y actividad.

Método para la resolución de problemas

Muchos problemas relacionados con la artritis pueden ser resueltos utilizando este modelo que consiste en 7 pasos: *identificar el problema concreto*, *apuntar ideas, seleccionar, evaluar, sustituir, utilizar otros recursos y aceptar.*

1. Identifique el origen del problema. Este es el paso más importante y probablemente el más difícil. Algunas veces el proceso de identificar debe llevarse hasta sus últimas consecuencias para encontrar la causa concreta del dolor, la rigidez muscular o la fatiga. Si tiene dificultades identificando las causas de sus problemas, repase sus últimas 24 horas de actividad, usando el método siguiente:

- Apunte sus actividades.

- Ponga una marca al lado de las actividades que le ocasionaron dolor en el pasado.

- Encierre en un círculo las actividades nuevas.

- Revise las actividades que marcó o encerró en un círculo. Realice *algunas* repeticiones de dichas actividades con la finalidad de reproducir los síntomas que le molestan (el dolor, el cansancio, la rigidez). Tenga precaución para no lesionarse al realizar las repeticiones.

- ¿Se deben sus síntomas a que hizo más o menos de la cantidad de actividad que normalmente hace?

- ¿Mantuvo las articulaciones en una sola posición durante mucho tiempo?

- Si ninguna de las opciones anteriores le ayuda a identificar el problema, observe si hay inflamación o enrojecimiento o si siente calor en sus articulaciones. ¿Es posible que su artritis esté en una etapa activa? ¿Se están cumpliendo sus necesidades básicas? ¿Está bajo un exceso de tensión? ¿Ha tomado su medicina como le ha sido prescrita por el médico?

- Analice el origen del problema, preguntándose: ¿Qué parte de la actividad causó el dolor o la rigidez? ¿Cuándo empezó la fatiga? También considere la tensión, la velocidad a la cual hizo la actividad y su duración.

- Elija alguna actividad que le gustaría realizar pero piensa que no puede o sabe que le es difícil hacerla. ¿Por qué no puede llevarla a cabo? ¿Se debe a la limitación en el movimiento de alguna parte de su cuerpo, al dolor, la fatiga, la rigidez o debilidad muscular? ¿Tiene temor de parecer extraño o diferente a causa de un factor que limita su participación en actividades diversas?

2. Apunte las ideas que pueden resolver su problema. Puede pedir ideas o sugerencias a otras personas.

3. Seleccione una o dos ideas que cree resolverán su problema y póngalas en práctica.

4. Evalúe los resultados. ¿Se resolvió el problema parcial o totalmente? Si todavía existe el problema o no ha sido atenuado lo suficiente, pruebe el siguiente paso.

5. Sustituya la solución que no funcionó por otra idea de su lista de soluciones. Continúe empleando esta táctica hasta acabar con todas sus ideas o encontrar una solución adecuada.

6. Utilice otros recursos, como los consejos de profesionistas en el campo de la salud: educadores de la salud, terapeutas, psicólogos, enfermeras o asistentes de enfermera, médicos o asistentes de médico, libros o publicaciones de la Fundación de la Artritis, etc., y pruebe estas ideas.

7. Acepte que el problema puede no tener solución en ese momento. Es probable que la investigación que usted hace le pueda ayudar a resolver el problema u otro problema en el futuro. Si no, le puede ayudar a modificar la actividad en el futuro para no lesionarse.

En las siguientes secciones de este libro, presentamos diversas técnicas que aumentarán su lista de ideas e incrementarán sus aptitudes para solucionar sus problemas. Además, pueden servirle como medidas de prevención para futuros problemas al mostrarle cómo llevar a cabo sus tareas o actividades sin esforzarse demasiado.

Mecánica corporal

El objeto de la mecánica corporal reside en aprender a utilizar los músculos y articulaciones en la forma más eficiente posible para reducir el estrés, el dolor y la fatiga. Una consideración detallada de los principios de la mecánica corporal puede resolver y prevenir muchos problemas asociados con su artritis.

I. Distribuir la carga o el peso sobre las articulaciones más fuertes o sobre el área de superficie más grande.

Propósitos

- Reducir la tensión en las articulaciones más pequeñas o débiles y prevenir el dolor repartiendo el peso de los objetos que carga, empuja o jala sobre áreas más fuertes del cuerpo.

- Eliminar movimientos como coger con fuerza excesiva o pellizcar, ya que estas acciones son la causa de tensión en los nudillos y rigidez en las manos. Si observa el desarrollo de deformidades en las manos, puede pedir una consulta con un terapeuta físico. Además, se puede desarrollar un programa personalizado para el manejo de sus síntomas.

Ejemplos y sugerencias

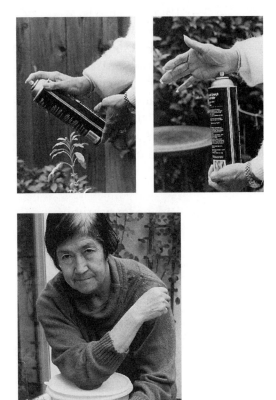

1. En lugar de usar sus dedos para apretar o coger, utilice las palmas de las manos, los antebrazos o los codos (por ejemplo, cuando utiliza atomizadores o bombas de aerosol para apretar botones o apagar y encender interruptores).

2. En vez de utilizar los brazos, use todo el cuerpo (por ejemplo, para empujar).

3. Para realizar menos esfuerzo con las manos al abrir el refrigerador, coloque una banda a través de las asas del refrigerador para poder jalar con el antebrazo, en vez de jalar con las manos.

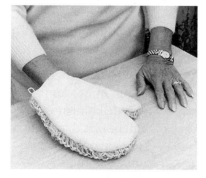

4. Para limpiar o lavar platos, busque en las tiendas esponjas en forma de guante, para utilizar la superficie de la palma de la mano y no los dedos para tallar.

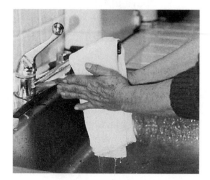

5. Para poder exprimir fácilmente una toalla o esponja, cuelgue la toalla sobre el grifo y, con las manos extendidas, apriete la toalla.

6. Para levantarse de una silla, coloque su palma sobre la silla, no el puño o los dedos doblados.

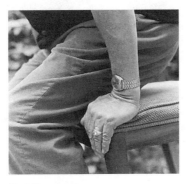

Posición correcta

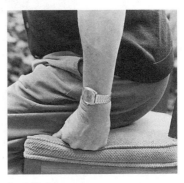

Posición incorrecta

7. Para cerrar cajones o puertas, puede hacer uso de sus caderas.

8. Para colgar o descolgar ropa del armario, utilice ambas manos y las palmas, en vez de los dedos.

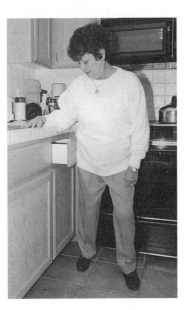

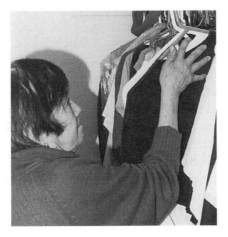

9. Para coger tazas, utilice ambas manos y no el asa.

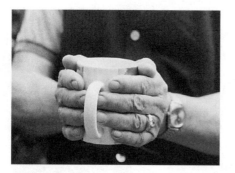 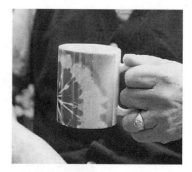

Posición correcta　　　　　　　　　　**Posición incorrecta**

10. Para cargar platos, utilice ambas manos por debajo del plato desde que lo toma.

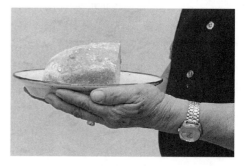

II. Control y conciencia corporal

Propósito

Cargar objetos cerca del cuerpo distribuye mejor el peso en su cuerpo, y a cambio se encontrará menos fatigado y no se acumulará tanta tensión en las articulaciones. Los objetos se sienten más pesados cuando se cargan lejos del cuerpo y menos pesados cuando están cerca. Además, estar atento a cómo lleva o trae objetos, y cómo se mueve en general, le ayudará a identificar problemas relacionados con el orígen de su dolor, la tensión y la fatiga. Finalmente, podrá realizar cambios en sus hábitos para utilizar más adecuadamente su cuerpo.

Ejemplos y sugerencias

1. Lleve su portafolio cerca de su cuerpo con la correa al hombro o atravesada sobre el cuerpo, como lo muestra la posición más correcta. Además, llevar su bolso con la correa sobre el antebrazo puede prevenir lesiones a los dedos.

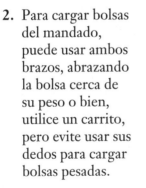 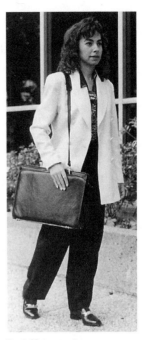

Posición más correcta   **Posición correcta**

2. Para cargar bolsas del mandado, puede usar ambos brazos, abrazando la bolsa cerca de su peso o bien, utilice un carrito, pero evite usar sus dedos para cargar bolsas pesadas.

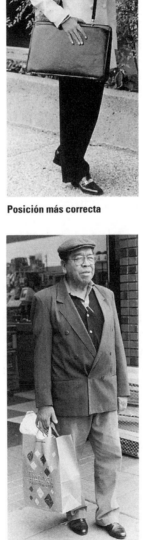 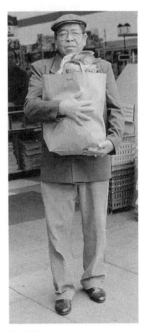

Posición incorrecta   **Posición correcta**

III. Evite mantener las articulaciones en la misma posición por períodos prolongados de tiempo.

Propósitos

- reducir la rigidez en las articulaciones
- prevenir las contracturas de los músculos y tendones

Ejemplos y sugerencias

Caderas y rodillas

- Alternar posiciones es una buena idea para prevenir tensión o fatiga en estas articulaciones. Por ejemplo, después de permanecer sentado un buen rato leyendo, levántese periódicamente para realizar algunos estiramientos. Para mantener el libro en la posición adecuada, utilice un atril o almohadas sobre sus piernas.
- Cuando está sentado, es una buena idea cambiar la posición de las piernas estirando las rodillas frecuentemente.

Tobillos: Al ver la televisión o leer, apunte y flexione los pies para mantener en buena condición a los tobillos. No es necesario esperar una hora específica para realizar ciertos ejercicios. (Refiérase al capítulo 10 para obtener ideas sobre ejercicios específicos.)

Manos: Evite coger objetos con fuerza por largos períodos, movimientos repetidos o estresantes para las manos, como escribir a mano o utilizar una computadora por largas horas sin descansos frecuentes. Estas acciones pueden lesionar sus articulaciones, incluyendo los músculos y tendones.

IV. Reducir el exceso de peso

Propósito

Reducir la tensión y la fatiga en las articulaciones. Refiérase al capítulo 12 xref para obtener más información sobre esto.

V. Practique la buena postura

Propósito

Una alineación correcta del cuerpo cuando está de pie o sentado, o cuando carga objetos o cambia de posición, hace del funcionamiento de los músculos y articulaciones una tarea más eficiente. Vea las fotos abajo que muestran la alineación correcta e incorrecta del cuerpo.

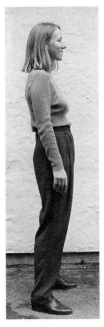 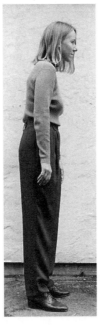 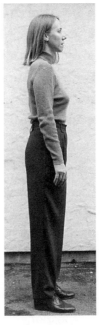

Posición incorrecta
Evite hiperextender sus rodillas. Esta posición incrementa la tensión en su espalda baja (zona lumbar).

Posición incorrecta
Los hombros caídos hacia el frente y la cabeza desplazada hacia el frente ocasionan dolor en el cuello y en la espalda alta (espalda torácica).

Posición correcta
En esta figura, la posición del cuerpo tiene una buena alineación. Al trazar una línea recta imaginaria de perfil, debe pasar por una oreja, la mitad del hombro, la mitad de la cadera y del tobillo sin desviarse.

Ejemplos y sugerencias para lograr una buena postura

De pie frente a un espejo, observe su cuerpo de perfil. Existen tres curvas suaves en su columna vertebral, la curvatura cervical (en el cuello), la curvatura torácica (en la espalda alta) y la curvatura lumbar (en la espalda baja). Estas curvas naturales proporcionan estabilidad a la columna vertebral y absorben el choque al caminar o moverse. Al mejorar su alineación manteniendo estas 3 curvas naturales, reduce la tensión en sus músculos y articulaciones. Vea la siguiente lista para identificar cómo es su posición. Puede pedir ayuda a un amigo para hacer las correcciones necesarias.

De pie

- oreja en alineación con el hombro
- hombros al mismo nivel y relajados
- hombros en alineación con las caderas
- abdomen adentro, sin forzar
- caderas en alineación con las rodillas y pies
- rodillas estiradas pero no hiperextendidas
- cada pie debajo de cada hombro
- su peso distribuido de igual manera sobre ambos pies

Cuando esté de pie, puede colocar un banquito pequeño sobre el cual subir un pie. Esta posición ayuda a reducir la tensión en la espalda durante las actividades realizadas de pie.

Sentado

Identifique su posición usando la siguiente lista.

- cabeza sobre los hombros, sin desplazarla hacia adelante o atrás
- hombros relajados, no elevados (Lleve ambos hombros hacia las orejas haciendo una respiración profunda y al exhalar el aire, reléjelos aún más.)
- espalda erecta
- rodillas en alineación con ambas caderas
- ambos glúteos sobre el asiento
- pies descansando en el piso o en un banquillo
- distribuya el mismo peso en ambas caderas

Seleccione una silla que tenga un asiento firme y un respaldo recto. Si necesita seleccionar una silla para su oficina o sitio de trabajo, le recomendamos escoger una silla que cuenta con:

- respaldo y ángulo del asiento ajustables (Evite las sillas con curvas en forma de "S.")

- asiento ajustable a la altura de la superficie de su mesa de trabajo
- ruedas para facilitar desplazarse de su escritorio o su computador
- orilla del asiento redondeada para evitar cortar la circulación sanguínea

En la estación del computador

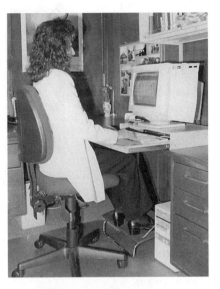

Coloque el teclado de tal forma que las muñecas estén en una posición neutral y los codos estén doblados al nivel de la cintura cuando escribe o captura la información. Elija una silla cómoda que le facilite mantener la buena postura. Si es necesario, use una almohadilla para sostener la espalda baja y un banquillo para subir los pies.

En la cocina o mesa de trabajo

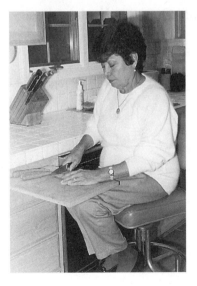

Un banco o una silla en la cocina, con barras para subir los pies, le permite sentarse a medias y le ayudará a prevenir la fatiga, proporcionándole una altura adecuada para realizar diversas actividades, como lavar platos o cocinar.

*Cómo levantarse
sin lesionarse*

- Acérquese a la
  orilla del asiento.
- Coloque un pie
  ligeramente
  enfrente del otro,
  de tal forma que
  esté directamente
  bajo su rodilla. El
  otro pie está detrás
  de su rodilla.
- Inclínese hacia el
  frente hasta que
  sus caderas auto-
  máticamente em-
  piecen a levantarse del asiento.
- Una silla más alta de lo normal, utilizando almohadillas
  o extensiones, puede facilitar la tarea de levantarse.

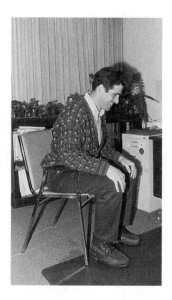
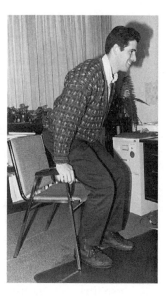

Para cargar

Doble ambas piernas en lugar de la espalda; recoja el objeto llevándolo
lo más cerca posible a su cuerpo y levántese, usando los músculos grandes
de sus piernas.

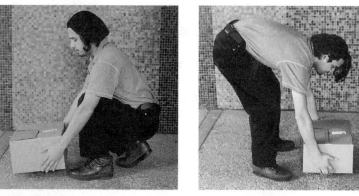

Posición correcta　　　　**Posición incorrecta**

　　A las personas con problemas en las rodillas, les sugerimos no cargar objetos pesados, pues la tensión en las rodillas incrementa con el peso de la carga.

Para levantarse del piso

- Ruede sobre su costado.
- Empújese con ambas manos hasta poner su antebrazo bajo el torso.
- Voltee a quedar en 4 puntos de apoyo (en ambas manos y rodillas).

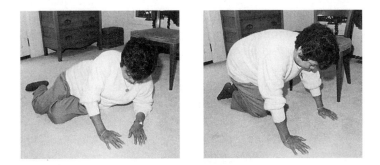

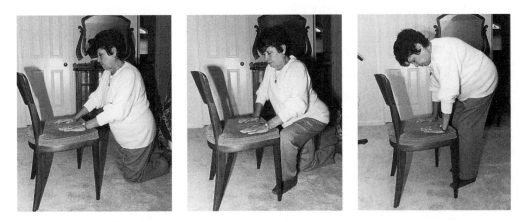

- Gatee hacia la silla más cercana y ponga las manos en el asiento.
- Pase más peso sobre las manos, y ponga el pie de su pierna más fuerte sobre el piso; está listo para impulsarse hacia arriba.
- Cuando ambos pies estén en el piso, comience a estirar ambas piernas lentamente. Deténgase; mantenga la cabeza hacia abajo y permita que se estabilice su circulación cuando cambie de posición, para evitar marearse.
- Ahora póngase de pie completamente, y antes de empezar a caminar, deténgase un momento para permitir que la circulación se ajuste. Muchas personas sienten que van a desmayarse si se levantan rápidamente.

▦ Principios para una mejor eficiencia del gasto de energía

Planear actividades y organizar su sitio de trabajo puede ayudarle a eliminar pasos innecesarios en la realización de sus proyectos que cuestan tiempo y energía. Los movimientos planeados pueden ser tan rápidos y aún más eficientes que los movimientos apresurados, los cuales comúnmente aumentan la tensión, la fatiga y el gasto de energía. El apresuramiento puede causar el desgaste de energía.

Por las razones expresadas, hemos elaborado una serie de principios para ayudar a disminuir el gasto de energía al realizar diversas actividades. Estos comprenden lo siguiente.

Elaborar un plan

Determine las siguientes puntos.

¿Es necesario realizar la actividad?

¿Puedo simplificarla?

¿Quién puede y debe realizarla?

¿Qué pasos son necesarios para cumplirla?

¿En qué orden serán más eficientes los pasos para llevarla a cabo?

¿Qué hora del día es mejor realizarla?

¿Es necesario planear períodos de descanso en el proceso de realizarla?

¿Cuál es la mejor posición del cuerpo para llevarla a cabo?

Ejemplos y sugerencias

- Comenzar a planear actividades importantes, anticipando tiempo suficiente antes del límite establecido para poder realizarlas con calma— por ejemplo, pagar cuentas o impuestos, organizar papeles de la escuela, escribir tarjetas de Navidad, tejer o bordar, etc.
- Si desea tener invitados a comer, es una buena idea llevar a cabo los preparativos de dicha ocasión a lo largo de varios días: seleccionar platillos con anticipación, buscar ayuda para recoger y limpiar.

- Alternar tareas comunes al cocinar, tales como cortar, rebanar, mezclar, batir, etc., con el propósito de reducir el estrés en las manos. Tome descansos cortos cuando ha estado de pie por largo tiempo, por ejemplo, al cocinar. Sentarse y ponerse de pie alternando puede reducir la fatiga y el estrés en sus articulaciones.

- Comprar comida o condimentos ya preparados (por ejemplo, bolsas de vegetales ya cortados). Los mostradores de frutas y ensaladas en ciertas tiendas y cafeterías son un sitio fenomenal para obtener alimentos ya preparados.

- Hacer una lista de las tareas cotidianas de limpieza. Crear un horario para hacer limpieza que sea conveniente para usted y sus necesidades. Considere realizar tareas ligeras de limpieza distribuyéndolas durante una semana y no en un día; realice sólo 2 tareas de limpieza difíciles al mes y termínelas en un "día bueno."

- Utilizar etiquetas ya impresas con su nombre y dirección para evitarse escribir.

- Combinar varios quehaceres en un sólo viaje, cuando sea posible. Si tiene que ir arriba o abajo, o a otro sitio de trabajo, hacer varias tareas en un sólo viaje es buena idea.

- Trabajar como en línea de montaje: Primero obtenga todos los objetos necesarios para realizar su tarea; colóquelos frente a usted de tal forma que le faciliten hacer lo que desea hacer más eficientemente, y escoja una posición cómoda antes de emprender las actividades.

Organizar de la siguiente manera

- Almacenar los aparatos o equipo usado regularmente a simple vista o al nivel de sus caderas. De esta forma puede minimizar ciertos movimientos, como doblar las rodillas, agacharse contínuamente o la búsqueda constante e inútil. Coloque los objetos pesados sobre superficies fáciles de alcanzar.

- Utilizar organizadores para la oficina y la cocina, como arcones, divisores, mesas giratorias y armazones para las especias, etc., para localizar los objetos deseados más fácilmente. (Vea los dibujos en las siguientes páginas.)

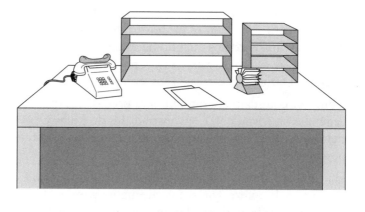

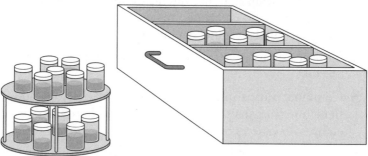

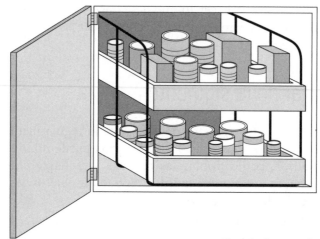

Organizadores para la oficina y la cocina

- Almacenar los objetos en los sitios en donde se utilizan con mayor frecuencia.

- Eliminar el desorden o el exceso de objetos que no utiliza con frecuencia. Alcanzar objetos desde estantes cercanos a usted.

- Guardar los objetos no utilizados con frecuencia en un cajón o baúl. Si después de un mes no los ha buscado en este lugar, tal vez sea mejor deshacerse de ellos para eliminar el exceso de objetos.

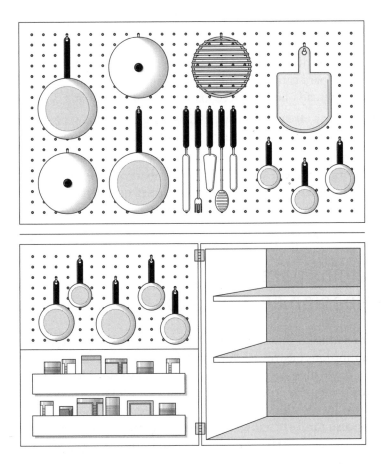

Equilibrar el trabajo con el descanso

Una de las formas más efectivas para prevenir la fatiga es tomar con frecuencia descansos cortos durante el día. Forzarse a descansar antes de cansarse es difícil, sobre todo si desea terminar su proyecto. Sin embargo, para prevenir la fatiga y aumentar la duración del tiempo en que permanece activo, es necesario interrumpir su actividad para descansar periódicamente. Si esto le parece difícil, recuerde que trabajar por mucho tiempo podría significar largos períodos de recuperación.

Ejemplos y sugerencias

- Incorporar descansos cortos frecuentes durante el día. Esto puede variar para cada individuo. Por ejemplo, tomar un descanso de 10 minutos por cada hora de actividad, en lugar de trabajar 3 horas seguido.
- Alternar tareas ligeras y pesadas durante el día, y planear la realización de las tareas más difíciles o exigentes cuando tenga más energía.
- Sentarse a trabajar es una forma de descanso, ya que se requiere menos energía que el estar de pie. Sin embargo, si permanece sentado detrás de un escritorio todo el día, encontrará que moverse en intervalos regulares le ayudará a mantenerse más alerta y enérgico.

▣ Principios para la selección de productos

Utilizar productos que cuentan con las características descritas en esta sección puede aminorar el estrés, el dolor y la fatiga en las articulaciones, al permitirle realizar actividades haciendo el menor esfuerzo posible. Es nuestra intención que estos principios constituyan un punto de referencia para ayudarle a elegir nuevos productos y a evaluar los que ya posee.

Si necesita información sobre los siguientes productos, comuníquese con la Fundación de la Artritis o el departamento de terapia física u ocupacional de su hospital local.

Utilización de ruedas

Propósitos

- reducir la fuerza de fricción y de resistencia entre las superficies

- evitar cargar o levantar

Ejemplos y sugerencias

- Utilizar un carro o carreta con ruedas para evitar extenuarse al cargar.

- Al viajar, lleve un transportador de maletas; le ayudará a evitar empujar y jalar las maletas, lo que ocasionan tensión en las articulaciones.

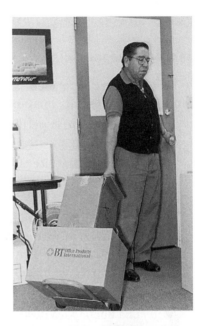

- Transportar diferentes cosas sobre ruedas (mesitas con ruedas, carritos de supermercado u otros similares, etc.) en casa o fuera de casa.

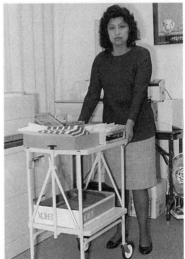

Utilizar asas o mangos más grandes y cómodos para coger con facilidad

Propósito

Los productos con asas más grandes requieren menos fuerza para manipularse. Estos instrumentos ayudan a conservar su fuerza.

Ejemplos y sugerencias

- Un pedazo de madera, metal o plástico firme puede adherirse a múltiples objetos para incrementar el tamaño del asa original.

- Un extensor de la perilla de la puerta le permite abrir la puerta con la palma de sus manos y no con los dedos.

- También existen utensilios para abrir las puertas de los automóviles con la palma de la mano. Esto evita ejercer fuerza extrema sobre los dedos.

- Ciertas compañías producen aparatos especiales que funcionan como llaveros y cuyo mango le permite dar vuelta a la llave utilizando la palma de su mano. También pueden hacerse en casa cubriendo la llave con un pedazo de madera o metal.

- Es una buena idea destapar una bebida de lata con un cuchillo en lugar de usar los dedos.

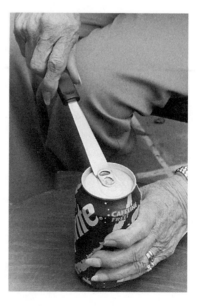

Utilizar objetos de peso ligero

Propósito

Reducir el estrés, el dolor y la fatiga en las articulaciones.

Ejemplos y sugerencias

La siguiente tabla es para facilitar su trabajo. (Cuando sea posible elija la opción más ligera.)

Objeto	Elija	En lugar de
Platos	Plástico Corelle (marca)	Cerámica pesada
Ollas/cazuelas	Acero inoxidable con mangos negros que no se calientan	Sartenes de hierro
Tazón	Plástico o Tupperware (marca) Aluminio	Pyrex (vidrio) (marca) Cerámica
Cazuelas o platos para hornear	Charolas de aluminio Papel de aluminio Artículos de cocina para microondas Farberware (marca) T-fal (marca)	Corningware (marca)
Petacas/maletas	Nylon Tela de manta	Piel Cubiertas duras
Ventiladores	Plástico	Metal
Abrigos	Fibras ligeras Plumas de ganso	Piel Lana

Utilizar asas o mangos grandes

Propósitos

- para mantener bien asegurado el objeto cuando las manos son débiles
- para sostener un objeto cuando no pueden cerrarse los dedos por completo
- para disminuir la tensión en las manos

Ejemplos y sugerencias

- Comprar utensilios de cocina, bolígrafos o plumas y otras herramientas con mangos y asas grandes (2.5 cm de diámetro) para facilitar cogerlas.

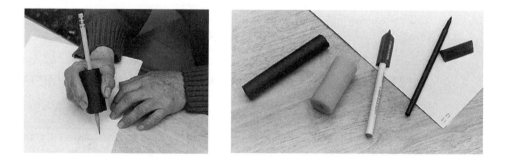

- Una forma de construir mangos o asas de diámetro mayor es adquirir en una ferretería tubería de plástico como aislamiento, con una abertura de 1 a 2 cm (3/8 a 3/4 de pulgada) u otros materiales aislantes.
- Protectores de bolígrafos/plumas o lápices se venden en tiendas para artículos de oficina o en la oficina de terapia física que le recomiende su doctor; puede encontrar estos objetos y posiblemente otras ideas para ayudarle a mantener en buen estado su articulaciones.
- Agregar cubiertas de esponja u otro material plástico a los artículos personales como alrededor del cepillo de dientes, cepillos de pelo, navaja de rasurar o peines, para aumentar la superficie de los mangos.

Utilizar utensilios convenientes

Propósitos

- reducir el tiempo y el número de pasos para realizar una tarea
- disminuir el estrés, dolor y la fatiga en las articulaciones

Ejemplos y sugerencias

- Utilizar aparatos eléctricos que le ayuden a ahorrarse trabajo como procesadores de alimentos, licuadoras, hornos de microondas, cepillos de dientes eléctricos o peladores o rebanadores eléctricos, etc.
- Comprar ropa prensada permanentemente; con este tipo de ropa no es necesario planchar. Busque las etiquetas *"stay press"* o *"permanent press."*

9

Ejercicio para divertirse y mantener la condición física

El espíritu del ejercicio y la buena condición física están ganando terreno en todas partes. Hoy en día, se reconoce que es posible llevar una vida físicamente activa a pesar de tener artritis. Como persona proactiva, usted ha decidido hacer ejercicio; sin embargo, no está seguro de qué hacer exactamente y le es difícil sobreponerse a las ideas del dolor, la rigidez muscular y el miedo a lesionarse. Hasta hace algunos años, muchas personas como usted sabían que tenían que hacer "ejercicio especial para su artritis" y pensaban que hacer ejercicio por diversión y placer era sólo para otros más sanos. Inclusive los médicos prevenían a sus pacientes con artritis sobre la actividad extenuante y les prescribían descanso y algunos ejercicios suaves en los diferentes límites de movimiento. Los ejercicios de flexibilidad siempre son importantes para manejar la artritis; no obstante, cuando su artritis está bajo control, éstos no deben ser componentes exclusivos en su programa de ejercicio.

Hacer ejercicio moderado regularmente nos beneficia a todos, especialmente a las personas que tienen una condición crónica como la artritis. Mejora los niveles de fuerza, energía y confianza en sí mismo y disminuye la ansiedad y depresión. Además, el ejercicio ayuda a mantener un buen control del peso, que a su vez alivia estrés adicional de las articulaciones que llevan peso (como las rodillas y las caderas) y mejora la presión sanguinea y el nivel de grasa en la sangre. Existe evidencia de que hacer ejercicio regularmente puede ayudar a eliminar los coágulos sanguineos, y esto es de importancia particular para las personas que padecen enfermedades cardíacas, cerebrovasculares u otro tipo de enfermedades del sistema circulatorio.

Las nuevas investigaciones han cambiado nuestra forma de pensar acerca del ejercicio y la artritis. Gracias al trabajo en equipo de muchas personas que tienen artritis y diferentes profesionistas de la salud, ahora sabemos prescribir ejercicios para su diversión y acondicionamiento físico. Estudios científicos muestran que las personas que tienen osteoartritis y artritis reumatoide, las formas más comunes de artritis, han mejorado su condición simplemente caminando, andando en bicicleta o haciendo ejercicios acuáticos. Después de dos o tres meses de hacer ejercicio, la mayoría de las personas reportan menos dolor, ansiedad y depresión.

Tradicionalmente, el cuidado médico tiene el propósito de ayudar a la persona, especialmente cuando su artritis está activa. Durante los períodos de actividad de la enfermedad, es importante descansar y también utilizar adecuadamente las articulaciones inflamadas. Mantenerse inactivo por largo tiempo puede causar debilidad y rigidez muscular, fatiga, falta de apetito, estreñimiento, presión sanguínea elevada, obesidad, osteoporosis, hipersensibilidad al dolor, ansiedad y depresión. Puede existir confusión entre los síntomas provocados por la inactividad y los provenientes de la artritis. Esta es una razón más para mantenerse activo.

En este capítulo, la persona proactiva aprende a mejorar su condición física y a elegir oportunidades para hacer ejercicio. El objetivo de la información aquí ofrecida no es tomar el lugar de los ejercicios terapéuticos prescritos por su médico o terapeuta físico, sino ofrecerle un mayor número de opciones que pueden ser útiles y recreativas. Es recomendable que consulte con su médico sobre los cambios en su actividad física.

El acondicionamiento físico y su relación con la artritis

Muchas personas definen el acondicionamiento físico simplemente como condición física. Mantener una buena condición física es parecido a mantener en buen estado a un automóvil o una casa. Se requiere un poco de trabajo; sin embargo, cuando el automóvil está en buen estado y tiene gasolina, llegamos al lugar adonde vamos sin problemas y nos sobra combustible. De la misma forma, el ejercicio ayuda a mantener en buen estado al cuerpo, y después de practicarse durante algunos meses, la condición física mejora, así recargando al cuerpo de energía.

La buena condición física es posible para todo tipo de personas, sin importar su tamaño, forma, edad y actitud. Si una persona es delgada por naturaleza, no significa que tiene una buena condición física; la condición se obtiene haciendo ejercicio regularmente. Así se desarrollan gradualmente sus componentes, que consisten en una combinación de:

- fuerza cardiovascular (corazón, pulmones y vasos sanguíneos)
- fuerza muscular
- resistencia muscular
- flexibilidad
- porcentaje de grasa en el cuerpo

Nuestra habilidad para realizar actividades depende de *la fuerza cardiovascular*. El corazón y los pulmones deben trabajar eficientemente para distribuir oxígeno a la sangre y a los músculos. Además, los músculos deben tener una buena *condición física o resistencia* para poder utilizar el oxígeno. Si usted tiene artritis, el ejercicio regular tiene beneficios especiales:

1. Músculos fuertes, que no se cansan fácilmente y ayudan a proteger las articulaciones, mejorando su estabilidad y absorbiendo los choques en el movimiento.

2. Buena flexibilidad, que disminuye el dolor y el riesgo de lesiones (por ejemplo, desgarrar o tirar de músculos, ligamentos o tendones).

3. Mantener un peso saludable (cierto porcentaje de grasa en el cuerpo), que ayuda a eliminar estrés adicional de las articulaciones que ya llevan peso, como las caderas y rodillas.

4. El ejercicio regular moderado ayuda a nutrir las articulaciones y mantiene saludables al cartílago, al hueso y a los tejidos circundantes.

5. Mayores niveles de energía, menos ansiedad y depresión, menos dolor, y mejor equilibrio son otras ventajas del ejercicio y una condición física saludable.

Cada persona puede beneficiar de un programa de ejercicio o actividad física regular. Además de los beneficios para la artritis, hacer ejercicio ayuda a reducir su riesgo para desarrollar la diabetes, las enfermedades cardiovasculares, y la osteoporosis. Usted aumenta su resistencia y tiene más energía. Las tareas y actividades diarias llegan a ser más fáciles y más cómodas para hacer. También, hacer ejercicio regularmente ayuda a controlar el peso y evitar el estreñimiento. Cuando hace ejercicio o alguna otra actividad física, usted se siente mejor sobre sí mismo y sus capacidades.

❖ Su programa completo de acondicionamiento físico

Un programa completo para mejorar su condición física debe incluir ejercicios para la *flexibilidad, fuerza, resistencia cardiovascular y resistencia física*. Cómo combinar estas actividades depende de sus capacidades físicas actuales, su experiencia con el ejercicio y las metas que desea cumplir.

Para convertirse en una persona proactiva en el manejo de su artritis, es importante conocer y comprender los beneficios personales que le proveen los diferentes tipos de ejercicio.

Sugerencias para mejorar su condición física

Tipo	Sugerencias	Beneficios
Flexibilidad	• Rutina para todos los días para ponerse en forma y poder hacer los ejercicios de fortalecimiento • Como calentamiento y enfriamiento para la rutina aeróbica • Como calentamiento y enfriamiento para actividades diarias • Como se necesiten para calmar el dolor	• Flexibilidad • Comodidad • Coyunturas saludables • Facilidad al realizar actividades • Relajación
Fuerza	• Rutina alternando los días: un día sí y un día no • Se hacen en combinación con los ejercicios de flexibilidad y aeróbicos, para lograr un programa completo de ejercicio • Se combinan ejercicios para la parte del cuerpo superior e inferior	• Protección de las articulaciones • Facilidad al realizar actividades • Aliviar el dolor • Reducir la fatiga • Fortalecer los huesos • Aumentar la resistencia física
Ejercicio aeróbico	• Rutina alternando los días: un día sí y un día no • En pequeños intervalos varias veces al día • Alternando ejercicio vigoroso y ejercicio menos vigoroso, hasta constituir 30 minutos de actividad aeróbica	• Salud general • Aumento de energía • Control de peso • Mejorar el ánimo • Mejorar el sueño • Aumentar la resistencia física • Disminuir la presión sanguínea • Fortalecer los huesos • Relajación

Ejercicios para la flexibilidad

Los ejercicios de flexibilidad ayudan a mantener la gama completa de movimiento de las articulaciones y son la base de cualquier programa de ejercicio. Aún habiéndose perdido la capacidad de movimiento en ciertas articulaciones debido a la artritis, los ejercicios de flexibilidad pueden mantener o aumentar el movimiento de músculos, tendones, ligamentos y articulaciones. La flexibilidad es necesaria para poder moverse con facilidad y comodidad durante el desempeño de actividades cotidianas, y además reduce la incidencia de lesiones. La flexibilidad también contribuye al mantenimiento de una buena postura, fuerza muscular y equilibrio.

En este libro encontrará varios ejemplos de ejercicios de flexibilidad que puede incorporar en su programa de ejercicio. Para ser efectivos estos ejercicios deben realizarse de 3 a 10 veces todos los días con gentileza, sin tirar o jalar con fuerza excesiva y utilizando la respiración profunda. Los ejercicios de flexibilidad también se pueden hacer antes de un tipo de ejercicio o actividad más vigorosa, y son un buen calentamiento para sus tareas diarias.

Si usted no ha hecho ejercicio regularmente o tiene rigidez y dolor en sus articulaciones, o la debilidad muscular interfiere con sus actividades cotidianas, considere comenzar su programa de ejercicio construyendo una rutina de 5 a 15 minutos de ejercicios de flexibilidad. Se describen varios ejercicios de flexibilidad en el siguiente capítulo.

Si tiene dudas sobre qué ejercicios elegir para comenzar, consulte con su médico o terapeuta físico. La mayoría de los ejercicios descritos en este libro no presentan grandes riesgos y han sido utilizados previamente para el beneficio de personas con artritis.

Ejercicios para el fortalecimiento

Los ejercicios para el fortalecimiento tienen la función de mantener o aumentar la resistencia y fuerza física de los músculos, ligamentos, tendones y huesos. Son especialmente importantes para las personas con artritis, debido a que la inflamación presente en ciertos tipos de artritis y el dolor contribuyen a la debilidad muscular. La falta de uso prolongada de los músculos y otros tejidos elásticos debida a la rigidez y al dolor también contribuye a su debilidad. Por otro lado, los músculos fuertes ayudan a:

- absorber choques en el movimiento
- sostener las articulaciones en su posición
- proteger las articulaciones contra lesiones

Además, los músculos fuertes mejoran su equilibrio, su resistencia física y su habilidad para caminar, subir escaleras, levantar y alcanzar objetos sin riesgo de lesionarse. Los ejercicios para el fortalecimiento hacen trabajar a los músculos un poco más de lo usual, debido a la resistencia física. Haciendo repeticiones regulares, el músculo responde fortaleciéndose.

Una forma exitosa de practicar los ejercicios de fortalecimiento es aplicar la resistencia adecuada para que los músculos se adapten y no sobrecargarlos, lo que resultará en rigidez y dolor al día siguiente. Es posible que tenga que experimentar con un número de repeticiones distintas y pesos ligeros (si está usando pesas) antes de encontrar lo que sí funciona para usted. Si tiene problemas con una articulación específica o le han dicho que debe proteger dicha articulación, consulte con el médico o terapeuta sobre qué ejercicios debe hacer. Una vez que ha logrado mantener una rutina de 15 minutos compuesta por ejercicios de flexibilidad (tres veces a la semana o más) durante al menos cuatro semanas, puede empezar a agregar ejercicios para el fortalecimiento.

Cada tres semanas puede aumentar el número de ejercicios que hace, así como el número de repeticiones. Comience con las repeticiones sugeridas para cada ejercicio. La primera meta es lograr de 5 a 15 minutos de ejercicios. También el ejercicio practicado en intervalos cortos durante el día es saludable; por ejemplo, un minuto cada hora o dos minutos cada dos horas.

Algunas observaciones que le pueden facilitar su plan de ejercicios son agregar música con un ritmo fácil de seguir, arreglar los ejercicios de tal forma que no se tenga que acostar y poner de pie constantemente y, finalmente, tal vez disfrute más elaborar su propia rutina de calentamiento. Cuando pueda realizar 15 minutos de ejercicios de flexibilidad y fortalecimiento, estará listo para agregar 5 a 10 minutos más de ejercicios aeróbicos vigorosos para fortalecer su sistema cardiovascular y controlar su peso. Después, podrá terminar esta rutina con un período de enfriamiento de 3 a 5 minutos.

Ejercicio aeróbico

Muchas personas piensan que hacer ejercicio aeróbico no es para ellas. Las ideas que predominan sobre el ejercicio aeróbico incluyen jóvenes brincando o ejercicios complicados. Es importante reconocer que el ejercicio aeróbico no es solamente "danza aeróbica". El ejercicio aeróbico, conocido también como ejercicio cardiovascular, es cualquier actividad física que involucra músculos grandes del cuerpo, que llevan a cabo movimientos rítmicos a una intensidad moderada. Caminar, bailar, nadar o el ejercicio acuático, montar bicicleta, cortar el césped, o inclusive barrer hojas secas son ejemplos de actividades aeróbicas.

El propósito del ejercicio aeróbico es aumentar la capacidad de su corazón, pulmones, vasos sanguíneos y músculos para trabajar más eficiente y efectivamente. Puede comenzar haciendo un poco más de esfuerzo al practicar su ejercicio aeróbico preferido, como caminar. Poco a poco su cuerpo se adaptará al nuevo programa de ejercicio aumentando su condición física y capacidad aeróbica. Cuando alcanza una buena condición física y capacidad aeróbica, su corazón no tiene que latir tan rápido y puede bombear más sangre con cada latido. Entonces, sus vasos y capilares sanguíneos transportarán el oxígeno suficiente en la sangre a todo su cuerpo. Sus músculos podrán trabajar por períodos de tiempo más prolongados y con más fuerza, reduciéndose así la fatiga. Otros beneficios del ejercicio aeróbico son:

- Reduce el riesgo de problemas cardíacos, alta presión sanguínea y diabetes.
- Ayuda al control y estabilidad del peso.
- Mejora el sueño.
- Reduce la depresión y la ansiedad.
- Mejora la condición física y la salud en general.

En realidad, hacer ejercicio aeróbico es una excelente inversión por el gran número de beneficios que proporciona a cambio.

Un programa de ejercicio para mejorar su condición física debe incluir cualquier actividad aeróbica realizada 3 a 5 días por semana. En el capítulo 11 explicamos varias formas para incorporar ejercicio aeróbico en su programa de ejercicio, y constituye una guía para decidir cuánto hacer y cómo hacerlo.

¿Cuánto ejercicio es suficiente?

Cuánto ejercicio hace, con qué frecuencia lo hace y qué actividades hace dependen de su salud y condición física. Hacer más ejercicio no siempre es mejor. Es importante saber cuándo ha alcanzado la meta saludable en su caso.

En las siguientes páginas proporcionamos más información sobre otros aspectos del ejercicio, como la frecuencia, la intensidad y la duración. Por ahora, usted puede ver en las recomendaciones que siguen que hacer ejercicio para una vida saludable y mejor condición física es posible para todos.

¿Cuánto ejercicio es suficiente para una buena salud en general? Para mantener un nivel de actividad que le coloque en la categoría de menor riesgo para afecciones cardíacas, diabetes y alta presión arterial que las personas que llevan una vida sedentaria y en ausencia de actividades físicas, siga las siguientes sugerencias:

Actividad física recomendada para mantener la buena salud

Tipos de actividad o ejercicio:	Actividades aeróbicas como caminar, montar bicicleta o nadar; o actividades diarias regulares como barrer, rastrillar las hojas, hacer las camas, cortar el césped, o lavar el coche
Frecuencia:	Casi todos los días
Intensidad:	Baja a moderada
Duración:	Se acumulan a lo menos 30 minutos cada día (Si 30 minutos de una vez es demasiado, la meta puede ser en intervalos de 10 minutos 3 veces al día, o 5 minutos 6 veces al día)

Para incrementar su condición física y mejorar su flexibilidad, fuerza, resistencia y peso, es necesario construir gradualmente su programa de ejercicio, hasta que logre seguir las siguientes sugerencias:

Ejercicio recomendado para una buena condición física

Tipos de ejercicio:	flexibilidad, fortalecimiento y aeróbicos
Frecuencia:	aeróbicos—3 a 5 días por semana fortalecimiento—2 a 3 días por semana flexibilidad—3 a 7 días por semana
Intensidad:	aeróbicos—intensidad moderada fortalecimiento—intensidad baja o moderada
Duración:	aeróbicos—30 a 40 minutos fortalecimiento—10 repeticiones de 8 a 10 ejercicios

✿ Cómo prepararse para una rutina de ejercicio

Como persona proactiva ha aceptado el compromiso que implicará tiempo y energía para mantener su programa regular de ejercicios. Es un reto para la mayoría de nosotros que bien vale la pena.

La artritis no facilita este compromiso. Deben tomarse en cuenta varias condiciones: encontrar un programa de ejercicios sin grandes riesgos para su salud, adaptar los ejercicios a las coyunturas inflamadas o al estado de actividad de su artritis, aprender el equilibrio entre el ejercicio y el descanso para no sobrepasarse en el nivel de actividad, etc. El propósito de este capítulo es proporcionarle el conocimiento para resolver estos retos y disfrutar de los beneficios de la buena condición física.

Podría empezar definiendo sus necesidades físicas de acuerdo al tipo de artritis que tiene. (Refiérase a la página 100 "Ejercicios para enfermedades específicas" al final de este capítulo.) Si es posible, le sugerimos consultar con su médico y otros profesionistas de la salud para comprender su tipo especial de artritis. De esta forma, puede obtener ideas acerca de las precauciones a tomar, ejercicios específicos para las articulaciones afectadas u otras instrucciones que pueden ayudarle a comenzar a preparar su programa de ejercicio. La persona proactiva aprende a concientizarse de su propio cuerpo y a planear sus actividades, respondiendo a sus necesidades. El objetivo es elaborar un programa de ejercicio acorde a su nivel actual de condición física, sus deseos, sus metas, sus habilidades y necesidades específicas, sus gustos y disgustos. La decisión de mejorar la condición física y la salud es personal. ¡Buena suerte!

✿ Recursos para hacer ejercicio en su comunidad

La mayoría de las personas que hacen ejercicio regularmente, disfrutan hacerlo en compañía de otras personas. Dos o más personas pueden motivarse mutuamente, y una clase completa puede crear un sentimiento de compañerismo y motivación ideal. Por otro lado, hacer ejercicio solo le permite desarrollar la disciplina y libertad de hacer lo que usted más necesite. Si usted cree que no le beneficia hacer ejercicio en compañía de otra persona o no existen clases que le satisfagan, empiece su propio programa; cuando progrese, probablemente cambien estos sentimientos. La Fundación de la Artritis patrocina programas de ejercicio con instructores especialmente entrenados en el campo de artritis. Pida información en las oficinas locales o en las diferentes ramas.

La mayoría de las ciudades y vecindades ofrecen programas o clases de ejercicios que cubren necesidades especiales para personas mayores de 50 años. Existen ejercicios adaptados a los problemas de la artritis, caminatas organizadas en los centros comerciales, paseos para mejorar su condición física, etc. Además, puede llamar a la YMCA local, en donde a veces se cuenta con recursos bilingües y los *"senior centers"* o centros para adultos jubilados, los parques y programas recreativos, el departamento de educación para adultos y otros centros en la comunidad y los colegios o universidades locales *(community colleges)*.

Existen una gran cantidad de estos programas y profesionistas que pueden ser de gran ayuda. La mayor parte de las clases suelen tener precios razonables, y normalmente las personas a cargo responden a las necesidades de los participantes. Si usted no vive en los Estados Unidos, pida informes en los clubes deportivos o clubes de natación; a veces ofrecen programas para diversos grupos de edades. Los sistemas de salud de otros países también cuentan con centros terapéuticos y de rehabilitación en donde puede obtener más información.

Los clubes deportivos normalmente tienen estudios para hacer ejercicios aeróbicos, salas con pesas y otro equipo de entrenamiento, equipo cardiovascular y algunas veces albercas o piscinas acondicionadas a la temperatura ideal. Para servicios como éstos, las cuotas pueden ser bastante altas. Sin embargo, los ejercicios aeróbicos de bajo impacto, las clases para principiantes y los ejercicios para personas que tienen más de 50 años de edad podrían tener descuentos especiales. Los gimnasios que enfatizan el levantamiento de pesas normalmente no tienen programas o personal profesional que pueda ayudarle con un programa flexible e integral para mejorar su condición física. Existen ciertas cualidades que le sugerimos buscar en los gimnasios o clubes deportivos:

1. Clases diseñadas para hacer ejercicios de intensidad moderada y baja —deberán permitirle observar las clases y participar por lo menos en una clase antes de pagar toda la sesión.

2. Instructores con entrenamiento y experiencia profesional—los instructores con conocimientos podrán comprender sus necesidades especiales y probablemente estarán dispuestos a trabajar con usted.

3. Regulaciones que le permitan pagar una sesión de clases o "congelar" su membresía cuando no pueda asistir a las clases temporalmente—algunos lugares ofrecen descuentos dependiendo de los servicios que utiliza.

4. Lugares de acceso fácil, donde haya estacionamiento disponible y cercano a la entrada—escoja sitios que cuenten con áreas de ejercicio accesibles y seguras, con empleados profesionales a su servicio.

5. Una alberca o piscina que le permita nadar libremente, en horarios cuando no está demasiado llena—además, averigüe cuál es el reglamento acerca de los niños en la alberca, porque puede que no sea compatible con su programa de ejercicio.

6. Empleados y otros miembros con los cuales se sienta libre y cómodo.

Armando todas las piezas de su programa de ejercicio

La mejor forma de disfrutar su programa de ejercicio es planearlo a su conveniencia. Escoja libremente lo que quiere hacer, un lugar accesible y cómodo y un horario compatible con sus otras actividades. Una madre que debe recoger a sus hijos a las cuatro de la tarde no podrá llegar a tiempo a una clase que comienza a las cinco. Un hombre jubilado que le agrada comer con sus amigos y después tomar una siesta, tal vez deberá hacer ejercicio temprano en la mañana.

Muchas veces nos olvidamos de la diversión y placer que causa hacer ejercicio. Lo consideramos un asunto demasiado serio. Sin embargo, la mayoría de las personas que practican un programa de ejercicio regularmente lo hacen porque también es divertido. Les gusta pensar en su ejercicio como una actividad recreativa en vez de una tarea difícil. Empiece su programa con la idea en mente que tendrá éxito. Permita algún tiempo para ajustarse a las nuevas experiencias. Muy pronto se encontrará deseando que llegue el momento para hacer ejercicio.

Algunos profesionistas en el campo de la salud bien intencionados tienden a describir un esquema difícil de seguir para las personas que tienen artritis: cuando se le ha prescrito hacer ejercicio en casa solo (algunas veces hasta cuatro veces al día por el resto de su vida), puede ser un poco difícil de aceptar. Con razón tantas personas nunca empiezan su programa de ejercicio o se desilusionan rápidamente. Pocos hacemos compromisos para toda la vida sobre proyectos que no conocemos. La experiencia, la práctica y el éxito son necesarios para establecer un hábito. Siga los principios para convertirse en una persona proactiva delineados en el capítulo 7. Para empezar su programa con facilidad, primero llene su propósito para el ejercicio en la página 98 escogiendo algunos ejercicios del cápítulo 10 y marcando cada semana los ejercicios que vaya realizando. Si desea anotar más detalles sobre sus ejercicios, puede usar un calendario.

Asegurando el éxito de su programa de ejercicio

1. Seleccione los ejercicios que usted desea hacer. Combine cualquier actividad que le haya prescrito su doctor u otro profesionista en el campo de la salud con los ejercicios en el próximo capítulo y algunas de sus actividades preferidas, como caminar. Si lo desea, escríbalas en su planeador de ejercicio.

2. Hable con otras personas con artritis que ya hacen ejercicio. Puede discutir preocupaciones, resolver problemas y compartir éxitos.

3. Escoja el lugar y la hora adecuada para hacer ejercicio. Informe a sus familiares y amigos que tiene un plan para hacer ejercicio y que necesitará su apoyo y ánimo.

4. Hágase un propósito. Decida cuánto tiempo va a hacer los ejercicios particulares que ha elegido. Unas 6 a 12 semanas es un tiempo razonable para comprometerse.

5. Podría hacer un calendario o diario personal de ejercicio. Escriba sus experiencias personales, el tiempo que le dedica a los ejercicios, reacciones y sensaciones que pueda comunicarle a su médico o puede mantenerlo para hacer comparaciones posteriores y observar su progreso todos los días.

6. Realice algunas pruebas físicas personales. Encontrará explicaciones de estas pruebas en este capítulo. Escriba la fecha y los resultados en su planeador de ejercicio.

7. Empiece su programa. Recuerde empezar gradualmente, sobre todo si no ha hecho ejercicio por mucho tiempo.

8. Repita las pruebas personales. Al finalizar el período de tiempo en que se propuso llevar su programa de ejercicio, repita las pruebas físicas personales, escriba los resultados y haga cambios. Si desea, puede escribir su progreso cotidiano o semanalmente en un diario. Repita las pruebas personales cada 3 a 4 semanas, y escriba los resultados en su planeador de ejercicio.

9. Revise su programa. Observe sus anotaciones o simplemente decida lo que le gustó, lo que sí ha funcionado y también observe lo que se le ha dificultado al hacer ejercicio. Modifique o ajuste su programa o su propósito si es necesario, y continúe llevándolo a cabo durante algunas semanas más.

10. Recompense su éxito.

Cómo mantenerse activo

Si usted no ha hecho ejercicio recientemente, indudablemente experimentará algunas sensaciones incómodas en los primeros días (por ejemplo, tensión muscular y dolor alrededor de las articulaciones; tal vez se sentirá más cansado por las noches). Si el dolor muscular o articular dura más de 2 horas después de haber hecho ejercicio, o la sensación de cansancio se prolonga hasta el día siguiente, es una indicación de que hizo demasiado ejercicio o ejercicio muy intenso. Sin embargo, es importante que no deje de hacer ejercicio; al día siguiente haga ejercicios un poco menos vigorosamente o por un período más corto.

Cuando hace ejercicio aeróbico, es natural para el corazón latir más rápido; la respiración se acelera y sube la temperatura del cuerpo. Sin embargo, si siente que el aire le hace falta, tiene náuseas o se siente mareado, éstos pueden ser síntomas de que está haciendo demasiado ejercicio o empezando muy rápido. Si esto le sucede, revise su programa de ejercicios consultando a su médico.

Las personas que tienen artritis suelen tener sensaciones que otras personas sin artritis probablemente no tienen. Es necesario que observe y aprenda qué sensaciones son normales para usted. Al inicio será difícil distinguir cuáles provienen de la artritis y cuáles del ejercicio. Le sugerimos hablar con alguien que tenga experiencia en el ejercicio y además tenga artritis. Una vez que usted haya distinguido estas nuevas sensaciones, tendrá más confianza en sí mismo para hacer ejercicio.

Propósito para el ejercicio

Nombre _____ **Fecha** _____

Meta o problema físico para resolver:

_____

_____

_____

¿Qué voy a hacer? (ejercicios)

_____

_____

_____

_____

¿Dónde voy a hacer ejercicio? (lugar)

_____

_____

¿Cuánto tiempo? (minutos por sesión)

_____

_____

Propósito para el ejercicio

¿Cuántas veces o cuántos días por semana?

_____

_____

¿Cuándo? (la hora)

_____

_____

¿Qué voy a hacer si algo interfiere con mis planes?
(por ejemplo, mal tiempo, visitas, etc.)

_____

_____

_____

¿Qué tan seguro(a) me siento de poder llevar a cabo este propósito completamente? *(Ponga un círculo alrededor del número que represente su nivel de seguridad para poder cumplir completamente su propósito.)*

$$0 - 1 - 2 - 3 - 4 - 5 - 6 - 7 - 8 - 9 - 10$$

muy   *muy*
inseguro(a)   *seguro(a)*

(Recuerde, si su nivel de seguridad o confianza es menor de 7, revise su propósito para identificar cuál es el problema u obstáculo, busque una solución y modifique su propósito hasta que tenga más confianza para poder llevarlo a cabo.)

Para no ilusionarse, puede planear actividades realísticamente y pedir a su familia o a algún amigo(a) que le brinden apoyo emocional o de otro tipo; es decir que pueda llevar a cabo su programa de ejercicio basándose en su condición física y psicológica.

La experiencia viene con la práctica. Haciendo ejercicio desarrollará un sentido de control sobre su artritis y sobre su vida; le será más fácil alternar sus actividades para que estén en armonía con las necesidades de cada día. Sabrá cuándo hacer menos o cuándo hacer un poco más; sabrá cuándo su artritis está activa y también sabrá reducir gradualmente el período de inactividad, que a veces es necesario como parte del cuidado de esta enfermedad, y cómo volver a empezar a ser activo sin desanimarse.

Finalmente, le sugerimos que dé oportunidad a la práctica regular de sus ejercicios para hacerle efecto. Cuando se trata de su condición física, su perseverancia le ayudará a alcanzar el éxito.

Ejercicios para enfermedades específicas

Todo lo que hemos sugerido hasta ahora se aplica a cualquier persona con cualquier tipo de artritis. En los siguientes párrafos, expondremos algunas ideas para hacer ejercicios adicionales que son específicos a ciertos tipos de artritis.

Osteoartritis

El problema en la *osteoartritis* es el desgaste del cartílago que sirve como cojín entre los huesos de una articulación. Por lo tanto, un programa de ejercicio específico deberá incluir el cuidado de este tejido gomoso. El movimiento de las articulaciones mantiene al cartílago sano. De la misma forma que una esponja absorbe agua, el cartílago absorbe substancias nutritivas y fluido del espacio articular y al comprimirse, cuando se mueve la articulación, elimina los productos de deshecho. Si no mueve la articulación regularmente, el cartílago se deteriora. Si se comprime el cartílago continuamente por períodos de tiempo prolongados, como en el caso de las caderas y rodillas al mantenerse de pie por muchas horas, el cartílago no puede expandirse para obtener los nutrientes y el fluido necesario para cumplir su función como amortiguador. Por estas razones, es una práctica saludable tomar descansos periódicamente.

Toda articulación afectada por la osteoartritis debe moverse a sus límites máximos de movimiento varias veces al día, para mantener su flexibilidad y cuidar la salud del cartílago. Un nivel moderado de actividad física le evitará el dolor. Cuando tiene osteoartritis en las rodillas y caderas, es recomendable limitar el tiempo que permanece de pie a no más de 2 a 4 horas cada vez. El descanso le dará al cartílago la oportunidad de descomprimirse. La buena postura, los músculos fuertes y resistentes y los zapatos que absorben los choques al caminar son formas de proteger el cartílago y reducir el dolor en las articulaciones.

Artritis reumatoide

Las personas con *artritis reumatoide* deben poner atención especial a la flexibilidad, fortalecimiento y utilización adecuada de sus articulaciones. Mantener una buena postura y mover las articulaciones ayudará a reducir el dolor y evitará la rigidez. El dolor producido por la artritis, en combinación con largos períodos de permanecer sentado o acostado, pueden afectar rápidamente la buena postura y hacer el movimiento más difícil, inclusive en aquellas articulaciones que todavía no han sido afectadas por la artritis reumatoide.

Para este tipo de artritis, es una buena idea asegurarse de incluir ejercicios para las manos y las muñecas en su programa cotidiano (vea las páginas 113 a 114). Le recomendamos hacer estos ejercicios después de lavar los trastes o hacer cualquier actividad en la cual haya usado las manos y se sientan un poco más flexibles y calientes. La artritis reumatoide también puede afectar los huesos del cuello. Es mejor evitar los movimientos rápidos y extremos y no poner presión en la parte trasera del cuello o de la cabeza.

La rigidez por las mañanas puede ser un grave problema de la artritis reumatoide. Los ejercicios de flexibilidad antes de levantarse y durante un baño o ducha caliente pueden ayudarle bastante. Una de las mejores maneras de estirar y flexibilizar la espalda es hacer los ejercicios de las páginas 115 a 119. Hacer estos ejercicios de flexibilidad suaves antes de irse a la cama ha demostrado reducir la rigidez en las mañanas.

Espondilitis anquilosante y artritis psoriásica

La *espondilitis anquilosante* y la *artritis psoriásica* pueden ocasionar la pérdida del movimiento en el cuello, la espalda y las caderas. Por estas razones practicar ejercicios para la flexibilidad del cuello, columna vertebral, hombros y caderas, incluyendo ejercicios de respiración y expansión del pecho, es de importancia primordial para el tratamiento de estas enfermedades. Los ejercicios para el fortalecimiento muscular de la espalda y las caderas también son necesarios para mantener la postura erecta. La postura correcta del cuello y de la espalda es extremadamente importante para mantener una buena alineación y así proteger sus articulaciones.

En estas enfermedades, comúnmente ocurre la inflamación de los músculos, tendones y ligamentos, haciéndolos vulnerables a lesiones y tirones o desgarraduras. La inflamación constante puede resultar en el acortamiento y engrosamiento del tejido alrededor de las articulaciones y puede llevar a la pérdida del movimiento. Por lo tanto, es muy importante hacer ejercicios regulares para mejorar la flexibilidad. El ejercicio suave, con movimientos controlados—es decir, lentos—es lo mejor. Evite los tirones o jalones. El tendón de Aquiles en la parte posterior de la pierna, cerca del talón, tiene un alto riesgo de lesionarse. Le sugerimos hacer el estiramiento de este tendón (en la página 124) para conservarlo en buen estado y mantener la elasticidad del tejido que cubre la planta del pie. Esto le ayudará a reducir el riesgo de rompimientos del tejido, fascitis plantar, el dolor y la formación de espuelas en el talón.

La rigidez constante del cuello y la columna vertebral ocasionada por estas enfermedades no significa que usted no puede volver a tener una buena condición física. Nadar es un excelente ejercicio; fortalece la espalda, los hombros y las caderas, y le proporciona un buen ejercicio cardiovascular. Puede utilizarse un esnórquel y un visor para nadar para poder respirar sin necesidad de voltear la cabeza constantemente.

Lupus eritematoso sistémico

La fatiga y los dolores articulares son comunes en personas que tienen *lupus eritematoso sistémico*. Estos problemas pueden mejorar con un programa de ejercicio moderado, una vez que la enfermedad se encuentra bajo control. El programa debe incluir ejercicios aeróbicos y ejercicios para la flexibilidad y el fortalecimiento de los músculos y articulaciones. Es una buena idea evitar actividades de fuerte impacto en las articulaciones como saltar o correr, especialmente si se está tomando corticoesteroides orales. La combinación de algunas actividades aeróbicas como caminar, montar bicicleta, nadar y otros ejercicios acuáticos pueden proporcionarle un programa equilibrado sin serios riesgos. Además, si practica ejercicios para mejorar su flexibilidad por las noches, esto le ayudará a reducir la rigidez al día siguiente.

Fenómeno de Raynaud

El *fenómeno de Raynaud* es una enfermedad que también aparece asociada con otros tipos de artritis; causa hipersensibilidad al frío. Los síntomas incluyen sensaciones en las yemas de los dedos y cambios en la coloración de la piel a un tono azul-morado, por la circulación afectada por esta condición. Evite los cambios extremos de temperatura cuando planea su ejercicio. Si vive en lugares donde hay inviernos fríos, desarrolle un programa de ejercicio en su casa o en el gimnasio. Algunas personas han descubierto que pueden ponerse guantes de látex desechables debajo de sus guantes de tela para conservar el calor. Si le gusta hacer ejercicios acuáticos, pero la temperatura del agua es demasiado fría para sus manos, podría usar guantes de látex (se venden en cualquier farmacia) antes de meterse al agua.

Osteoporosis

Los ejercicios aeróbicos que sostienen por lo menos el peso de su cuerpo (por ejemplo, caminar) son los más efectivos para prevenir y detener la *osteoporosis* debido a que fortalecen los huesos. Además, es necesario hacer ejercicios para fortalecer la espalda y el abdomen y así conservar la buena postura y evitar más daño a sus articulaciones. Finalmente, puede ayudarse a sí mismo: añadir ejercicios para la flexibilidad a su programa para prevenir lesiones y ayudar a la recuperación del cuerpo después de hacer ejercicio.

Si usted tiene osteoporosis o cree poseer un alto riesgo de desarrollar esta enfermedad, a continuación hay algunas precauciones que debe tomar en cuenta cuando hace ejercicio:

- No levantar objetos pesados.

- Evitar las caídas. Tener cuidado en las superficies resbalosas, pisos encerados, alfombras no fijas, etc.

- No agacharse para tocar los dedos de los pies. Este movimiento pone presión innecesaria en su espalda. Si desea estirar su espalda, acuéstese sobre ella, lleve ambas rodillas hacia su pecho y abrace las piernas por debajo de las rodillas. (Refiérase los ejercicios no. 16, 19 y 20 en las páginas 116, 118 y 119.)

- Sentarse derecho; tratar de no encorvarse. La postura erecta pone menos presión sobre la espalda.

- Si no puede mantener el equilibrio o se siente torpe o poco coordinado, considere la utilización de un bastón como ayuda cuando se encuentra en un sitio que no sea familiar o en un sitio lleno de gente.

Fibromialgia

Fibromialgia puede ocurrir en personas que también tienen otros tipos de artritis. Los síntomas son la rigidez muscular y fatiga, dolor en general y ciertos puntos de sensibilidad extrema al dolor en el área de los hombros, la espalda alta (torácica), las caderas y las rodillas.

No existen señales de inflamación y las articulaciones parecen no afectarse. Los mejores tipos de ejercicio para esta condición todavía están investigándose. Hasta ahora, parece que una combinación de ejercicios para la flexibilidad y el fortalecimiento y el ejercicio aeróbico moderado es la mejor aproximación. Las personas con fibromialgia tienden a empeorar después de períodos de ejercicio vigoroso o intenso; sin embargo, los ejercicios de intensidad moderada pueden ayudar a reducir la tensión muscular y asistir a la relajación.

10

Ejercicios de flexibilidad y fortalecimiento

Este capítulo contiene ilustraciones y explicaciones acerca de los ejercicios de flexibilidad y fortalecimiento a los que nos hemos referido en el capítulo anterior. Los objetivos de practicar regularmente estos ejercicios son:

- mejorar su flexibilidad y fuerza corporal
- mejorar su condición física como preparación para incorporar el ejercicio aeróbico posteriormente
- mantener el hábito de hacer estos ejercicios cuando no puede hacer otros tipos de ejercicio
- proporcionar ejercicios concretos para su rutina de calentamiento y enfriamiento después del ejercicio aeróbico

Si no ha hecho ejercicio regular y padece dolor o rigidez que interfiere con sus actividades cotidianas, le sugerimos comenzar haciendo ejercicios de flexibilidad y gradualmente construir una sesión de ejercicio de 15 minutos. Una vez que pueda completar esta sesión de ejercicios para mejorar su flexibilidad por lo menos tres veces por semana durante 15 minutos a la vez, entonces le sugerimos agregar gradualmente ejercicios para el fortalecimiento y ejercicios de tipo aeróbico.

En las siguientes páginas, encontrará los ejercicios arreglados en grupos desde la cabeza hacia los pies. Es importante incluir ejercicios para la mayor parte del cuerpo. *No es necesario hacer todos los ejercicios;* escoja los que le sean más fáciles y hágalos en la posición más conveniente para usted, siguiendo las indicaciones básicas. Los ejercicios en el piso pueden hacerse en un colchón delgado especial para hacer ejercicio en el piso, que puede comprarse en cualquier tienda de artículos deportivos.

✸ Ejercicios de flexibilidad

Sugerencias importantes para empezar su programa:

- Moverse despacio y con gentileza. No tirar de los músculos.

- Para soltar la tensión en los músculos y las articulaciones, es una buena idea mantener la posición del estiramiento hasta un punto de tensión no muy incómodo por lo menos durante 15 segundos.

- Empezar con 5 repeticiones de cada ejercicio y no incrementar el número de repeticiones hasta después de dos semanas.

- Ordenar los ejercicios: primero hacerlos acostado, luego de pie o viceversa.

- Hacer el mismo número de repeticiones con cada lado del cuerpo (por ejemplo, 5 con el brazo derecho, 5 con el izquierdo).

- Respirar con naturalidad. No sostener la respiración. Puede contar en voz alta para asegurarse de que respira sin dificultad.

- Observar la regla del ejercicio: Si el dolor va en aumento por más de dos horas después de hacer su ejercicio, la próxima vez haga menor número de repeticiones, use menos esfuerzo o elimine el ejercicio que parece causarle problemas. No deje de hacer ejercicio.

Probablemente disfrutará crear su propia rutina de ejercicios de flexibilidad y fortalecimiento. Algunas personas hacen ejercicios de flexibilidad a intervalos todo el día, para reducir el dolor y la rigidez. Otros han resuelto el problema de la rigidez haciendo ejercicios antes de irse a dormir. Si hace ejercicios para aumentar la gama completa de movimiento de las articulaciones, recuerde mantener su posición del estiramiento hasta un punto de tensión por 15 a 30 segundos. Como persona proactiva, su tarea es encontrar lo que más le beneficia personalmente, experimentando con los siguientes ejercicios. ¡Adelante!

Ejercicios para el cuello

1. **Retraer la barbilla** (ejercicio para relajar el cuello y muy importante para la buena postura)

Este ejercicio alivia estrés de la mandíbula, el cuello y la parte superior de la espalda, y es el inicio para mantener una buena postura. Además, puede hacerlo cuando se encuentra manejando, sentado, leyendo o haciendo otros ejercicios. Comience el ejercicio llevando suavemente la barbilla hacia atrás hasta formar una papada. Continúe viendo hacia el frente durante este movimiento. Sentirá alargarse y estirarse la parte trasera de su cuello. Puede ayudarle poner la mano sobre la barbilla y trazar una línea recta imaginaria hacia atrás. Si al principio es incómodo hacer este ejercicio, puede practicarlo primero acostado(a) sobre su espalda en la alfombra o en un colchón delgado especial para hacer ejercicio sin almohada. En esta posición, lleve la barbilla hacia atrás

aplicando presión hacia la base del cráneo sin mirar hacia arriba. Conforme aumenta la flexibilidad de su cuello, será capaz de mantener una buena posición con la cabeza, sentado(a) o de pie.

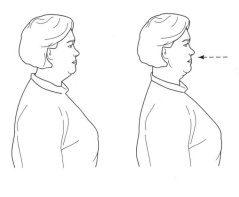

2. Estiramiento del cuello de derecha a izquierda

En la posición del ejercicio anterior, es decir retrayendo la barbilla hacia atrás y manteniendo los hombros relajados:

a. Voltear la cabeza hacia la derecha hasta ver sobre su hombro derecho y luego, hacia la izquierda.

b. Llevar la oreja derecha hacia el hombro derecho sin levantar el hombro y repetir el movimiento del otro lado.

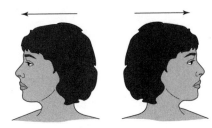

a

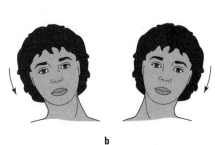

b

Si este ejercicio le marea, cierre los ojos. Si todavía sigue mareado, no lo haga. Le recomendamos no hacer los ejercicios que le causan dolor insoportable o provoquen sensaciones de adormecimiento en los brazos o las manos.

Ejercicios para los hombros y los codos

3. **Movimientos circulares con los hombros** (ejercicio de flexibilidad para los hombros)

Este ejercicio puede realizarse en cualquier momento para relajar los hombros y la parte alta de su espalda. Utilice la respiración profunda cuando lo practique. Con los hombros relajados y los brazos a los lados del cuerpo o descansando las manos en sus piernas, suavemente haga círculos completos con los dos hombros. Reverse la dirección de los círculos. Le sugerimos hacer de 10 a 15 repeticiones.

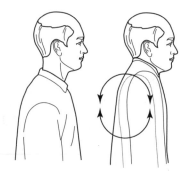

4. **Saludo a la mañana** (ejercicio para el calentamiento de los hombros y brazos y muy importante para la buena postura)

Puede hacer este estiramiento sentado(a) o de pie. Relaje los dos brazos a los lados; ahora crúcelos a nivel de las muñecas, uno sobre el otro, manteniendo puños suaves en las manos y los pulgares hacia abajo. El movimiento empieza con las manos, volteando las palmas hacia arriba y estirando al mismo tiempo los dedos de las manos. Continúe el estiramiento abriendo los brazos hacia los lados y hacia arriba, como queriendo alcanzar un objeto por arriba de su cabeza. Una vez que llegan

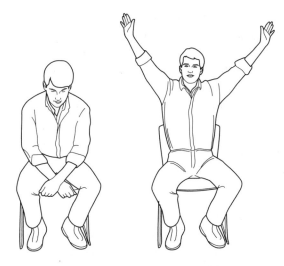

los brazos a su máxima extensión, relaje volviendo a la posición inicial. Empiece el movimiento inhalando por la nariz, y al relajar, exhale por la boca. Este ejercicio le ayudará a mantener la buena postura y es un ejercicio relajante para el tronco. Le sugerimos hacer de 5 a 10 repeticiones.

5. **Doblar y alcanzar** (ejercicio de flexibilidad para los hombros)

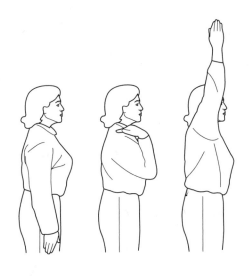

Este estiramiento puede hacerse acostado(a), sentado(a) o de pie. Empiece relajando los brazos a los lados; los codos y las manos están relajados. Lleve ambas manos a sus hombros doblando los codos; respire y con la exhalación estire los brazos hacia el techo, estirando también los codos. Trate de estirarse a su máximo sin lastimarse; regrese a la posición de inicio. Le recomendamos hacer de 5 a 10 repeticiones de este ejercicio.

6. El péndulo

Este ejercicio puede ser de gran ayuda para empezar a ejercitar un hombro adolorido cuyo rango de movimiento es muy limitado. Sentado(a) o de pie, inclínese ligeramente hacia adelante; puede apoyarse en una mesa con la otra mano si le es difícil inclinarse. Deje que el brazo del hombro que va a ejercitar cuelgue libremente frente a usted; relaje y sienta el peso de su brazo. Manteniendo esta sensación de relajamiento, comience a hacer pequeños círculos con su brazo. Gradualmente, incremente el tamaño de los círculos. Si duele, no permita que el dolor sea inaguantable, sólo tolerable.

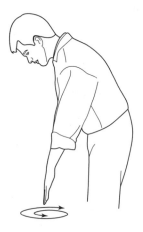

7. Ejercicio para fortalecer los músculos rotadores de los hombros
(muy importante para la buena postura)

Este es un buen ejercicio para fortalecer además la espalda media y alta y para estirar los músculos del pecho. Sentado(a) o de pie en la posición del ejercicio #1 (con la barbilla hacia adentro y hombros relajados), doble los codos como lo muestra el dibujo (manos abajo) y apunte hacia el piso con las manos estiradas (a). Lleve entonces las manos y antebrazos desde el codo hacia arriba, rotando la articulación de los hombros como en el dibujo (b). Continúe llevando los codos hacia atrás hasta que los omóplatos se junten en la mitad de la espalda; también los hombros se mueven hacia atrás, lo más posible. Sostenga por unos segundos esta posición y ahora lleve los brazos hacia el frente de su cara (c) hasta que ambos, codos y palmas se toquen. Relaje y regrese a la posición inicial. Si este ejercicio es incómodo al principio, no levante los brazos hasta el nivel de los hombros; hágalo con los brazos más abajo.

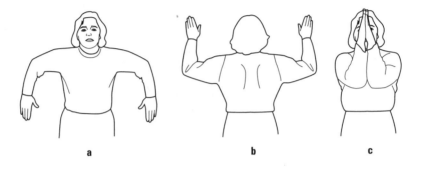

a   b   c

8. Ejercicio con barra o palo

Este ejercicio sirve para fortalecer los hombros y relajarlos. Sentado(a) o de pie tome una barra, poniendo una mano en cada extremo. Levante la barra con los brazos estirados arriba de su cabeza y regrese a la posición inicial. También puede hacerse acostado(a). Le sugerimos hacer de 5 a 10 repeticiones.

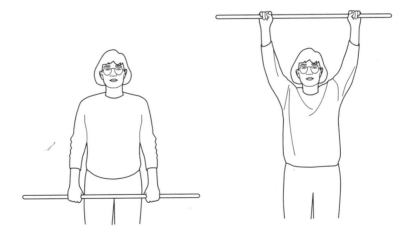

9. La polea

Este ejercicio sirve para estirar y fortalecer los hombros. Instale un gancho en el techo o marco de una puerta. Pase una cuerda a través del gancho y deje cuerda suficiente en ambos lados de la polea. Puede hacer este ejercicio sentado(a) o de pie. Tome un extremo de la cuerda con cada mano; si le lastima coger la cuerda con las manos, utilice algo para acojinarla. También puede instalar asas o mangos en los extremos de la cuerda. (Se pueden comprar en una tienda de artículos deportivos.) Comience el ejercicio jalando la cuerda como lo muestra el dibujo, alternando los brazos. Mueva sus brazos hacia los lados y hacia el frente.

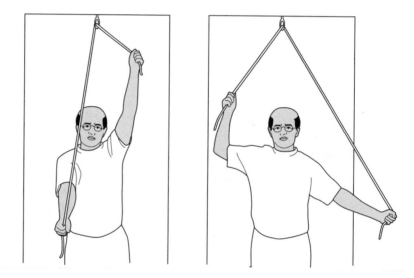

Ejercicios para las manos y las muñecas

Un buen lugar para hacer estos ejercicios es sobre una mesa que le proporcione apoyo. Le recomendamos hacer estos ejercicios después de realizar actividades manuales, como lavar platos, después de bañarse o durante el descanso del trabajo.

10. Ejercicio 1-2-3 para las manos

Para mantener el funcionamiento adecuado de las manos, debe poder hacer un puño suave cruzando el dedo pulgar sobre los otros dedos y abrir la palma y dedos completamente. Comience el ejercicio doblando primero las articulaciones medias de los dedos (1), después doble a nivel de los nudillos de tal forma que las yemas de los dedos toquen la palma (2). Mantenga esta posición momentáneamente y (3) estire los dedos de la mano y la palma, extendiéndola lo más posible. Puede ayudarse con la otra mano, si es necesario.

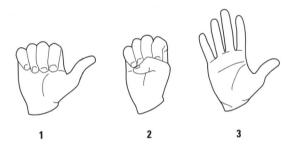

1   **2**   **3**

11. O.K. (ejercicio para estirar los dedos)

Comience este ejercicio manteniendo la mano frente a usted y la muñeca alineada con el resto de la mano, como lo muestra el dibujo. Forme el símbolo "O.K." o la letra "O", tocando la yema de los dedos con la yema del pulgar; hágalo con todos los dedos de la mano. Si es necesario, ayúdese con la otra mano.

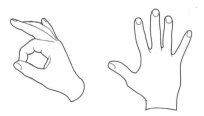

12. **Hola y adios** (ejercicio para estirar las muñecas)

a. Para estirar y hacer flexible la muñeca, ponga la mano sobre la mesa como lo muestra el dibujo (a); manteniendo relajados los dedos, doble la muñeca hacia arriba y abajo.

b. Para fortalecer los músculos pequeños de la mano, lleve la mano hacia atrás de tal manera que sólo los dedos queden fuera de la mesa, como lo muestra el dibujo (b). Manteniendo los dedos estirados y juntos y la palma de la mano plana, lleve los dedos hacia arriba y hacia abajo.

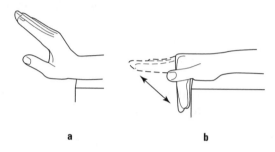

a   b

13. **Para abrir puertas con facilidad**

Este ejercicio estira y fortalece los ligamentos y músculos del antebrazo, permitiéndole abrir puertas, usar destornilladores o poner su mano en el bolsillo trasero del pantalón con más facilidad. Comience el ejercicio sentado(a) frente a una mesa como lo muestra el dibujo; mantenga el codo cerca de su cuerpo y toda la mano sobre la mesa. Sin mover el codo o el brazo, voltee la palma hacia arriba y hacia abajo. Si se ayuda con la mano opuesta, tome el antebrazo y no la muñeca o la mano.

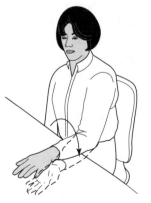

Ejercicios para el tronco y la espalda

14. Girar con el tronco (ejercicio de calentamiento)

Puede hacer este estiramiento sentado(a) o de pie. Ponga sus manos en los hombros o cruce los brazos sobre el pecho. Muy despacio y suavemente, sin mover su cadera, sino solamente de la cintura hacia arriba, gire la cintura hacia la derecha e izquierda alternando. No fuerce el cuello al voltear y utilice la respiración profunda. Recuerde, este ejercicio es para su espalda y cintura. El propósito de este ejercicio es aumentar la flexibilidad del tronco para facilitarle voltear hacia cualquier lado. Además, es un ejercicio de calentamiento para otras actividades como caminar o bailar. Le sugerimos hacer de 5 a 10 repeticiones.

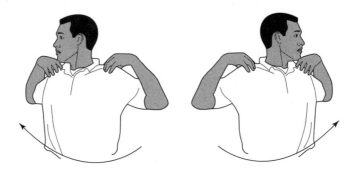

15. Estiramiento del tronco hacia arriba y a los lados

Sentado(a) o de pie, trate de alcanzar con un brazo una cuerda imaginaria que cuelga arriba de su cabeza. Después imagine que la cuerda le jala hacia el lado opuesto del brazo que levantó, permitiéndole inclinar su tronco hacia esa dirección. Sentirá el estiramiento a lo largo del costado y cintura. Relaje a la posición inicial. Estire los dedos de las manos sin tensionarlos cuando practique este estiramiento; cuando relaje, haga un puño suave con la mano. Haga el mismo número de repeticiones de cada lado. Este ejercicio es importante para estirar el tronco, los codos, los hombros y las manos. Le recomendamos hacer de 5 a 10 repeticiones.

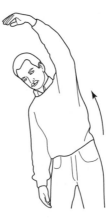

16. **Masaje de la columna (anteversión de la pelvis)** (muy importante para la buena postura)

Este es un excelente ejercicio para estirar y relajar toda la espalda, especialmente la espalda baja o zona lumbar. El propósito de este ejercicio es incrementar el espacio entre los huesos (vértebras) que forman la columna vertebral. Comience el ejercicio acostado(a) en su espalda sobre una superficie firme. Doble las piernas y relaje los brazos como lo muestra el dibujo. Haga una respiración profunda y en la exhalación presione los músculos del abdomen hasta hacer contacto con el piso y sentir el estiramiento en la parte baja de la espalda. Imagínese que su espalda está formada por una serie de cuentas o perlas como las de un collar. Usted pone suavemente cada perla sobre la superficie de la misma manera que pone cada vértebra en la superficie en que está acostado(a), utilizando los músculos abdominales y el apoyo de las piernas para incrementar el espacio entre las vértebras. Sostenga la contracción por unos segundos; entonces relaje su espalda y respire naturalmente. Otra imagen que puede utilizar al mover su columna es la de una cadena de bicicleta. Una vez que ha dominado el movimiento de la pelvis, se le facilitará el ejercicio. Le recomendamos hacer de 10 a 15 repeticiones.

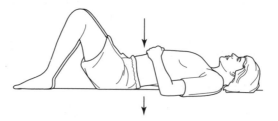

17. Meciendo las piernas (ejercicio para relajar la espalda baja o zona lumbar)

Este ejercicio sirve para liberar tensión de la espalda baja y mejorar su flexibilidad. Comience acostado(a) sobre la espalda en el piso; coloque una almohada bajo la cabeza. Suavemente lleve ambas piernas hacia un lado, tratando de mantener la parte alta de la espalda sobre el piso y girando desde la cintura. En esta posición cruce un poco más la pierna que tiene arriba sobre la de abajo; asegúrese de que ambas rodillas están dobladas. Permanezca en esta posición durante 10 segundos; respire profundamente. Ahora, lleve a sus rodillas hacia el otro lado y repita el ejercicio.

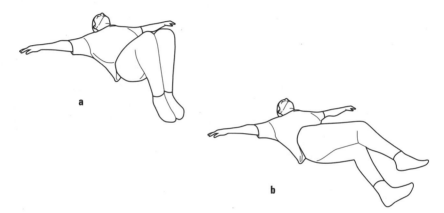

18. Ejercicios para la espina dorsal (muy importante para la buena postura)

a. Este ejercicio mejora la flexibilidad de la columna dorsal (parte alta de la espalda). Acuéstese boca abajo, sosteniéndose sobre los antebrazos. Trate de levantar la espalda alta, empujándose con los antebrazos. No levanta la barbilla. Si esta posición le incomoda, prosiga a estirar más los brazos para aumentar el movimiento en la espalda. Le recomendamos hacer de 5 a 10 repeticiones.

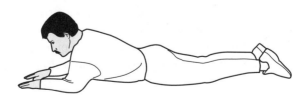

b. Para fortalecer los músculos de la espalda, acuéstese sobre su estómago, y tome sus manos por atrás. Levante la cabeza, los hombros y los brazos. Use los músculos de su espalda. *No vea hacia arriba;* vea hacia abajo y mantenga la cabeza derecha. Sostenga la posición 10 segundos (no deje de respirar) y regrese a la posición de inicio. Le recomendamos hacer de 5 a 10 repeticiones.

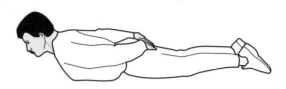

c. Para fortalecer la espalda y especialmente para las personas que tienen espondilitis anquilosante. *(Este ejercicio es más extenuante para su espalda que los anteriores, si no desea hacerlo, puede sustituirlo por el ejercicio (b) o el #30.)* Comience sobre el estómago en el piso. Como lo muestra el dibujo, levante ambas piernas del piso al mismo tiempo sin doblar las rodillas. Sostenga 5 segundos y regrese a la posición inicial.

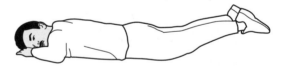

19. Rodilla al pecho

Este ejercicio ayuda a estirar la espalda. Acuéstese sobre la espalda en una superficie plana; puede utilizar un colchón delgado. Doble las dos piernas para aliviar la presión de la espalda baja; con ambos brazos, tome la pierna derecha o izquierda por debajo de la rodilla y suavemente acerque la rodilla al pecho. Sentirá el estiramiento en su espalda y también en la parte trasera de la pierna. Sostenga la posición por lo menos durante 15 segundos, respirando profundamente.

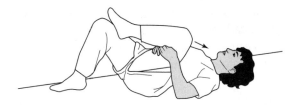

20. Estiramiento del gatito y el perrito (ejercicio para relajar la espalda)

Este estiramiento se hace en el piso sobre ambas rodillas y manos, o también puede realizarse apoyándose en los antebrazos y rodillas. La otra alternativa es de pie, apoyado sobre una mesa. Apoye ambas manos sobre la mesa o superficie que le permita inclinar la espalda; entonces respire profundamente, y en la exhalación lleve la barbilla al pecho al mismo tiempo que contrae su estómago hacia adentro muy lentamente dobla su espalda como lo hace un gatito. Muy lentamente, haga el movimiento contrario (como un perrito cuando se estira después de una siesta); arquee la espalda, más no mire hacia arriba, y relaje los músculos del estómago. No olvide respirar naturalmente y mantener su peso distribuido en 4 puntos de apoyo. Comience haciendo este ejercicio lentamente y después, conforme sienta más relajada a la espalda y su abdomen más fuerte, podrá aumentar la velocidad del movimiento. Le sugerimos hacer de 5 a 10 repeticiones.

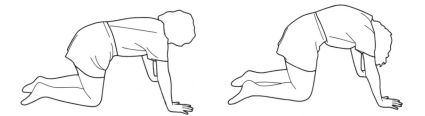

Ejercicios para las caderas y las rodillas

21. Rotación interna y externa de la cadera

Este ejercicio ayuda a aumentar la flexibilidad de las caderas. Puede realizarse acostado(a) o de pie. Si decide hacerlo acostado(a), hágalo sobre la espalda. Separe las piernas y comience el ejercicio rotando desde la cadera; lleve la rodilla hacia adentro y hacia afuera. Comience los movimientos con el talón. Si decide hacerlo de pie, apóyese sobre algo como lo muestra el dibujo.

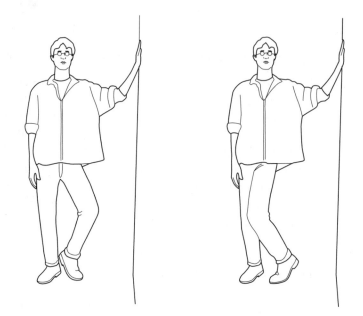

22. Ejercicio de relajamiento de las rodillas y estiramiento del cuadriceps

Acostado(a) boca abajo, ponga una almohada bajo su cabeza para estar cómodo(a) y comience el ejercicio cruzando ambas piernas como lo muestra el dibujo. Lleve los talones hacia sus glúteos lo más posible estirando el cuadriceps (los muslos). Le sugerimos sostener el estiramiento de 10 a 15 segundos con cada pierna. Este ejercicio es bueno para estirar los músculos de las piernas después de caminar o estar de pie por largos períodos.

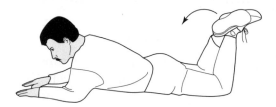

23. Lanzando la pierna hacia atrás con control (muy importante para la buena postura)

Este ejercicio incrementa la movilidad de la espalda y fortalece las caderas. Apóyese en una superficie plana, usando los brazos. Manteniendo las piernas estiradas, comience el ejercicio lanzando con control una pierna hacia atrás, luego la otra. No arquee demasiado la espalda.

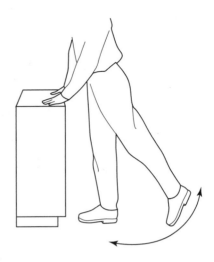

24. Estiramiento de la parte posterior de la pierna

Este ejercicio previene los calambres musculares en la parte posterior de la pierna. Si tiene rodillas inestables o hiperextendidas (es decir, con una curvatura hacia atrás), haga este ejercicio en el piso, como lo muestra el dibujo. Tenga precaución para no estirar demasiado. Comience el ejercicio sobre su espalda como lo muestra el dibujo y lleve una pierna hacia su pecho, jalando suavemente con los brazos y las manos debajo de la rodilla. Respire profundamente y en la exhalación lleve su pierna más cerca de su pecho. También puede hacerse sentado(a): inclínese hacia el frente, manteniendo la espalda erguida y la rodilla estirada, como lo muestra el dibujo.

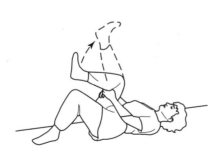
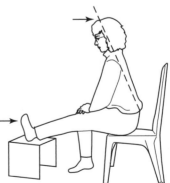

Ejercicios para los tobillos y los pies

Estos ejercicios se hacen sentado(a) derecho(a) en una silla y sin zapatos. Necesitará una toalla y 10 canicas o pelotitas de hule.

25. Círculos con los tobillos (para la flexibilidad de los tobillos)

Sentado(a) levante los pies y comience haciendo círculos completos con los tobillos hacia la derecha y luego hacia la izquierda. Le sugerimos hacer de 10 a 15 repeticiones. Si le cuesta trabajo, puede comenzar dibujando las letras del abecedario con las puntas de los pies.

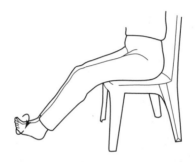

26. Ejercicio con la toalla (para fortalecer el empeine y los dedos)

Sentado(a) en una silla, ponga una toalla extendida frente a usted. Coloque los pies en la orilla de la toalla y mantenga los tobillos en el piso; comience jalando la toalla con los dedos de los pies como lo muestra el dibujo. Una vez que ha hecho lo más posible, reverse el movimiento de los dedos y empuje la toalla hacia adelante.

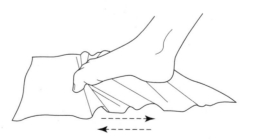

27. Recogiendo canicas y llevándolos de un lugar al otro (abducción y aducción del tobillo)

Haga este ejercicio con un pie a la vez. Ponga varias canicas en el piso. Coloque su pie de tal forma que no levante el talón del piso y los objetos estén cerca a su pie. Comience el ejercicio recogiendo con los dedos una o dos canicas, y lleve las canicas sin despegar el talón del piso hacia un lado (en abducción), como si fuera una grúa llevando las canicas de un lado a otro. Continúe el movimiento hasta que haya terminado de depositar todas las canicas en un lado; entonces reverse el ejercicio. También puede hacerlo con pelotitas de hule u otros objetos pequeños y fáciles de coger con los pies.

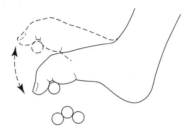

28. Masaje del pie (ejercicio para relajar el pie)

Ponga un rodillo de madera bajo el arco del pie y dé masaje a la planta, moviendo el rodillo hacia adelante y hacia detrás. Este ejercicio estira los ligamentos del arco del pie.

29. Estiramiento del tendón de Aquiles

Este ejercicio ayuda a mantener la flexibilidad del tendón de Aquiles, el tendón más grande en el talón y la parte trasera de las pantorrillas. Es importante mantener su flexibilidad para disminuir el riesgo de lesiones, incomodidad en las pantorrillas y dolor en el talón. El estiramiento del tendón de Aquiles ayuda al calentamiento y enfriamiento al caminar, montar bicicleta o bailar y para personas que tienen espondilitis anquilosante o artritis psoriásica. Le sugerimos hacer este estiramiento si tiene calambres en las pantorrillas. Comience el ejercicio frente a una pared. Ponga un pie delante del otro; los dedos deben apuntar hacia el frente y los talones deben permanecer en el suelo. Inclínese hacia adelante; doble la rodilla de la pierna delantera y mantenga la rodilla de la pierna trasera estirada, el talón en el piso. Sentirá un buen estiramiento en la pantorrilla. Mantenga el estiramiento durante 10 segundos. No se mueva durante el estiramiento y hágalo suavemente.

Es posible sentir dolor haciendo este ejercicio. Si ha llevado tacones todo el día, tenga cuidado y empiece muy despacio.

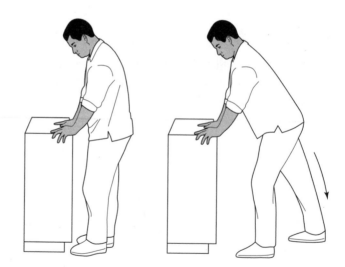

✱ Ejercicios para el fortalecimiento

Los ejercicios en esta sección hacen trabajar los músculos en contra de cierta resistencia física, a veces proporcionada por pesas o simplemente por la gravedad. Los ejercicios para el tronco y las piernas usan la fuerza de la gravedad (la fuerza que nos jala hacia la tierra naturalmente), su peso u otros músculos que proveen resistencia. Los ejercicios para las extremidades superiores requieren el uso de pesas o bandas elásticas como elementos que proporcionan resistencia externamente. Escoja el método que más le beneficie y que sea más conveniente para usted.

Finalmente, le recomendamos seguir las siguientes sugerencias para hacer los ejercicios:

- Comenzar haciendo 5 repeticiones nada más.

- Gradualmente incrementar el número de repeticiones a no más de 10, por los 8 ó 10 ejercicios que ya esté haciendo.

- Empezar moviéndose lentamente. No debe haber dolor muscular debido a un ejercicio más de 48 horas después de haberlo realizado.

- Los músculos necesitan tiempo de descanso para adaptarse y recuperarse antes de volver a trabajar. Por eso, 2 a 3 veces por semana es suficiente para que los ejercicios de fortalecimiento tengan efecto.

30. Ejercicio para fortalecer la espalda (muy importante para la buena postura)

Comience el ejercicio boca abajo en el piso o en un colchón delgado especial para hacer ejercicio. Extienda sus brazos adelante de su cabeza, como lo muestra el dibujo, y mantenga las piernas extendidas, pero los pies relajados. Al mismo tiempo que levanta un brazo hacia el techo, trate de levantar la pierna opuesta; sostenga la posición arriba durante 5 segundos y relaje.

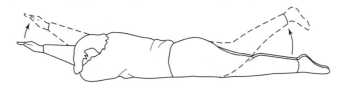

31. Ejercicio para los músculos abdominales altos

Este ejercicio le ayudará a mantener la buena postura y a fortalecer los músculos abdominales. Comience el ejercicio acostado(a) sobre su espalda en el piso; doble ambas piernas, manteniendo las plantas de los pies en el piso. Muy despacio, usando los músculos abdominales y extendiendo los brazos hacia el frente como lo indica el dibujo, trate de levantarse hacia arriba (no hacia el frente). Sostenga la contracción abdominal durante 10 segundos y regrese lentamente a la posición de inicio. Si tiene problemas con el cuello o si es una posición incómoda para usted, puede usar sus brazos para sostener la cabeza, siempre y cuando no lleve la barbilla al pecho, es decir, mantenga el cuello derecho y la vista hacia el techo. No permita que nadie le detenga los pies, ni ponga los pies debajo de algo. Le sugerimos hacer 5 a 10 repeticiones para empezar. Exhale cada vez que se levante.

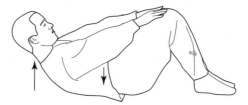

32. Ejercicios para los músculos abdominales bajos

Estos ejercicios fortalecen los músculos abdominales y son menos fatigantes para el cuello que el ejercicio anterior. Si no tiene problemas cervicales, entonces le sugerimos hacer los dos.

a. Comience el ejercicio acostado(a) sobre su espalda (brazos relajados a los lados); doble las rodillas y ponga las plantas de los pies en el piso. Lleve una rodilla hacia su pecho y mantenga la pelvis en anteversión (refiérase al ejercicio #16) al mismo tiempo. Mantenga la contracción durante unos segundos, tratando de desaparecer la curva normal de su espalda baja cuando lleva la pierna a su pecho; relaje regresando la pierna al piso.

b. En la misma posición, despacio y con cuidado, empuje la pierna hacia el frente (no muy alto) al mismo tiempo que estira su rodilla. Siga empujando su pierna hasta que sienta que su espalda baja comienza a arquearse. Cuando esto sucede, regrese la pierna al pecho, vuelva a la anteversión de la pelvis, es decir el cóccix se levanta y se estira la curva de su espalda baja activando los músculos abdominales. Exhale cuando estira la pierna hacia el frente. No sostenga la respiración. Le sugerimos hacer de 5 a 10 repeticiones con cada pierna.

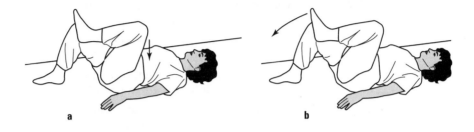

a   b

33. **Levantar la pierna posteriormente** (muy importante para la buena postura)

Este ejercicio se hace boca abajo, acostado(a) sobre el suelo. Puede sostenerse en sus antebrazos para estar más cómodo(a). Levante las piernas hacia atrás, alternando. Puede doblar la rodilla si es necesario y mantener el pie y tobillo relajados. Utilice los músculos de los glúteos para levantar la pierna hacia atrás con control, y trate de mantener las caderas en el suelo. Este ejercicio ayuda a fortalecer las caderas y los músculos posteriores de las piernas. Si siente presión en la espalda baja, utilice una almohada bajo su estómago. Le recomendamos hacer 5 a 10 repeticiones con cada pierna. Este ejercicio también puede hacerse de pie.

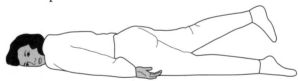

34. **Abducción de las piernas**

Este ejercicio puede hacerse acostado(a) sobre su costado o de pie. Le recomendamos hacerlo primero acostado(a).

a. Acostado(a) sobre su costado, doble la pierna de apoyo y recuéstese en su brazo o utilice una almohada para su cabeza. Mantenga la pierna de arriba estirada; puede llevarla ligeramente hacia adelante. Comience el ejercicio levantando la pierna paralelamente a la otra (en abducción). Asegúrese de mantener el pie apuntando hacia la pared que tiene enfrente. Sostenga la pierna que trabaja brevemente en el aire y después relaje al bajar. Hágalo con control. Le recomendamos hacer de 5 a 10 repeticiones de cada lado.

b. De pie, utilizando una silla o superficie fija como apoyo, permanezca derecho(a) y mantenga una pierna paralela a la otra. Comience el ejercicio levantando la pierna en abducción, es decir, hacia afuera de la línea media del cuerpo. El pie y rodilla se sostienen viendo hacia el frente. Sostenga la contracción de la pierna brevemente en abducción antes de regresarla a su lugar. Cada vez que mueva la pierna, hágalo con la exhalación y cuando la regrese controlando el movimiento, inhale. Le recomendamos hacer 5 a 10 repeticiones de cada lado.

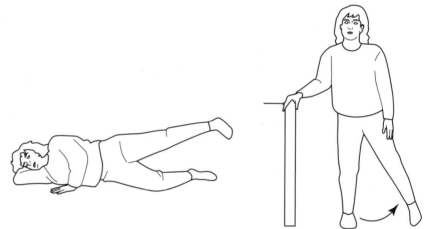

35. **Arriba, abajo, arriba, abajo** (ejercicio para sus piernas y glúteos)

De pie y de espalda a su silla o sillón favorito (como si fuera a sentarse): Relaje los brazos a los lados. Muy despacio doble las rodillas y a nivel de la cadera, haga como si fuera a sentarse. Sin embargo, baje solamente a medias y después estire las rodillas y caderas para ponerse de pie. Es como hacer media sentadilla. No utilice las manos para ayudarse. Extienda ambos brazos adelante para mantener major el equilibrio. Este ejercicio es bueno para fortalecer varios músculos de las piernas que son importantes para levantarse de una silla, subir escaleras y caminar. No baje demasiado, sólo hasta donde no haya dolor en su espalda y rodillas. Cuando se fortalezca más, podrá bajar aún más. Le recomendamos hacer de 5 a 10 repeticiones y no sostener el aire, sino respirar naturalmente.

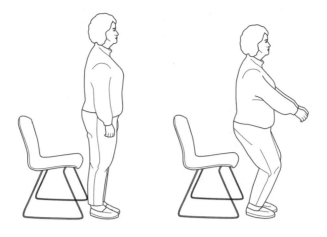

36. **Fortalecer la rodilla (a)** (muy importante para la buena postura)

Las rodillas fuertes son importantes para caminar y estar de pie cómodamente. Este ejercicio fortalece la rodilla. Sentado(a) en una silla, estire la pierna adelante, contrayendo el músculo más grande de su pierna, llamado cuadriceps. Ponga una mano sobre el muslo para sentir la contracción. Manteniendo la rodilla lo más derecha posible, empuje hacia afuera con el talón y apunte su pie. Haga pequeños círculos con el pie. Le recomendamos sostener la pierna durante 10 segundos para empezar. Llegar a sostener la pierna durante 30 segundos puede ser una buena meta. Cuente en voz alta y no retenga la respiración.

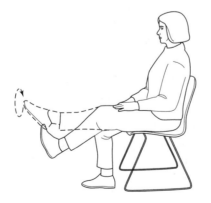

37. Fortalecer la rodilla (b)

Este ejercicio fortalece los músculos que flexionan y estiran la rodilla. Comience sentado(a) en una silla; cruce las piernas un poco más arriba de los tobillos. Sus piernas pueden estar casi totalmente estiradas o también puede doblar las rodillas tanto como quiera. Pruebe las dos posiciones diferentes. Comience empujando la pierna de arriba hacia abajo, y al mismo tiempo, haga resistencia con la pierna de abajo hacia arriba. Ejercite la misma presión con ambas piernas de tal forma que ninguna se mueva. Cuente en voz alta 10 segundos antes de cambiar de pierna. Haga el mismo número de repeticiones con cada pierna. No olivide respirar profundamente.

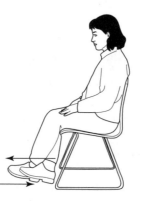

38. Estirar y fortalecer la rodilla

De pie ponga una pierna frente a la otra, y mantenga el otro talón en el piso y los dedos en el aire (sentirá que la parte trasera de su pierna se estira); en esta posición estire y apriete la rodilla de la pierna de adelante, contrayendo los músculos de su muslo. Cada vez que contraiga su muslo, manténgalo apretado durante 5 segundos (1, 2, . . . 5). Relaje. Cuente en voz alta, cada vez que contraiga o apriete su muslo. Si padece de dolor en las rodillas, éste es un buen ejercicio una vez de pie. Le sugerimos hacer 5 a 10 repeticiones con cada rodilla antes de comenzar a caminar. Recuerde: respire y vaya aumentando gradualmente la intensidad de las contracciones.

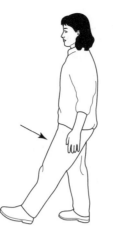

39. De puntitas

Este ejercicio le ayudará a fortalecer los músculos de las pantorrillas y le facilitará caminar, subir escaleras y estar de pie. Apóyese en una mesa y comience el ejercicio subiendo a los dedos de los pies lentamente como lo muestra el dibujo. Mantenga esa posición durante 10 segundos. Baje lentamente. Piense en subir activando los músculos de sus piernas y glúteos y no con los pies solamente. No importa qué tan alto puede subir, sino el control y equilibrio con que sube y baja. Es mas fácil trabajar con ambas piernas al mismo tiempo. Si le molestan los pies, puede hacerlo sentado(a). Le sugerimos hacer 5 a 10 repeticiones.

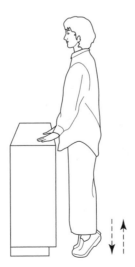

❁ Ejercicios con pesas

Estos ejercicios sirven para el fortalecimiento del tronco y las extremidades superiores. Utilizar pesas cuando hace ejercicio es una buena forma de incrementar su fuerza y proteger sus huesos de la osteoporosis. Puede comenzar gradualmente a construir resistencia física con pesas de ½ kilo hasta 2½ kilos sin riesgo alguno a sus manos y muñecas. Una meta ideal es llegar a hacer 8 a 12 repeticiones por ejercicio (el peso puede variar). Al principio, puede comenzar con 3 repeticiones hasta que sus músculos se acostumbren. No debe sentir mucho dolor, sólo un poco que indique que sus músculos trabajaron.

Le recomendamos hacer los ejercicios a una velocidad moderada y cómoda, entreverando períodos de descanso tan largos como los períodos de levantar pesas. Recuerde practicar la buena postura y la respiración rítmica y constante. Las pesas de mano pueden acolchonarse o forrarse para que sean más fáciles de utilizar. También puede hacer sus propias pesas caseras.

40. Ejercicio con pesas (para el fortalecimiento de los brazos)

Sentado(a) o de pie, empiece con los brazos relajados frente a su cuerpo; junte ambas manos con las palmas hacia su cuerpo. Si hace este ejercicio con pesas, levántelas hasta el nivel del pecho, doblando los codos hacia afuera. Mantenga las muñecas alineadas con los antebrazos. Si hace este ejercicio sin pesas, puede imaginar que está jalando una cubeta de agua hacia usted.

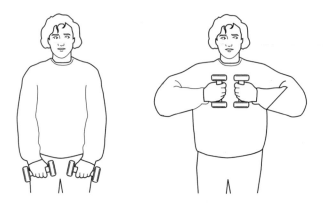

41. Ejercicio con pesas (para el fortalecimiento de los hombros)

Este ejercicio puede realizarse sentado(a) o de pie; empiece con los brazos relajados a los lados, palmas hacia su cuerpo. Si utiliza pesas, tómelas suavemente. Levante los brazos lateralmente sin doblar los codos, hasta el nivel de los hombros. Las muñecas deben mantenerse derechas y las palmas de las manos deben ver hacia abajo.

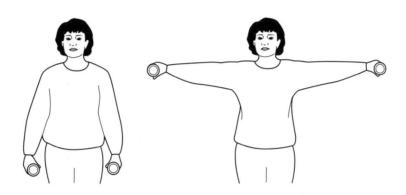

42. Ejercicio con pesas (para el fortalecimiento del tríceps)

Sentado(a) o de pie, tome la pesa en una mano; comience doblando el codo, poniendo la pesa a nivel de su cintura. Levante la pesa, estirando del codo hacia atrás. Repita al otro lado. Mantenga la muñeca derecha.

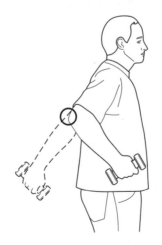

43. Ejercicio con pesas (para el fortalecimiento del bíceps)

Comience con los brazos relajados a los lados y las palmas hacia el frente. Mantenga el brazo firme y lleve el antebrazo hacia su cuerpo. Puede hacer este ejercicio con pesas o sin pesas.

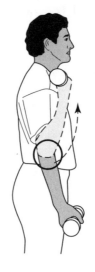

 # Ejercicios con bandas elásticas

Estos ejercicios son para el fortalecimiento de las extremidades. Otra manera de fortalecer los músculos es utilizar bandas elásticas para obtener resistencia física. Estas bandas se pueden encontrar en tiendas de artículos deportivos o en clases de ejercicio. La fuerza de resistencia varía según el tipo de banda. Comience con una banda adecuada a su fuerza actual. Le sugerimos moverse hasta un lugar cómodo, donde sienta que está controlando la banda y no que la banda le controla a usted. Una buena meta es lograr 8 a 10 repeticiones por ejercicio. Es importante mantener la buena postura y respirar naturalmente.

Precaución: Puede ser que las bandas elásticas no sean la mejor elección para usted si tiene dificultades con las manos.

44. Ejercicio con bandas: jalando horizontalmente

Comience este ejercicio con los brazos estirados frente a usted y con la banda en las manos, como lo muestra el dibujo. Mantenga los brazos a nivel de los hombros y jale o tire de la banda hacia afuera del centro del cuerpo con los dos brazos al mismo tiempo. No estire los codos demasiado.

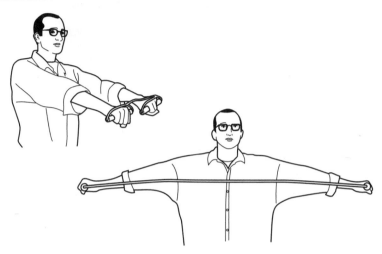

45. Ejercicio con bandas: pectorales

Ponga la banda atrás de la espalda y pásela por debajo de las axilas, como lo muestra el dibujo. Doble los codos. Comience el ejercicio estirando los codos hacia el frente, pulgares apuntando hacia arriba, como si tuviese una jarra en la mano y fuera a colocarla sobre la mesa. Una vez que tire de la banda hacia adelante y regresa resistiendo, puede relajar.

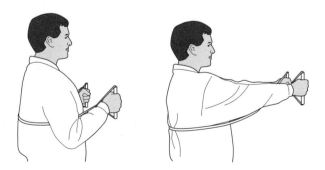

46. Ejercicio con bandas: bíceps

Sostenga un extremo de la banda con una mano y el otro extremo con el pie, parándose sobre la banda. Doblando el codo, lleve la mano hacia el hombro y regrese a la posición inicial, ejerciendo resistencia. Relaje.

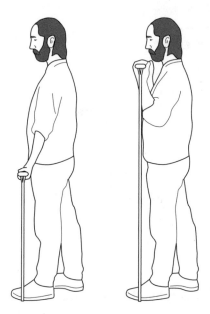

11

Actividades aeróbicas

¿Por qué hacer ejercicio aerobico?

Es una necesidad fisiológica para todos hacer suficiente ejercicio aeróbico. Caminar, nadar, hacer ejercicios acuáticos y correr son ejemplos de actividades aeróbicas. Cualquier actividad consistente en mover los brazos y piernas continuamente al menos durante 5 minutos es una actividad aeróbica. El ejercicio aeróbico nos protege de enfermedades cardíacas, alta presión sanguínea y diabetes. Además, le ayuda a controlar el peso, a dormir mejor y a sentirse relajado, energético y contento.

En este capítulo, exploramos varias sugerencias para hacer distintos tipos de ejercicios aeróbicos y le proporcionamos ideas para desarrollar un programa de ejercicio aeróbico que satisfaga sus necesidades.

Si usted no es físicamente activo ahora y tiene poca experiencia con ejercicio regular, se aconseja empezar siguiendo las recomendaciones para mantener la buena salud en la página 92. A veces no es necesario agregar un ejercicio nuevo o desconocido si puede encontrar otras maneras de aumentar el nivel de actividad física en su rutina diaria. Trate de incluir una caminata de 5 a 10 minutos tres veces al día; por ejemplo, puede pasear el perro, ir a la tienda de esquina, o recoger el correo o el periódico.

Una vez que usted pueda hacer 30 minutos de actividad física moderada en la mayoría de los días de la semana, estará listo para comenzar un programa más formal del ejercicio.

Su programa de ejercicio aeróbico

Es muy fácil extenuarse al iniciar cualquier tipo de actividad aeróbica por primera vez. Existe la creencia general de que es necesario hacer mucho trabajo antes de disfrutar y obtener los beneficios del ejercicio aeróbico. La extenuación, el dolor de los músculos y en las articulaciones son el resultado de hacer ejercicios demasiado intensos y demasiado rápidos para su condición física. Las siguientes sugerencias le ofrecen ideas concretas de los elementos que debe contener un programa de ejercicio para evitar lesionarse.

El calentamiento

Los beneficios del calentamiento incluyen aumentar la temperatura muscular antes de comenzar a hacer ejercicio, que les permite a los músculos trabajar más eficientemente. Cuando incluye ejercicios de flexibilidad como parte del calentamiento, aumentará la flexibilidad muscular y articular, lo que disminuye la posibilidad de lesionarse. Además, el calentamiento estimula la circulación y prepara al corazón y a los pulmones para trabajar más vigorosamente. El calentamiento consiste en una combinación de ejercicios de flexibilidad durante 15 minutos aproximadamente y un incremento gradual en el nivel de su actividad aeróbica durante más o menos 5 minutos; esto es realizar movimientos suaves con todas las extremidades del cuerpo. Otros ejemplos del calentamiento incluyen caminar despacio o pasear por algunos minutos antes de comenzar a caminar con mayor rapidez aeróbicamente, bailar despacio antes de moverse más rápido a un ritmo acelerado o pedalear lentamente sin resistencia en una bicicleta antes de hacerlo con más velocidad o cuesta arriba.

El enfriamiento

Es una buena idea tomar un período de 5 a 10 minutos después del ejercicio aeróbico para ayudar al enfriamiento y relajación gradual de su cuerpo. El enfriamiento permite a su corazón desacelerarse y al cuerpo en general perder el calor de sobra que se ha generado durante el ejercicio. Además, le ofrece la oportunidad de enfriar y relajar los músculos trabajados, previniendo así la rigidez y el dolor intenso, que a veces se experimenta después de hacer ejercicio vigoroso. Algunos ejemplos del enfriamiento son: continuar haciendo el mismo ejercicio aeróbico pero a una velocidad reducida, durante 3 a 5 minutos; después de caminar apresuradamente, el enfriamiento puede consistir en caminar más despacio. Finalice un paseo vigoroso en bicicleta con un pedaleo más suave, sin esfuerzo. Se ha visto que practicar ejercicios de flexibilidad durante el enfriamiento es de gran ayuda, porque los músculos y articulaciones todavía están lo suficientemente calientes y así se disminuye el riesgo de lesionarse. Si ha caminado o ha montado bicicleta durante un largo período de tiempo, puede hacer el estiramiento del tendón de Aquiles. (Refiérase a la página 124, ejercicio #29.)

En los días que su artritis esté activa y se siente cansado, puede excluir la parte vigorosa de los ejercicios aeróbicos y hacer sólo el calentamiento y el enfriamiento como su rutina de ejercicio para esos días difíciles.

Frecuencia: ¿cuántas veces?

Tres o cuatro veces por semana es la mejor frecuencia para practicar los ejercicios aeróbicos. Los días libres le dan la oportunidad a su cuerpo de recuperarse y adaptarse al nivel de actividad físico.

Duración: ¿cuánto tiempo?

Si no ha hecho ejercicio por algún tiempo, le recomendamos no hacer más de 5 minutos de ejercicio cada vez. Podría hacer 5 minutos de ejercicio aeróbico varias veces al día y gradualmente construir una sesión de ejercicio aeróbico hasta lograr aproximadamente 30 minutos, o puede continuar con sesiones de ejercicio más cortas a lo largo del día. Además, puede aumentar la duración del ejercicio aeróbico sin riesgo alguno cuando alterna períodos de ejercicio suave y ejercicio vigoroso. Finalmente, llegará a construir una rutina de ejercicio vigoroso suficientemente larga y a usar el ejercicio suave como calentamiento o enfriamiento.

Intensidad: ¿qué tan fuerte?

El ejercicio aeróbico de intensidad moderada es el más efectivo. El ejercicio intenso aumenta el riesgo de lesionarse y causa dolores menores, haciendo difícil mantener regularidad en su programa de ejercicio.

Escala del esfuerzo percibido

¿Cómo se siente la intensidad del ejercicio?

Números	Esfuerzo
1	Nada de esfuerzo
2	Muy débil
3	**Moderado**
4	**Algo fuerte**
5	**Fuerte**
6	
7	Muy fuerte
8	
9	
10	Muy, muy fuerte

La intensidad es una medida del esfuerzo que hace. Por ejemplo, para un corredor entrenado, correr una milla en 12 minutos probablemente es un ejercicio de intensidad baja, es decir, no requiere tanto esfuerzo. Para una persona que no ha hecho ejercicio por un tiempo prolongado, una caminata vigorosa de 10 minutos puede ser un ejercicio de intensidad moderada o alta. El truco, por supuesto, es encontrar cuál es la intensidad moderada para usted. Existen varias formas de hacerlo.

Esfuerzo percibido

Una forma sencilla y confiable para vigilar la intensidad del ejercicio es clasificar el esfuerzo que hace usando una escala del 0 al 10. Cero en el extremo más bajo de la escala es cuando no hace esfuerzo; por ejemplo, cuando está acostado descansando. Diez en el otro extremo de la escala es la medida más alta del esfuerzo realizado—esfuerzo que no puede sostener más de algunos segundos. Por supuesto, no es necesario esforzarse tanto y esperamos que no lo haga. Un buen nivel de esfuerzo en esta escala para el ejercicio aeróbico es entre 3 y 5.

Nivel de pulso sugerido por edad

Grupo de edad	Pulso cuando hace ejercicio moderado (número de latidos en 15 segundos)
20–30	30–38
30–40	28–36
40–50	26–34
50–60	24–32
60–70	22–30
70–80	20–28
+80	18–24

Pulso

A menos de que se encuentre bajo tratamiento con medicinas para el corazón, tomar el pulso es una forma muy práctica de medir la intensidad del ejercicio. El número de latidos del corazón refleja el esfuerzo que está haciendo. (El corazón también late cuando está en un estado alterado; sin embargo, aquí nos referimos a la reacción del corazón al esfuerzo físico.) El ejercicio aeróbico moderado levanta su pulso entre el 60% y 80% de su nivel máximo. El nivel máximo del pulso declina con la edad, y para hacer ejercicio menos arriesgado también declina este nivel en la tabla. Puede utilizar la tabla de los niveles de pulso sugeridos para encontrar el nivel adecuado de su pulso al hacer ejercicio aeróbico moderado.

Si desea usar el nivel de su pulso para guiarle en el ejercicio, es necesario aprender a tomarse el pulso. Necesitará un reloj con segundero. Coloque los tres dedos de una mano en la muñeca de la otra, debajo de la base del dedo pulgar en la parte anterior. Podrá percibir su pulso al fluir la sangre. Cuente cuántas pulsadas siente en 15 segundos. Multiplique este número por 4; obtendrá el número de latidos de su corazón por minuto. Tome así su pulso varias veces al hacer ejercicio y pronto conocerá las diferencias en su esfuerzo cardíaco cuando descansa o hace ejercicio suave y moderado.

La razón más importante para conocer su nivel de pulso sugerido cuando hace ejercicio es para no sobrepasar sus límites. Después de calentarse y haber hecho 5 minutos de ejercicio aeróbico, tome su pulso; si éste es mayor que el número más alto que muestra la tabla en su categoría, disminuya su velocidad.

Si está principiando su experiencia de hacer ejercicio, le recomendamos mantener su pulso en el límite más bajo en su categoría de edad mostrado en la tabla, por lo menos hasta que su cuerpo se adapte a su nuevo nivel de actividad.

Al iniciar un programa de ejercicio, es común que algunas personas tengan dificultades para alcanzar el límite menor de su nivel de pulso. No se desanime si esto le sucede; continúe haciendo ejercicio a un nivel cómodo. Con la experiencia y el tiempo, logrará levantar su pulso a un nivel más alto y podrá hacer ejercicio más vigoroso.

Si está tomando medicinas que regulan su pulso, tiene dificultades para percibirlo, o simplemente le parece un método complicado y fastidioso, existe otra prueba sencilla para vigilar la intensidad del ejercicio, que explicamos a continuación.

Prueba de hablar

Hable consigo mismo u otra persona o recite poesía cuando hace ejercicio aeróbico. Podrá hacerlo cómodamente si el ejercicio que hace es a una intensidad moderada. Si por el contrario, tiene dificultades al respirar o no puede hablar cómodamente, está haciendo demasiado esfuerzo. Esta prueba es muy sencilla de llevar a cabo para regular la intensidad del ejercicio aeróbico.

Recuerde seguir las sugerencias sobre la frecuencia, duración e intensidad del ejercicio. A veces tendrá que detener su paso. Hacer más ejercicio no es necesariamente mejor. No es verdad que debe doler para tener efecto. El objetivo es sentirse mejor. Si sus articulaciones le duelen mucho, descanse; cuando sienta menos dolor, reinicie su programa de ejercicio moderado.

�֎ Caminar

Caminar es un excelente ejercicio aeróbico que fortalece el corazón, los pulmones, los huesos y los músculos, disminuye el estrés, ayuda a controlar el peso y mejora su salud en general. Se puede caminar solo o acompañado y en casi cualquier sitio adonde vaya. Al caminar, tiene menor riesgo de lesionarse que al correr, pues se ejerce menos estrés en las articulaciones. Es una excelente selección para una persona mayor de edad, cuyo estilo de vida ha sido sedentario o tiene problemas en las articulaciones.

La mayoría de las personas con artritis pueden incorporar esta actividad en sus actividades cotidianas. Por ejemplo, caminar para visitar a un amigo, caminar a la tienda de abarrotes o al realizar tareas caseras. Utilizar un bastón u otro tipo de aparato ortopédico no debe ser obstáculo para hacer su programa de caminar adaptándole a sus necesidades. Si utiliza muletas, está en silla de ruedas o experimenta dolor cuando camina distancias cortas, le recomendamos elegir otro tipo de ejercicio aeróbico o consultar con su médico o terapeuta físico. Existen otras opciones para las personas que no pueden caminar, por ejemplo, la danza sentados, los ejercicios acuáticos, y otros tipos de ejercicios más que discutimos en este libro.

Una buena forma de comenzar a caminar es midiendo su tiempo. Si no ha caminado por más de 6 meses, le sugerimos comenzar muy despacio. Camine sólo 7 minutos, dos o tres veces por semana durante las dos primeras semanas. Construya su tiempo de ejercicio aeróbico poco a poco, caminando vigorosamente durante 2 ó 3 minutos más en la tercera semana, y no aumente este intervalo de tiempo por lo menos hasta que ya pueda caminar 10 minutos completos sin agotarse. Una meta saludable es llegar a caminar vigorosamente durante 30 minutos tres veces por semana. Puede construir este tiempo agregando los minutos de caminata vigorosa poco a poco. Siga las sugerencias de la frecuencia, duración e intensidad del ejercicio y lea las siguientes sugerencias antes de comenzar.

Algunas sugerencias para caminar

1. **Escoger un lugar adecuado para caminar.** El terreno abrupto e inclinado presenta más dificultades para comenzar a caminar. Caminar en terreno montañoso o inclinado, tierra suave, arena o grava implica mucho esfuerzo y puede ocasionar dolor en las caderas, rodillas y pies. Algunas sugerencias para empezar a caminar comprenden buscar pistas para caminar—centros comerciales, patios escolares, calles con banquetas y vecindades tranquilas.

2. **Calentarse y enfriarse caminando a un paso suave.** Es importante empezar a caminar despacio durante 3 a 5 minutos para estimular la circulación sanguínea y los músculos antes de empezar a caminar vigorosamente. Termina con el mismo paso suave para permitirle a su cuerpo desacelerarse gradualmente. La experiencia nos dice que, para evitar dolores en las espinillas y el área del tobillo y el pie, es necesario comenzar despacio y terminar despacio. Le sugerimos hacer el estiramiento del tendón de Aquiles al iniciar y al finalizar su caminata (vea el ejercicio #29 en la página 124).

3. **Establecer su propio paso.** Toma un poco de práctica encontrar la velocidad adecuada para caminar. Para encontrar su ritmo adecuado,

puede empezar caminando despacio por algunos minutos; después aumente la velocidad a un paso un poco más rápido que su paso normal. Mantenga este paso durante 5 minutos más; después tome su pulso y observe si no está demasiado acelerado. Si se le dificulta respirar, camine más despacio. Camine a un paso cómodo que no extreme demasiado su pulso, caminando sin mucho esfuerzo.

4. **Agregar movimientos vigorosos con los brazos para levantar un poco el pulso.** Manteniendo los codos doblados, puede llevar pesas de medio kilogramo en ambas manos y caminar moviendo los brazos vigorosamente. Las pesas pueden comprarse en las tiendas de artículos para el deporte. Si no desea comprar pesas, puede llevar una lata de comida en cada mano o poner un poco de arena o frijoles secos en una bolsa de plástico. El trabajo adicional que hace con los brazos eleva su pulso, sin necesidad de caminar a un ritmo más rápido de lo que es cómodo para usted.

5. **Elegir zapatos cómodos.** Es recomendable usar zapatos que no le presionen ninguna parte del pie. Los zapatos tenis atléticos son mejores para absorber el choque con el pavimento que los zapatos con suelas de cuero o de piel. Las agujetas o el *velcro* le proporcionan mejor soporte para caminar cómodamente. Si tiene problemas para atarse las agujetas, considere las agujetas elásticas o el material conocido como *velcro*, que es ajustable. Existen soportes especiales diseñados para absorber el choque para meter en los zapatos; pueden comprarse en cualquier tienda de artículos deportivos. Si tiene preguntas acerca de cuál es el soporte adecuado para usted, consulte con su ortopedista o podíatra.

Cómo evitar problemas al caminar

1. Si tiene dolor alrededor de las espinillas cuando camina, probablemente no está empleando suficiente tiempo para calentarse. Haga ejercicios de calentamiento de los tobillos antes de empezar a caminar para resolver este problema. Comience despacio, haciendo círculos con los tobillos y estirando el tendón de Aquiles por lo menos durante 5 minutos. Además, trate de mantener relajados los pies. Observe cómo distribuye su peso sobre los pies; es posible que esté poniendo más peso sobre

ciertas áreas que otras (por ejemplo, en la parte interna de los arcos del pie) y esto puede provocarle dolor en la parte baja de la pierna.

2. Otro problema común es el dolor en las rodillas. Caminar demasiado rápido pone estrés adicional en las rodillas. Para poder caminar despacio y levantar el ritmo cardiovascular, utilice los brazos (vea arriba). También le recomendamos hacer los ejercicios para fortalecer las rodillas (ejercicios #'s 36, 37 y 38 en las páginas 129 y 130) para reducir el dolor.

3. Para eliminar los calambres y dolor en el tobillo, realice con frecuencia el estiramiento del tendón de Aquiles (ejercicio #29 en la página 124) antes y después de caminar. Caminar despacio en el inicio también le será de gran ayuda. Otro factor que puede ayudarle a prevenir los calambres es beber suficientes líquidos.

4. Mantener una buena postura al caminar. Recuerde que la posición erecta viendo hacia el frente (ejercicio #1 en las páginas 106 a 107) y manteniendo relajados los hombros ayuda a reducir el dolor en el cuello y en la parte superior de la espalda. Además puede agregar algunos estiramientos de las extremidades superiores para combatir la rigidez muscular.

5. Para incrementar la eficiencia al caminar y reducir el cansancio físico, utilice la respiración profunda y rítmica inhalando por la nariz y exhalando por la boca.

✼ La natación

Nadar es otro ejercicio aeróbico excelente. La propiedad física llamada boyancia nos permite flotar y mover las articulaciones a sus límites de movimiento completos con mayor facilidad, fortaleciendo los músculos y el sistema cardiovascular y evitando poner estrés adicional en las articulaciones.

Cuando nade, use todo el cuerpo. Si no ha nadado durante algún tiempo, considere tomar alguna clase. Para que nadar sea un ejercicio aeróbico, es necesario hacerlo contínuamente durante 20 minutos. Recuerde emplear los componentes del ejercicio—frecuencia, duración e intensidad—para adaptarlo a su condición física. Es recomendable combinar los estilos de nadar para no agotar una área específica del cuerpo o desarrollar problemas musculares.

Sugerencias para nadar

1. **Usar un visor o esnórquel para nadar.** Nadar de pecho y el estilo crol requieren movimientos del cuello que pueden ser difíciles si tiene dolor cervical. Para resolver este problema, utilice un esnórquel, para poder respirar sin la necesidad de voltear la cabeza de un lado a otro.
2. **Portar gafas (anteojos) para proteger sus ojos.** El cloro es un químico irritante para los ojos. Un buen par de gafas los protegerán y le permitirán mantener los ojos abiertos bajo el agua.
3. **Tomar un baño de agua caliente antes de empezar su ejercicio.** El calor reduce la rigidez y el dolor muscular. Recuerde no hacer demasiado esfuerzo para no cansarse. Si tiene dolor muscular por más de 2 horas después de haber hecho ejercicio, es necesario disminuir la intensidad del ejercicio la próxima vez.
4. **Nadar siempre y cuando haya salvavidas profesionales trabajando.** Si no le gusta nadar o le incomoda aprender nuevos estilos, también puede caminar en el agua y de esta forma unirse a millones de personas que hacen ejercicios acuáticos.

Ejercicios acuáticos

Hacer ejercicio en el agua es una actividad aeróbica muy cómoda, divertida y efectiva para incrementar la flexibilidad y fortalecimiento muscular. La boyancia del agua nos permite flotar y eliminar el peso adicional de las caderas, las rodillas, los pies y la espalda. Las personas que tienen problemas caminando debido a la falta de resistencia física, por lo general pueden hacer ejercicios acuáticos. La alberca o piscina es un buen lugar para empezar su propia rutina de ejercicio, y tiene la ventaja de que nadie puede verle al estar en parte sumergido bajo el agua.

¿Cómo empezar?

Podría inscribirse en una clase de ejercicios acuáticos con un buen instructor; de esta forma le será más fácil comenzar su programa de ejercicio. La Fundación de la Artritis patrocina clases de ejercicio y proporciona entrenamiento especializado a los instructores. Comuníquese con la oficina más cercana a usted. Además, los centros comunitarios recreativos en las vecindades y los clubes deportivos ofrecen ejercicios en el agua; algunos están dirigidos a los adultos de edad avanzada. Si tiene acceso a una piscina o alberca y desea hacer ejercicio por su propia cuenta, existen muchos libros que tratan del ejercicio acuático.

La temperatura del agua siempre ha sido un tema importante cuando las personas hablan acerca del ejercicio acuático. La Fundación de la Artritis recomienda una temperatura de 29° C (84° F), y la temperatura del aire circundante debe ser igual. La mayoría de las albercas o piscinas deben estar acondicionadas, excepto en lugares de climas cálidos. Si puede hacer ejercicio vigoroso y no padece el fenómeno de Raynaud u otra hipersensibilidad al frío, probablemente podrá hacer ejercicios acuáticos en aguas más frías. Otra sugerencia es hacer ejercicios de calentamiento antes de empezar los ejercicios acuáticos.

Sugerencias para hacer ejercicios acuáticos

1. **Proteger los pies.** Utilice zapatos para proteger los pies, sobre todo cuando el fondo de la piscina no está limado. Los zapatos proporcionan tracción en la piscina y alrededor de ella. Existe calzado especialmente diseñado para hacer ejercicios acuáticos. Algunos estilos poseen el material *velcro*, así facilitándole ponerse los zapatos. Los zapatos diseñados para la playa con suelas de plástico (sandalias, chancletas, etc.) también pueden funcionar bien.

2. **Mantenerse caliente.** Si tiene hipersensibilidad al frío o padece el fenómeno de Raynaud, asociado con la artritis, puede usar un par de guantes de látex desechables para nadar. Puede conseguir las cajas de guantes de látex en la mayoría de las farmacias. Los guantes parecen aislar las manos del frío circundante. Si tiene frío en el resto del cuerpo, puede utilizar camisetas de algodón o las mayas de licra (conocidas como trajes de buzo o *wetsuits*) para conservar el calor.

3. **Utilizar un banco para facilitar el acceso a la piscina.** Si hay escalones y le es difícil subir o bajar la escalera, sugiera que pongan un banco de cocina en la piscina junto a la escalera. Esta es una forma poco costosa para proporcionar escalones extra y facilitarle el acceso.

4. **Aumentar su boyancia o capacidad de flotación.** Puede utilizar un cinturón de flotación o un chaleco salvavidas como una forma de aumentar la capacidad de flotación a su cuerpo y aliviar el estrés adicional de sus caderas, rodillas y pies.

5. **Regular la intensidad del ejercicio.** Moviéndose despacio, puede regular el esfuerzo que hace en el agua. Otra forma de regular la intensidad del ejercicio es cambiar la cantidad de agua que empuja cuando se mueve. Por ejemplo, en el braceo al nadar, en vez de hacerlo con las palmas hacia abajo, aumentando la resistencia del agua, voltee las palmas lateralmente. Así realizará menos esfuerzo.

✳ Montar bicicleta al aire libre

Los ciclistas que viajan al aire libre pueden socializarse con otras personas, disfrutar del paisaje y obtener aire fresco y sol. Sin embargo, corren ciertos riesgos en las calles y pistas para bicicletas, especialmente el riesgo de caerse. Las caídas en bicicleta pueden ser serias. Si usted tiene problemas con el equilibrio, la visión o el oído o si tiene osteoporosis, no le recomendamos montar bicicleta al aire libre. Le sugerimos usar una bicicleta estacionaria. (Vea la siguiente sección.)

Si vive en un área pavimentada, considere un triciclo para adultos. A pesar de que son pesados, son muy estables. El área para cargar entre las dos ruedas traseras le facilita llevar a cabo sus tareas y cargar paquetes.

Si ha decidido montar bicicleta como ejercicio aeróbico, le recomendamos leer revistas sobre bicicletas, hablar con ciclistas y echar un vistazo a las diferentes tiendas para informarse sobre los tipos de bicicletas que ya existen y las reglas de protección y circulación para los ciclistas.

Buscando la bicicleta adecuada

Es esencial que la bicicleta sea del tamaño adecuado y posea los ajustes necesarios para su comodidad. El asiento a una altura incorrecta es el problema más común, y también es el ajuste más sencillo de hacer. Para verificar la posición del asiento a la altura correcta, pida a una persona sostener la bicicleta mientras usted se monta, y con su talón en uno de los pedales, estire la otra pierna hasta tocar el suelo. Si su rodilla permanece doblada, debe elevarse el asiento. Mantener ambas rodillas dobladas al pedalear puede causar dolor. (Las personas con hiperextensión en las rodillas, es decir rodillas arqueadas hacia atrás, deben permitir que se doblen un poquito sus rodillas para que queden derechas al pedalear.) Por el contrario, si su talón no puede mantenerse sobre el pedal cuando éste se encuentra en el punto más bajo, debe bajarse el asiento.

Puede probar bicicletas con distintos manubrios, manijas, velocidades y sistemas de frenos hasta encontrar el estilo que mejor se ajusta a sus necesidades. Muchos talleres de bicicletas pueden combinar diferentes partes para construir una bicicleta personalizada. Lea revistas especializadas, hable con otros ciclistas o amigos o haga un viaje a la tienda de bicicletas para recoger la información necesaria. Una vez identificadas las características deseadas, tal vez podría encontrar su bicicleta en una "venta de garaje" o en un anuncio de periódico.

Al montar en bicicleta se utilizan músculos diferentes que al caminar. Al principio es probable que un paseo de 10 minutos sea suficiente. Siga las sugerencias sobre la frecuencia, duración e intensidad del ejercicio hasta gradualmente construir 20 ó 30 minutos de un paseo aeróbico agradable en bicicleta.

Consejos para montar bicicleta

1. **Utilice un casco protector.** Esta es la pieza de equipo más importante para montar bicicleta con más seguridad. Una lesión en la cabeza puede ser grave. Existen cascos muy ligeros (224 g). Busque uno que haya sido aprobado por un comité de seguridad. En los Estados Unidos, entre las marcas aprobadas se incluyen *Snello* y *Ansi*.

2. **Siga las reglas de tráfico.** Conozca y aprenda las reglas de tráfico en su comunidad. Aproveche los carríles para bicicleta.

3. **Pedalee con la parte ancha del pie.**

4. **Use las velocidades correctamente, para su seguridad y comodidad.** Le ahorrará costos en reparaciones de la bicicleta y previene el dolor en la rodilla, el cual aparece cuando hace demasiado esfuerzo. En esta circunstancia, es mejor cambiar a una velocidad más baja para hacer menos esfuerzo al pedalear.

❋ Bicicletas estacionarias

Las bicicletas estacionarias ofrecen los beneficios de la actividad física sin necesidad de exponerse a los riesgos derivados de montar bicicleta al aire libre. Es una buena elección para las personas que no tienen la flexibilidad y fuerza muscular suficiente para pedalear constantemente y mantenerse en un sólo camino. Si vive en un área fría y montañosa, una bicicleta estacionaria podría ser lo mejor para usted. Además este tipo de ciclismo puede combinarse con actividades aeróbicas al aire libre cuando el clima es mejor afuera.

Eligiendo la bicicleta estacionaria

Existen una gran variedad de modelos de bicicletas estacionarias y múltiples opciones que vienen incluidas con el equipo. La mayoría de los modelos cuentan con un velocímetro que mide la velocidad y distancia que habría recorrido al aire libre. Las características opcionales incluyen aparatos digitales que toman el pulso—por ejemplo, un *clip* para la oreja o anillos para los dedos. Algunos modelos de bicicletas estacionarias en los clubes deportivos cuentan con programas para computadoras y videos que simulan un paseo al aire libre. Existen otros modelos de bicicletas que ponen las caderas y las rodillas al mismo nivel, aliviando así el estrés de la espalda baja. Algunas personas creen que estos modelos son los más cómodos. Al elegir cualquier estilo de bicicleta utilizará músculos diferentes que al caminar. Al principio, no se sorprenda cuando un paseo en bicicleta de 5 ó 10 minutos sea suficiente ejercicio. Recuerde seguir las sugerencias sobre la frecuencia, duración e intensidad del ejercicio para progresar gradualmente, llegando a montar bicicleta durante 20 ó 30 minutos.

Las diferencias más importantes entre los modelos de bicicletas están marcadas por el asiento, el tipo de manubrio, y la resistencia que ejerce al pedalear. Usted puede pedir asistencia en las tiendas para encontrar el modelo acorde a sus necesidades.

Algunas sugerencias para montar bicicleta

1. **No ejercer mucha resistencia al pedalear.** Hasta que sus músculos se acostumbren a pedalear, le recomendamos empezar paseando solamente

por algunos minutos. Empiece sin resistencia. Si desea incrementar la resistencia (el esfuerzo), hágalo poco a poco cada dos semanas. El efecto de haber obtenido la resistencia es más o menos el mismo que montar bicicleta cuesta arriba. Si utiliza demasiada resistencia, es posible lesionarse las rodillas y tendrá que detenerse antes de obtener el beneficio del ejercicio aeróbico.

2. **Pedalear a una velocidad cómoda.** Para la mayoría de las personas, 60 revoluciones por minuto es una buena velocidad para comenzar. Algunas bicicletas proporcionan la lectura de las revoluciones por minuto. Si no es así, también puede contar el número de veces que su pie derecho alcanza el punto más bajo al pedalear en un minuto (deben ser 60 veces en un minuto). Al acostumbrarse a montar bicicleta, podrá aumentar su velocidad. Sin embargo, ir más rápido no es necesariamente mejor. Puede escuchar música para llevar un ritmo constante. La experiencia le dirá cual es la mejor combinación de velocidad y resistencia para su capacidad personal.

3. **Progresar gradualmente a una intensidad moderada.** Podría hacerse el propósito de llegar a pedalear durante 20 ó 30 minutos a una velocidad cómoda. Construya su tiempo de ejercicio alternando intervalos de pedaleo vigoroso e intervalos de descanso o menor resistencia. La prueba de hablar (página 142) es una buena forma de asegurarse de que no está haciendo demasiado ejercicio. Si está solo, una idea es cantar al pedalear, y si no puede respirar con facilidad, pedalee más despacio.

4. **Llevar un calendario de actividades.** Marque en su calendario de actividades el tiempo y distancia que monta bicicleta. Se sorprenderá de la cantidad de ejercicio que puede hacer.

5. **Mantener el hábito de hacer ejercicio regularmente.** En los días malos o cuando tenga dolor en la rodilla, puede pedalear sin resistencia a un menor número de revoluciones por minuto o durante un período de tiempo más corto.

Otro tipo de equipo para hacer ejercicio

Si son muchos los obstáculos para comprar una bicicleta estacionaria o no tiene espacio en su casa, pida asistencia a su terapeuta físico. Existen otros aparatos para hacer ejercicio aeróbico que son fáciles de instalar y poco costosos. Por ejemplo, el velocípedo, una pequeña pieza de equipo, tiene pedales para los pies y puede ser instalado al pie de la cama o en una silla. Esta máquina mecánica le permite hacer ejercicio pedaleando. La resistencia es variable y le permite ajustarse al largo de sus piernas y a la forma cómo flexiona sus rodillas. El velocípedo podría ser el primer paso para empezar su programa de ejercicio hasta mejorar su condición física.

Otro aparato es la bicicleta para los brazos. Se monta en una mesa. Las personas que no pueden usar las piernas para hacer ejercicio pueden mejorar su condición cardiovascular utilizando este ciclo para los brazos. Es importante trabajar en conjunto con un terapeuta físico que le ayude a formular su programa personalizado de ejercicio, ya que utilizar exclusivamente sus brazos para hacer ejercicio aeróbico implica vigilar la intensidad del ejercicio, que es distinta a la utilizada para los músculos más grandes de las piernas.

Además del equipo mencionado, existe una gran variedad de aparatos para hacer ejercicio. En los clubes deportivos o tiendas especializadas encontrará el equipo que mejor satisfacerá sus necesidades. Si ha decidido comprar equipo especializado para hacer ejercicio, le recomendamos tener claros sus objetivos. Para mejorar su condición cardiovascular y resistencia física, el mejor equipo es el que hace trabajar la mayor parte de los músculos de su cuerpo. El movimiento debe ser rítmico, repitido y continuo. El equipo debe sentirse cómodo y ser seguro, y no debe poner estrés en sus articulaciones. Si quiere comprar una nueva pieza de equipo, la mayor parte de los fabricantes ofrecen un período de prueba de por lo menos 2 semanas.

Un equipo de ejercicio para levantar pesas no mejorará su condición cardiovascular. Un programa de levantamiento de pesas le ayuda a construir músculos. Sin embargo, puede poner estrés excesivo en las articulaciones, músculos, tendones y ligamentos. Es sumamente importante que usted consulte con su doctor o terapeuta antes de planear cualquier programa que requiera el uso de pesas u otra maquinaria pesada.

❁ Ejercicios aeróbicos de bajo impacto

Las personas están principalmente de acuerdo en que los ejercicios aeróbicos de impacto bajo y la danza aeróbica son formas divertidas de hacer ejercicio. "Impacto bajo" significa que un pie siempre está en el piso y no hay saltos. Sin embargo, el impacto bajo no necesariamente significa menos intensidad, y no todas las rutinas de aeróbicos de impacto bajo protegen las articulaciones. Si piensa participar en una clase de aeróbicos de impacto bajo, es probable que tenga que hacer modificaciones a algunos de los ejercicios para ajustarlos a su artritis.

Otra idea es comprar un video de ejercicios desarrollados especialmente para personas con artritis. La Fundación de la Artritis cuenta con algunos materiales en video.

¿Cómo empezar?

Le sugerimos expresar sus necesidades al instructor de la clase. Puede comenzar presentándose e informándole que tiene artritis. Podría pedirle consejos o sugerencias para modificar algunos de los ejercicios que puedan lesionar sus articulaciones. Además, hablar con el instructor es una forma de conocer su personalidad y conocimiento. Es más fácil empezar a hacer ejercicio con una nueva clase que con una clase que ya se ha reunido durante algún tiempo. Si lo cree necesario, puede explicar a sus compañeros de clase por qué hace algunos ejercicios de una manera diferente; ellos probablemente conocerán a personas con necesidades físicas similares a las suyas.

Muchos instructores utilizan música o cuentan a un ritmo específico y hacen un número determinado de repeticiones por cada ejercicio. Existen muchas formas para modificar la rutina si ésta es demasiado rápida o hay demasiadas repeticiones de los ejercicios. Puede empezar haciendo la mitad de las repeticiones más lentamente o detenerse cuando crea que ha hecho suficiente. Si la clase hace ejercicio con los brazos y piernas y usted está cansando, intente descansar sus brazos y solamente mover las piernas o marche en su lugar hasta que esté listo para continuar. Los instructores pueden también enseñarle a hacer ejercicios aeróbicos sentado, especialmente si necesita descansar por algunos minutos.

Muchas rutinas aeróbicas de impacto bajo incluyen movimientos con los brazos arriba del nivel de los hombros para acelerar el ritmo cardíaco. Para las personas que tienen problemas con los hombros o alta presión sanguínea, puede ser arriesgado hacer demasiado ejercicio con los brazos a este nivel. Modifique el ejercicio bajando el nivel de los brazos o tome descansos.

Ser diferente al resto del grupo en una sala con espejos puede ser difícil; toma valentía, convicción y un poco de sentido del humor. Lo más importante es que haga lo que necesita hacer por sí mismo. Escoja al instructor que le anime a hacer ejercicio a su propio paso, además de una clase amigable y divertida.

Finalmente, le recomendamos observar las clases, hablar con los instructores y participar por lo menos en una sesión antes de hacer cualquier compromiso.

Sugerencias para los estudios de ejercicios aeróbicos

1. **Utilizar zapatos para hacer ejercicio.** Muchos estudios tienen pisos acolchonados o alfombras suaves que presentan una tentación para quienes les gusta hacer ejercicio sin zapatos. Es mejor usar zapatos, porque le protegen los huesitos pequeños de las articulaciones del pie, los músculos y tobillos con un soporte firme y una superficie plana. Además, los zapatos adecuados absorben el choque o impacto con el piso.

2. **Proteger las rodillas.** Es importante respetar la alineación del cuerpo para proteger las rodillas y los pies. Refiérase a la página 69 para revisar la buena alineación del cuerpo. Si tiene hiperextensión en las rodillas (rodillas arqueadas hacia atrás), trate de no estirar las rodillas demasiado cuando esté de pie y reláyelas. La alineación más adecuada de los pies y las rodillas, cuando está de pie, se ve al trazar una línea imaginaria por la mitad de la rodilla que pase por el segundo dedo del pie.

3. **No estirar músculos, tendones y ligamentos demasiado.** El inicio de la rutina de ejercicio (el calentamiento) y el final (el enfriamiento) consisten en ejercicios de estiramiento y fortalecimiento. Recuerde estirar solamente hasta un punto de tensión cómodo. Mantenga la posición durante 15 segundos, y no tire demasiado. Si el estiramiento duele, no lo fuerce. Pídale a su instructor que le demuestre un ejercicio menos fatigante o escoja algún sustituto que le acomode mejor.

4. **No hacer demasiadas repeticiones de un movimiento.** Es una buena idea cambiar movimientos para no lesionar los músculos. Al principio, es normal que experimente nuevas sensaciones alrededor de sus articulaciones y músculos cuando empieza un programa nuevo de ejercicio. Sin embargo, si siente dolor al realizar varias repeticiones del mismo movimiento, cambie el movimiento o deténgase para unos momentos y descanse.

5. **Combinar ejercicios.** Muchos gimnasios o clubes deportivos ofrecen oportunidades para hacer una gran variedad de ejercicios. Hay salas llenas de equipo con máquinas cardiovasculares, piscinas o albercas y estudios aeróbicos. Si usted tiene dificultades para completar una clase de una hora, averigüe si puede asistir a la clase exclusivamente durante el calentamiento y el enfriamiento y combine estos tipos de ejercicio con otro—por ejemplo, usando una bicicleta estacionaria o el llamado *treadmill* (pista automática para caminar) para la porción aeróbica. Muchas personas han encontrado que esta rutina les ayuda; hay beneficios individuales y beneficios al estar en un grupo.

Algunas precauciones con aparatos eléctricos o de baterías para hacerse masaje

Muchas personas utilizan diversos aparatos eléctricos que ejercen presión para ayudar a hacerse masaje o mover ciertas áreas del cuerpo sin que usted haga esfuerzo alguno. Es necesario que sepa que estos aparatos no le darán fuerza o elasticidad a las articulaciones, ni tampoco los beneficios de los ejercicios de los cuales hemos hablado. Asegúrese de preguntarle a su terapeuta físico o médico de cabecera si es recomendable para usted invertir en estos aparatos. Algunos cuestan mucho dinero y no tienen ningún beneficio que usted no pueda obtener haciendo un programa de ejercicio moderado y regular.

❋ Pruebas para medir la condición física

Medir los éxitos que logra con su programa de ejercicio ayuda a la motivación. Elija cualquiera de las siguientes pruebas para medir la intensidad del ejercicio, y llévela a cabo antes de iniciar su programa de ejercicio. El propósito es tener un punto de comparación para medir su progreso. Además, puede hacer apuntes sobre su progreso.

Después de 4 semanas de hacer ejercicio, vuelva a realizar la misma prueba y observe su progreso. Puede repetir la misma prueba después de otras 4 semanas.

Prueba de la distancia

Encuentre un lugar en donde pueda medir la distancia que camina o monta en bicicleta. Por ejemplo, una pista para corredores o una calle cuya distancia puede medirse con el coche. Si cuenta con un velocímetro en su bicicleta o su coche, no tendrá ningún problema para averiguar la distancia. Si ha pensado en nadar, puede contar el número de veces que cruza la piscina.

Después del calentamiento, anote el kilometraje o millaje cuando inicia el ejercicio. Camine, nade o monte en bicicleta a un paso vigoroso durante 5 minutos; mantenga un movimiento constante. Al terminar los 5 minutos, anote de nuevo el kilometraje o millaje en donde terminó, y continúe haciendo el ejercicio a un ritmo menos vigoroso para enfriarse. La diferencia entre el kilometraje inicial y el final es la distancia recorrida. Repita esta prueba después de varias semanas de hacer ejercicio. Probablemente observará una mayor facilidad para recorrer la misma distancia. Es decir, su corazón no trabajará tanto como la primera vez.

Prueba del tiempo

Mida la distancia que camina, nada o monta en bicicleta. Estime aproximadamente qué tan lejos puede ir en 5 minutos. Puede escoger un número determinado de cuadras o bloques de casas, una distancia que ya conozca, o cuántas veces cruzará la piscina de un lado al otro. Después de 3 ó 4 minutos de calentamiento, comience anotando el tiempo en su calendario, y muévase a un paso vigoroso pero cómodo. Al finalizar su recorrido, anote cuánto tiempo le toma hacerlo y observe su corazón y respiración. Repita esta prueba después de varias semanas de hacer ejercicio. Si puede recorrer la misma distancia en menos tiempo y sin gran esfuerzo, ya ha logrado mejorar su condición física. Probablemente verá cambios después de las primeras 4 semanas. Sin embargo, normalmente toma de 8 a 12 semanas de ejercicio regular para mejorar la condición física.

12

Comer
saludablemente

esarrollar hábitos alimenticios que sean saludables es importante para toda persona. El llevar un plan de nutrición equilibrado nos dará la energía y la fuerza necesaria para realizar nuestras actividades diarias. Además de hacernos sentir bien, nos ayudará a reducir el riesgo a contraer las enfermedades comunes. Los alimentos por sí mismos no pueden prevenir ni curar ninguna enfermedad. Sin embargo, aprender a elegir alimentos saludables en cada comida regular nos ayudará a fortelecer el sistema inmune, a manejar los síntomas en forma efectiva, a prevenir complicaciones, y a sentirnos en control de nuestra salud.

Sabemos que hacer cambios en nuestros hábitos alimenticios puede ser un reto. El estilo de comer y preparer los alimentos son hábitos que se han desarrollado a través de los años, y forman parte importante de nuestras costumbres, tradiciones culturales y familiares. Por tanto, el tratar de cambiar en forma repentina y totalmente nuestro estilo alimenticio no sería realista. Además podría ser un experiencia frustrante y desagradable para cualquier persona. Si realmente queremos lograr cambios permanentes en nuestros hábitos alimenticios es importante hacerlo poco a poco en forma gradual. Una vez incorporados estos cambios a nuestra vida diaria, podemos compartirlos o extenderlos a las personas que nos rodean.

En este capítulo le ofrecemos sugerencias para ayudarle a hacer cambios en sus hábitos alimenticios sin perder la variedad y el gusto por la comida. Además, hemos incluído guías para planificar una alimentación equilibrada, elegir alimentos más saludables, mantener un peso saludable, disminuir los problemas asociados con la comida y el control de peso, y sugerencias para manejar los efectos secundarios de algunas medicinas. Así como las otras técnicas de manejo personal descritas en este libro, una alimentación saludable también le ayudará a manejar su artritis y a sentirse en control de su salud.

✺ ¿Qué significa comer saludablemente?

Comer saludablemente no significa que nunca podrá comer los alimentos que más le gustan, ni que debe comprar alimentos "especiales" o hacer una "dieta" estricta. Lo que significa es llevar una alimentación equilibrada aprendiendo a escoger alimentos o productos saludables la mayor parte del tiempo, encontrar nuevas y distintas formas de prepararlos, y comer una cantidad adecuada y con moderación. Podemos empezar a comer más saludablemente siguiendo ciertos principios básicos: comer una variedad amplia de alimentos, comer en forma regular, y comer la misma cantidad de alimentos en cada comida regular.

Comer una variedad de alimentos

Este principio es importante para que el cuerpo obtenga todos los nutrientes y otras sustancias saludables que necesita para funcionar bien y estar sano. Los nutrientes que necesitamos son las proteínas, los carbohidratos, la grasa, las vitaminas y los minerales.

Proteínas tienen varias funciones en el cuerpo. Son los elementos esenciales que necesita el cuerpo para integrar los músculos y otros tejidos. Forman parte de nuestros glóbulos rojos y las enzimas y hormonas que ayudan a regular las diferentes funciones del cuerpo. Las proteínas ayudan a mantener nuestro sistema inmunológico para poder combatir infecciones y enfermedades, y reparar tejidos dañinos. Aunque no son la mayor fuente de energía como los carbohidratos, las proteínas también proveen alguna energía para el cuerpo.

Las proteínas se componen de otras sustancias más pequeñas y sencillas que se llaman "aminoácidos." Nuestro cuerpo produce algunos de estos aminoácidos, pero no todos que necesita. Por eso, tenemos que obtenerlos de los diferentes alimentos que comemos. Las proteínas más completas son las que provienen de productos animales como la carne, el pescado, las aves, los huevos, la leche y los productos de soya como el tofú. Otras proteínas que provienen de las plantas como los legumbres (frijoles, chícharos y lentejas), los granos integrales, las nueces y las semillas son incompletas; faltan uno o más de los aminoácidos necesarios. Sin embargo, si combina una proteína completa con una incompleta, forma una proteína completa que se utiliza en el cuerpo. Aunque no son completas, las proteínas que provienen de las plantas tienen ciertos beneficios. Contienen fibra dietética, no contienen colesterol, y con pocas excepciones, son bajas en grasa. Las nueces y semillas son altas en grasa pero es el tipo de grasa más sano. También nos proveen otros químicos que nos protegen contra enfermedades como el cáncer y las enfermedades cardíacas.

Carbohidratos son la mayor fuente de energía para los músculos del cuerpo y todas sus funciones metabólicas. La mayoría de las calorías que consumimos cada día deben provenir de esta categoría de nutrientes. Los carbohidratos son frecuentemente clasificados como almidones y azúcares y se encuentran en una variedad amplia de alimentos, principalmente en las plantas como las cereales, los vegetales y las frutas. Los únicos alimentos provenientes de animales que contienen los carbohidratos son los productos lácteos, como la leche y el yogurt. Los almidones incluyen la cereal, el arroz, la pasta, el pan, los legumbres y los tubérculos (raíces como las papas, zanahorias, calabazas, etc.). Los azúcares incluyen el azúcar, la miel, el jarabe, la jalea y la mermelada. Cuando escogemos los carbohidratos es recomendable escoger los vegetales, las frutas, y los productos integrales porque proveen la fibra, las vitaminas, los minerales y otras sustancias químicas que necesita el cuerpo. Productos blancos y refinados como la harina y el arroz blanco ya no contienen fibra y han perdido muchos de sus nutrientes saludables.

Grasa es esencial para el mejor funcionamiento del cuerpo y la salud. Cada persona necesita una pequeña cantidad de grasa cada día. Se utiliza la grasa para ayudar a integrar, fortalecer y reparar los tejidos del cuerpo. Desafortunadamente, la mayoría de nosotros comemos demasiada grasa y demasiado del tipo malo. Se divide la grasa en dos tipos: "buena" y "mala" grasa; estas categorías se relacionan a los efectos que tiene la grasa en nuestra salud. La "mala" grasa, conocida como grasa saturada, puede aumentar el nivel de colesterol en la sangre y el riesgo para desarrollar una enfermedad del corazón. Se encuentra la grasa saturada en los productos animales como la carne roja; productos procesados como jamón y tocino; productos lácteos no descremados como queso regular, manteca, mantequilla regular y crema; y aceites de palma y coco. Otro tipo de grasa "mala" se llama grasa de "trans" que se encuentra en muchos productos procesados como los bocadillos, postres y la comida rápida como las papas fritas.

En contraste, la "buena" grasa, conocida como la grasa insaturada, puede ayudar a reducir el colesterol y a mantener la salud de las células. Principalmente se encuentra la grasa insaturada en muchos aceites vegetales (como el aceite de soya, girasol, oliva, canola, etc.), y en la nueces, el aguacate y los olivos. También, el pescado como salmón, caballa, trucha y atún contienen altos niveles de las grasas "buenas."

La grasa, como la proteína y los carbohidratos, provee energía para el cuerpo, pero la grasa contiene dos veces el número de calorías por gramo, y las calorías de grasa se pueden sumar rápidamente. Por eso, es recomendable vigilar y moderar la cantidad de grasa y de calorías que ingeremos. Si comemos demasiado, estas calorías extras, vengan que no vengan de proteína, carbohidratos o grasa, pueden llevar al sobrepeso y a un aumento en el riesgo de varios problemas de salud.

Vitaminas y minerales también son componentes esenciales para una alimentación saludable. Ayudan a fortalecer la sangre, huesos y músculos y aseguran que el cuerpo funciona adecuadamente. Si comemos una variedad amplia de alimentos, especialmente los productos integrales y las proteínas bajas en grasa, obtendremos todas las vitaminas y minerales que necesitamos. En esta manera, es muy probable que no tenga que tomar un suplemento. Los suplementos vitamínicos y minerales no pueden reemplazar una alimentación equilibrada. Sin embargo, si decide o necesita tomar un suplemento, es recomendable escoger una variedad genérica o sin marca (que es tan buena y más barata que los de marca), y que contiene del 50% al 100% de las cantidades de nutrientes recomendadas para los diferentes minerales y vitaminas. No es necesario ingerir grandes cantidades o "megadosis" de los suplementos a menos que hayan sido prescritos por su médico. Algunas vitaminas y minerales en grandes cantidades pueden ser tóxicas para su salud y ocasionarle otros problemas.

Comer en forma regular

Es importante tratar de comer en el mismo horario todos los días, sin saltarse ninguna comida regular. El metabolismo humano require de 4 a 6 horas para procesar los alimentos, por eso es recomendable tomar los alimentos en intervalos regulares. Estos intervalos varían de acuerdo a la condición de cada individuo. Algunas personas tal vez puedan comer en forma regular 3 veces al día, mientras otros necesiten hacerlo con más frecuencia, por ejemplo de 5 o más veces al día, comiendo cantidades más pequeñas. Comer en forma regular reabastece al cuerpo de nutrientes, dándole la energía que necesita para funcioner bien todo el día. Lo podemos comparar con la gasolina que se le pone al auto para que siga funcionando adecuadamente.

También es importante tratar de comer el desayuno porque es la primera fuente de energía para el cuerpo después de largas horas nocturna de "ayuno." Generalmente el intervalo entre la última comida del día y el desayuno es de 12 a 15 horas, y es durante el sueño que el cuerpo consume más energía. Si nos levantamos a realizar nuestras actividades sin haber reabastecido al cuerpo de nutrientes necesarios, nos sentiremos agotados y con falta de energía durante el día.

Comer la misma cantidad de alimentos en cada comida regular

Esto ayuda a que el cuerpo tenga bastante energía para funcionar óptimamente todo el día. Saltarse una comida o comer demasiado en una comida regular, dejar de comer o comer muy poco en las otras comidas puede alterar su metabolismo y llevarle a comer bocadillos no planeados ni saludables. También puede empeorar sus síntomas o causar otros problemas, como la irritabilidad, un humor variable o la disminución del nivel de azúcar en la sangre (hipoglucemia). A la inversa, comer demasiado puede causar problemas como un aumento de dolor debido a la dificultad para respirar cuando el estómago está distendido y el diafragma apiñado. Comer demasiado en la noche también puede resultar en indigestión, acidez y alteraciones en el sueño.

✳ ¿Cuál es la cantidad adecuada para comer en cada comida regular?

Desafortunadamente, no hay una respuesta simple, ni una respuesta correcta para toda persona. La cantidad que debemos comer depende de muchos factores, incluyendo nuestra edad, sexo, tamaño del cuerpo, nivel de actividad y salud. Por esta razón, hay cierta amplitud en el tamaño y cantidad de las porciones recomendadas en cada grupo nutritivo. En la tabla en las páginas 162–166, se encuentra una variedad de alimentos junto con sus nutrientes y las porciones recomendadas.

Guía de alimentos

Fórmula para una alimentación saludable:
Una porción de *proteínas* + una porción de *vegetales* + una porción de *frutas*
+ dos porciones de *almidones/carbohidratos*

PROTEÍNAS		Porción*
Quesos	Queso fresco (Mexicano)	1 oz
	Requesón (bajo en grasa)	1/2 taza
	Queso regular	1 oz
Leche	Leche (entera, baja en grasa o descremada)	1 taza
	Leche en polvo	3 cdas
	Leche de soya	1 taza
Yogurt Simple	Yogurt (bajo en grasa)	3/4 taza
Huevos	Huevos frescos (altos en colesterol)	1

***Note**: Porciones de la carne están medidas por el tamaño
de la palma de su mano y de 1 ó 2 cm de grueso*

Pescados/ mariscos		
	Baja en grasa (0–3g de grasa por oz)	2–3 oz
	bacalao, mero, eglefino, trucha, atún, salmón, sardina, ostiones en su concha, camarones	
	Mediano en grasa (5g de grasa por oz)	2–3 oz
	cualquier pescado frito	
Carnes	Bajo en grasa (magra—3g de grasa por oz)	2–3 oz
	espadilla, solomillo, falda, bistec, diesmillo	
	Mediano en grasa (5g de grasa por oz)	2–3 oz
	molida de res, filete, chuletas	
	Alto en grasa (8g de grasa por oz)	2–3 oz
	costillas, jamón de puerco/cerdo, salchicha	
Aves: pollo, pavo (guajolote), gallina, y otras aves		
	Bajo en grasa (magra—3g de grasa por oz)	2–3 oz
	pechuga de pollo sin pellejo	
	Mediano en grasa (5g de grasa por oz)	2–3 oz
	pierna y muslo con pellejo	
	Alto en grasa (8g de grasa por oz)	2–3 oz
	pollo frito con pellejo, pavo	

*Abrevaciones de las unidades de medida: **g** = gramos; **cda** = cucharada; **cdita** = cucharadita; **oz** = onza; **pzs** = piezas

Guía de alimentos

Carne procesada (alta en sodio)
Baja en grasa
pavo, jamón, perritos calientes (hot dogs),
carne para hamburguesa
2–3 oz

Carne de organos (alta en colesterol)
Cesos, hígados, lengua, tripas, riñones, etc.
2–3 oz

Otros Tofú 1/2 taza
Crema de cacahuate 2 cdas

VEGETALES Porción

Vegetales bajos en almidones/carbohidratos—frescas, congeladas y enlatadas.
Si no tienen una porción definida, se pueden comer al gusto

Achicoria	Champiñones/hongos silvestres	Lechugas verdes
Alcachofas	Chayote	Nabos
Apio	Chiles picantes	Nopales
Berenjena	Col de Brucelas	Pimiento morrón y verde
Berros	Colifor	Pepinos
Brócoli	Ejotes/habichuelas	Quimbombó
Calabaza	Espárragos	Rábanos
Calabacín	Espinacas	Repollo chino
Cebollas	Jitomates	Tomates

Jugos de vegetales
Jugo de verduras mezcladas (V8) 1/2 taza
Jugo de tomate 1/4 taza

Vegetales ricos en almidones/carbohidratos

Arvejas	1/2 taza
Betabel (remolacha)	1/2 taza
Calabaza de invierno	1/2 taza
Camote (batata), regular*	1/2 taza
Chícharos, garbanzos, etc.	1/2 taza
Frijoles	1/2 taza
Jícama	1/2 taza
Lentejas	1/2 taza
Maíz	1/2 taza
Plátano maduro	1/2 taza
Papa al horno o a la parrilla*	1/2 taza
Yautía*	1/2 taza
Zanahorias	1/2 taza

*Una pequeña o 1/2 taza

Guía de alimentos

ALMIDONES/CARBOHIDRATOS | Porción

Pasta/cereales/granos		Porción
	Arroz cocido (blanco o integral)	1/2 taza
	Arroz tostado (Rice Krispies)	1/2 taza
	Avena, regular	1/2 taza
	Cereal de salvado	1/2 taza
	Cereales, sin azúcar	1/2 taza
	Germen de trigo	1/2 taza
	Granola, baja en grasa	1/2 taza
	Pasta	1/2 taza
Pan	Bolillo regular	1/2
	Pan blanco o de trigo (rebanada)	1
	Pan de leche o sal, pequeño	1/2
	Panecillo inglés, regular	1/2
	Pan para hamburguesa o hot dog	1/2
	Panqueque, regular	1
	Pita, mediano	1/2
	Tortilla de maíz, regular	1
	Tortilla de harina, mediana	1
	Waffle, regular, baja en grasa	1

FRUTAS | Porción

Frescas		Porción
	Chabacano/albaricoque, mediano	2
	Ciruela, pequeña	1
	Coco fresco, rayado	1/2 taza
	Dátiles	3
	Durazno, mediano	1
	Fresas y frambuesas	1 taza
	Guayabana, mediana	3
	Higos, grandes	2
	Kiwi, grande	1
	Lima, grande	1
	Limón, grande	1
	Mandarina, mediana	1
	Mango, pequeño	1
	Manzana, pequeña	1
	Melón, pequeño	1/4
	Naranja, pequeña	1
	Papaya, pequeña	1/4
	Pera, pequeña	1

Guía de alimentos

	Persimo, mediano	1
	Piña	1/2 taza
	Plátano, pequeño	1/2
	Sandía	1 taza
	Toronja, pequeña	1/2 taza
	Uvas	1/2 taza
Frutas enlatadas	Baja en azúcar	1/2 taza
	Regular	1/4 taza
Frutas secas	Higos y chabacanos	2
	Pasas	2 cdas
Jugos de frutas		1/2 taza

ALIMENTOS PROBLEMÁTICOS   Porción

Grasas insaturadas ("grasas buenas")		
	Aceite (maíz, girasol, soya)	1 cdita
	Aderezo	1 cda
	Aguacate/palta, mediano	1/4
	Crema de cacahuate, crujiente	2 cdas
	Margarina, baja en grasa	1 cdita
	Mayonesa, regular	1 cdita
	Mayonesa, baja en grasa	1 cda
	Nueces o semillas	
	Almendras, anacardos	6 pzs
	Cacahuates	8 pzs
	Pacanas, nueces	4 mitades
	Olivos, todas las variedades	5 grandes
	Semilla de ajonjolí o sésamo	1 cdita
	Semillas de calabaza y girasol	1 cdita
Grasas saturadas ("grasas malas")		
	Crema agria, regular	2 cdas
	Crema, baja en grasa	3 cdas
	Crema espesa	2 cdas
	Coco rayado, dulce	2 cdas
	Manteca	2 cditas
	Mantequilla, regular	1 cdita
	Mantequilla, baja en grasa	1 cda
	Tocino (rebanada)	1

Guía de alimentos

Postres/dulces	Empanada, pequeña	1
	Flan con leche	1/2 taza
	Jalea o mermelada, baja en azúcar	2 cditas
	Jarabe (almibar), sin azúcar	2 cdas
	Miel de abeja	1 cda
	Pastel decorado (rebanada)	1
	Tartas/pasteles de frutas (rebanada)	1
	Tamal pequeño	1

Bebidas (Si no tienen una porción definida, se pueden comer al gusto)		
	Agua de coco en polvo (3 cditas)	1 taza
	Agua mineral o con gas	
	Agua tónico, sin azúcar	
	Atole, bajo en azúcar	1/2 taza
	Bebidas mezcladas sin azúcar	
	Café	
	Caldo o consomé (de pollo o carne)	1 taza
	Caldo, bajo en sodio	
	Club soda	
	Horchata, baja en azúcar	1/2 taza
	Soda de dieta sin azúcar	1 taza
	Soda regular (no dieta)	3 oz
	Té	

Bebidas alcohólicas		
	Cerveza	12 oz
	Champaña	4 oz
	Licor	1 oz
	Vino	4 oz

Alimentos sin azucar (Si no tienen una porción definida, se pueden comer al gusto)		
	Dulces duros sin azúcar	1
	Postre de gelatina sin azúcar	
	Gelatina sin sabor	
	Goma de mascar (chicle) sin azúcar	1
	Sustitutos de azúcar*	

*Sustitutos del azúcar o alternatives que han sido aprobados por la Administración de Comidas y Drogas (FDA) se pueden usar sin ningún riesgo. Las marcas más communes incluyen:

Equal® (aspartame)	Sweet-10® (saccharin)
Splenda® (sucrolose)	Sugar Twin® (saccharin)
Sprinkle Sweet ® (saccharin)	Sweet 'n Low® (saccharin)
Sweet One® (acesulfame K)	

También ofrecemos un menú simple para ayudarle a planear sus comidas saludables. En general, cada comida regular debe incluir:

- 1 porción de proteína (por ejemplo, carne, pescado, aves, productos integrales, o legumbres)
- 1 a 2 porciones de vegetales
- 2 porciones de vegetales o legumbres que contienen almidón
- 1 porción de frutas o jugos de frutas

Este menú corresponde bien con las recomendaciones nacionales que recomiendan las siguientes cantidades de los diferentes alimentos cada día:

- 5 a 12 porciones de alimentos de grano
- 5 a 10 porciones de frutas y vegetales
- 2 a 4 porciones de leche o productos lácteos
- 2 a 3 porciones de carne o sustitutos de la carne

No importa si planea su menú para cada comida regular o día por día, ambos grupos de recomendaciones ofrecen una variedad. También se recomienda que limitemos o moderemos el consumo de productos altos en grasa, azúcar y sodio como los aderezos, manteca y otras grasas, aceites, jaleas, mermeladas, postres y dulces, bocadillos salados, bebidas alcohólicas y sodas.

✸ Mantener un peso saludable[1]

Lograr y mantener el peso saludable es una meta importante para manejar su artritis. Su peso tiene un impacto considerable en los síntomas de su enfermedad y en su habilidad para hacer ejercicio y controlar su artritis usando otras técnicas de manejo personal, pero ¿cuál es el peso saludable?

El peso saludable *no* es el peso "ideal." No existe un peso "ideal" para todas las personas, como lo muestran las tablas de pesos ideales basadas en estadísticas generales de la población. Estas tablas no deben usarse para determinar cuál es su peso saludable específico. Mantenerse en un peso saludable

---

[1]Porciones de este capítulo han sido adaptadas de dos publicaciones: *Thinking About Losing Weight?* Northern California Regional Health Education Center, Kaiser Permanente Medical Care Program, 1990, y *The Weight Kit*, Stanford Center for Research in Disease Prevention, Health Promotion Resource Center, Stanford University, 1990.

no significa estar demasiado delgado como nos muestran las imágenes comercializadas de los medios de comunicación o las revistas de modas. Cuerpos como éstos no son realistas para la mayoría de las personas. De hecho, estar muy delgado puede contribuir al padecimiento de otros problemas de salud.

El peso saludable es el peso en el cual reducimos los riesgos de desarrollar problemas de salud o evitamos la complicación de problemas de salud ya existentes. Además, nos sentimos mejor mental y físicamente. El peso saludable depende de varios factores, entre los cuales se encuentran su edad, su nivel de actividad, el porcentaje de grasa de su peso, cómo se encuentra distribuida la grasa en su cuerpo y si tiene o no problemas médicos relacionados con el peso, como la presión arterial elevada o un historial familiar de problemas como éstos. Es posible que usted ya esté en un peso saludable y sólo necesite mantenerlo comiendo saludablemente y permaneciendo activo.

Si no está seguro de que su peso sea saludable, es fácil determinarlo. Solamente tiene que calcular su índice de masa corporal. Esto es una medida de peso basada en el peso y la altura de una persona, y corresponde bien al estado de salud. Para calcular el índice, tiene que multiplicar su peso en libras por 705, y dividirlo por el cuadrado de su altura en pulgadas. Por ejemplo, si una persona pesa 150 libras y tiene una altura de 67 pulgadas, su índice de masa corporal equivale lo siguiente:

$$\frac{150 \times 705}{67 \times 67} = \frac{105{,}750}{4489} = 23.6$$

Según la siguiente guía, el número 23.6 indica que la persona tiene un peso saludable.

Si su índice es . . .

- Menos que 19—significa un peso menos de lo normal. Puede ser un problema si hay otros problemas de salud.

- 19 a 25—significa un peso saludable.

- 26 a 29—significa un peso más de lo normal. Sin embargo, si está activo físicamente y tiene un cuerpo muscular, puede que el peso extra no provenga de la grasa corporal sino de los músculos.

- 30 a 39—significa la obesidad y es probable que tenga una gran cantidad de grasa corporal.

- Más de 40—significa una obesidad morbosa y una gran proporción de grasa corporal que puede aumentar significativamente sus riesgos de desarrollar complicaciones de salud.

Si tiene sobrepeso, consulte a su médico y pida una referencia a una especialista de nutrición para que pueda ayudarle a determinar un peso saludable, basándose en su condición y necesidades.

La decisión de perder o aumentar de peso es personal. Para ayudarle a confirmar su decisión, hemos elaborado algunas preguntas que usted puede hacerse a sí mismo.

¿Por qué deseo cambiar mi peso?

Las razones para modificar el peso difieren de una persona a otra. La razón más importante debe ser la salud física; sin embargo, también pueden existir razones psicológicas y/o emotivas. Examine sus razones:

Por ejemplo, modificar mi peso me ayudará a:

- disminuir los síntomas de la artritis (por ejemplo, el dolor, la fatiga, la depresión)
- aumentar la energía para hacer las cosas que quiero hacer
- sentirme mejor acerca de mí mismo
- tener más control sobre mi enfermedad y mi vida

Si tiene otras razones para perder peso, escríbalas aquí:

_____

_____

_____

_____

_____

_____

_____

_____

¿Qué cambios tendré que hacer?

Dos ingredientes para el control exitoso del peso son: desarrollar un estilo de vida activo y hacer cambios graduales en los habitos de alimentación negativos que tiene.

La actividad física quema calorías y regula el apetito y el metabolismo (cómo funciona nuestro cuerpo), dos aspectos importantes en el control del peso. Además, la actividad física aumenta su fuerza y mejora su movilidad y respiración. En otras palabras, la actividad no le resta energía sino le colma con ésta. Usted puede encontrar más información sobre este tema, además de otras sugerencias para escoger actividades que satisfagan sus necesidades y su estilo de vida, en los capítulos 9 a 11.

Hacer cambios en sus patrones de alimentación o hábitos alimenticios no significa que usted tiene que dejar de comer lo que más le gusta, sino hacer pequeños cambios gradualmente de lo que usted come. Esto también incluye cambiar las cantidades de ciertos alimentos o dejar de consumir otros. Por ejemplo, empiece reduciendo las grasas y aumentando el contenido de fibras en los alimentos que selecciona. Estas decisiones ayudan al control de peso, pero además reducen el nivel de colesterol y previenen el estreñimiento y algunas formas de cáncer. Las siguientes sugerencias pueden serle útiles:

Para reducir las grasas:	**Para aumentar las fibras:**
Comer cantidades moderadas de carne, aves y pescados (2 a 3 onzas o 57 a 86 g)	Comer una variedad amplia de frutas y verduras
Escoger la carne magra (sin grasa)	Comer productos integrales de grano, reducidos o libres de grasa, como el pan integral, arroz integral, cereales, tortillas de maíz, etc.
Eliminar los gordos de la carne y el pellejo del pollo	Beber suficiente agua para ayudar a la movilización de la fibra
Evitar el consumo de vísceras y yemas de huevo	Tratar de comer frijoles secos o lentejas cocinados como sustituto de la carne
Asar en la parilla, hornee o rostice la carne en vez de freírla	
Eliminar la grasa de los guisados de carne y de las sopas	
Usar productos lácteos descremados o semidescremados (*low-fat*)	
Utilizar con moderación la mantequilla, la margarina y los aceites (no más de 3 a 4 cucharaditas o 15 a 20 ml por día)	

El sistema digestivo puede reaccionar negativamente si se aumenta el consumo de fibra demasiado rápido (por ejemplo, puede causar gases o estreñimiento). Por esta razón, se recomienda un incremento gradual en el consumo de fibra, en un período de semanas o tal vez de varios meses. Para prevenir el estreñimiento, refiérase a las sugerencias en capítulo 14.

A muchas personas les preocupa perder peso y mantenerse así; otras personas con artritis deben luchar para ganar peso o mantenerse en el peso saludable. Si usted experimenta una pérdida de peso continua o extrema debido a su artritis, o a que las medicinas interfieren con su apetito y su cuerpo no está obteniendo los nutrientes valiosos (como proteínas, vitaminas y minerales) que necesita, tal vez quiera tomar ciertas acciones para empezar a ganar peso.

Algunos problemas comunes asociados con la realización de estos cambios y el control del peso se discuten en las páginas 173 a 183.

¿Estoy preparada para adoptar hábitos nuevos?

Si usted ha decidido que quiere efectuar cambios, hay que considerar si está preparado para adoptar estos cambios para siempre. Si todavía no se siente listo, puede ponerse en una situación en la que el fracaso es un riesgo y los altibajos en su peso pueden continuar. Esto no solamente es deprimente, sino malo para la salud. Por estas razones es bueno planear. ¿Existe alguien o algo que pueda facilitarle la adopción de los nuevos cambios en su nutrición? ¿Visualiza problemas u obstáculos que pueden presentarse y hacer difícil la realización de estos cambios? ¿Cree usted que las preocupaciones por su familia, sus amigos o su trabajo u otros compromisos le dificultarán alcanzar el éxito? Ver hacia el futuro cuando se trata de estos aspectos, y planear puede ayudarle a construir apoyo suficiente para realizar los cambios deseados y a disminuir los problemas que pueda encontrar en el camino. Utilice la siguiente tabla para identificar algunos de estos factores.

Después de examinar estas ideas y obstáculos, puede darse cuenta de que ahora no es el momento para iniciar cambios. Si se encuentra en esta situación, *elija una fecha en el futuro próximo* para volver a evaluar su tabla y decidir otra vez. Mientras tanto, acepte que hoy por hoy, ésta es la mejor decisión, y dirija sus energías a otras metas.

Si usted decide que ahora es el momento para empezar a hacer cambios, comience haciendo cambios sencillos. No debe apresurarse; recuerde que "más vale lento pero seguro."

Obstáculos o barreras para hacer cambios deseados	Ideas que me ayudarán a realizar los cambios deseados
Ejemplo: Ya se acercan los días festivos y hay varias reuniones a las que debo asistir y comer mucho.	**Ejemplo:** Tengo el apoyo de mi familia y mis amigos.
Vivo sola.	*Mi hija puede ayudarme.*

Empiece llevando cuenta de lo que hace actualmente. Por ejemplo, escriba su rutina diaria para identificar en dónde puede ganar tiempo para hacer ejercicio. Otra idea es mantener un diario de lo que come durante una semana, cómo lo prepara, cuándo lo come y por qué. De esta manera, podrá identificar cómo y en dónde puede hacer cambios en sus hábitos alimenticios, así como aprender a comprar y preparar comidas más saludables. Una vez que ha identificado sus hábitos alimenticios, escoja una o dos cosas para cambiar. Por ejemplo, si come carnes rojas de 3 a 4 veces por semana y además la fríe, puede comenzar asándola en la parrilla en vez de freírla. Otra sugerencia es comprar aves o pescados para algunos días en vez de carnes rojas. Una vez que se ha ajustado a estos cambios, entonces puede hacer más cambios. El hacerse propósitos puede ayudarle a lograr esto; refiérase al capítulo 7 para más detalles.

❋ Problemas que nos impiden comer saludablemente

"A mí me gusta mucho comer en restaurantes (o no me gusta cocinar), ¿cómo sé si estoy comiendo bien?"

Si usted no tiene tiempo para cocinar o no le agrada hacerlo, o simplemente no tiene energías para ir de compras y obtener lo necesario, comer en restaurantes puede ser lo mejor para usted. Esto no es necesariamente malo, si sabe elegir la comida saludable.

Algunas sugerencias que pueden ayudarle son:

- Seleccionar restaurantes que ofrecen una gran variedad de alimentos y flexibilidad en la preparación de éstos. Usted puede pedir cambios en la forma como se preparan los platillos para que sean más saludables.

- Planear qué tipo de alimentos va a comer y las cantidades. Tal vez queden sobras que puede llevar a casa; de esta manera resulta más económico.

- Escoger platillos bajos en grasas, sal o azúcar o pedir que sean preparados de esa forma. Por ejemplo, el primer plato puede consistir en verduras al vapor sin salsas y pan sin mantequilla. Usted puede pedir que le sirvan el aderezo para la ensalada aparte o llevar su propio aderezo con vinagre y aceite de oliva, o simplemente utilizar jugo de limón como aderezo. Para el segundo plato, puede elegir platillos asados al horno o al vapor. También puede elegir aves y pescados en vez de carnes rojas. Trate de evitar los platillos fritos o rebosados, con salsas espesas o de crema, y elija platillos cuyos ingredientes están en el menú. En vez de pedir comidas corridas, piense en pedir a la carta, platillos con abundantes verduras (sin mantequilla o salsas) o un aperitivo como su plato principal. Para el postre puede seleccionar frutas, yogurt o helado descremado. También puede compartir el postre con otra persona.

- Evitar comer apresuradamente; si no dispone de mucho tiempo, puede comer ensaladas o papas al horno en vez de frituras. También, evite de tomar leche malteada o *sundaes*.

"Me gusta comer entre comidas."

Si reconoce esto como un problema, la solución puede ser preparar comida más saludable y tenerla lista. Por ejemplo, en vez de comer papas fritas, pan o dulces, podría mantener fruta fresca, verduras crudas (zanahorias, jícama, pepinos) en su refrigerador en la casa u oficina. Otra sugerencia es designar áreas específicas para comer en la casa, y respetarlas. Hoy en día hay disponibles múltiples alimentos preparados sin grasa o exceso de sal, para picar entre comidas.

"Yo como cuando estoy aburrido, deprimido o cuando me siento solo."

La comida es un consuelo para muchas personas. Algunas comen cuando no tienen nada más que hacer. Otros comen cuando se sienten tristes o molestos. Desafortunadamente, en estos momentos perdemos la noción de la cantidad de comida que comemos, y los aperitivos saludables no nos tentan. Para ayudar a controlar estas urgencias:

- Mantenga un diario de su estado de ánimo, especialmente cuando come sin hambre, sino sólo por comer. Anote cómo se siente cuando empieza a comer con urgencia. Si no desea escribirlo, no importa; lo que es importante es que aprenda a observarse a sí mismo para identificar en qué momento surgen los malos hábitos.
- Haga un plan para cuando se encuentre en estas situaciones. Por ejemplo, si comienza a sentirse aburrido o sin nada que hacer, emprenda una caminata corta u otra actividad que ocupe su mente y sus manos (tejer, leer, hacer ejercicio). ¡Este puede ser un buen momento para practicar la técnica de la distracción ! (Vea el capítulo 13.)

"¡La comida saludable no sabe tan bien como la comida que me gusta! Cuando como, quiero algo que me satisfaga y me guste."

Ha decidido comer más saludablemente, y esto no significa que tiene que dejar de comer lo que más le gusta. Sólo significa que a veces va a seleccionar otros alimentos; también va a cambiar la forma de preparar la comida y lo que compra. Algunos consejos para realizar estos cambios están escritos en la página 170.

"Me gusta cocinar."

Si le gusta cocinar, entonces tome esta oportunidad para experimentar con otras recetas o tomar clases de cocina que pongan mayor énfasis en la comida saludable. Experimente con nuevas formas de preparar sus alimentos favoritos, por ejemplo, utilizando menos sal, grasa y azúcar.

"Vivo solo y no estoy acostumbrado a cocinar para una sola persona. A veces tengo que comer más de lo que quiero para no tener que tirar la comida que sobra."

Este puede ser un verdadero problema, especialmente si no está acostumbrado a medir las cantidades de ingredientes. Tal vez se descubra comiendo más de lo necesario o decida comer mientras tenga la comida frente a usted. Cualquiera que sea la razón, aquí hay algunas sugerencias para emplear la comida que sobre:

- No poner los platones llenos de comida frente a usted; puede servirse la porción que crea que será suficiente y guardar lo demás.
- Guardar la comida en el refrigerador, o congelarla una vez que ha terminado de comer. De esta forma, tendrá comida para cuando no desea cocinar.
- Invitar a sus amigos a comer con usted.
- Asistir a una comida preparada por la iglesia u otro grupo comunitario.

✺ Problemas asociados con la pérdida de peso

"Caray, me gustaría perder 10 libras (5 kilos) en las próximas dos semanas. Me gustaría verme mejor para . . . "

¿Le suena familiar? La mayoría de las personas que quieren bajar de peso también quieren hacerlo rápidamente. Este patrón es difícil de romper; tanto más rápido pierda el peso, más fácil es recuperarlo. Aunque es posible perder 5 a 10 libras (2 a 5 kilos) en una semana, no es saludable y muy probablemente lo recuperará con el tiempo. Esto es porque la pérdida rápida de peso es simplemente pérdida de agua, lo que puede ser peligroso y deshidratar al cuerpo. Si esto le sucede, puede experimentar ciertos síntomas como mareos, dolores de cabeza, fatiga e insomnio. Usted puede evitar estos problemas utilizando otros métodos, por ejemplo, haciéndose propósitos realistas y aplicando la técnica de pensar positivamente o afirmativamente. (Estos dos métodos se discuten con mayor detalle en los capítulos 7 y 13, respectivamente.)

Por ejemplo:

- Hacerse el propósito de bajar de peso gradualmente, 1 ó 2 libras ($1/2$ ó 1 kg) por semana.

- Identificar los pasos específicos que debe tomar para bajar de peso (por ejemplo, incrementar su nivel de actividad física y/o hacer cambios en cómo come y la cantidad que come).

- Cambiar la siguiente idea negativa: "Tengo que bajar 10 libras (5 kg) inmediatamente" por esta idea positiva: "Bajar de peso gradualmente me ayudará a mantenerme en el peso saludable con más estabilidad."

- Ser paciente. No subió de peso de un día a otro; por lo tanto, no espere bajar de peso de un día a otro.

"Perder las primeras libras es relativamente fácil, pero cuando tengo que perder las últimas para alcanzar el peso que quiero me cuesta mucho."

Esto puede ser causa de frustración o hacerle sentir impotente, especialmente cuando come saludablemente y se mantiene activo. Sin embargo, la dificultad para perder las últimas libras reside en que su cuerpo está acostumbrado a un cierto nivel de actividad y a una cierta cantidad de calorías que consume regularmente. Aunque su primer impulso sea reducir lo que come (y por tanto, la cantidad de calorías), muy probablemente esto no le ayudará y puede incluso ser perjudicial para su salud. Recuerde, es mejor hacer cambios con los cuales puede vivir. Pregúntese a sí mismo, ¿qué diferencia real puede haber en 3 ó hasta 5 libras de menos? Si usted se siente bien, lo más seguro es que no necesita perder más peso. No es malo para la salud vivir con unas cuantas libras de más, siempre y cuando se mantenga activo y consuma alimentos bajos en grasas. Es posible que ya esté en el peso saludable dadas su estatura y su forma de cuerpo. Recuerde, cuando hace ejercicio, usted reemplaza su grasa por masa muscular, pero el músculo pesa más. Sin embargo, si decide que tiene que perder estas últimas libras o kilos de peso, aquí hay algunas sugerencias que pueden servirle:

- Modificar su propósito para lograr mantener su peso durante algunas semanas. Por ejemplo, trate de perder 1 libra ($1/2$ kg aproximadamente) gradualmente (por ejemplo, cada mes en vez de cada semana).

- Tratar de intensificar su actividad física o agregar más actividades a su programa de ejercicio, especialmente si sus actividades actuales ya le parecen muy fáciles. Aumentar su nivel de actividad física le ayudará a quemar más calorías y a mantener su masa muscular. Menos peso muscular se reservará en forma de grasa. (Algunas consideraciones para incrementar el ejercicio están descritas en el capítulo 9.)

- No olvidar tener paciencia y permitir a su cuerpo ajustarse gradualmente a los nuevos cambios.

"Me siento mal al dejar de comer alimentos que me gustan mucho cuando quiero bajar de peso."

La clave para alcanzar y mantener un peso saludable es hacer cambios que usted puede tolerar, aún disfrutar. Esto significa que deben estar de acuerdo a su estilo de vida y sus necesidades. Infelizmente, cuando pensamos en perder peso, la mayoría de nosotros pensamos en los alimentos que *no* podemos comer. Cambie esta forma de pensar ¡ahora! Existen muchos alimentos que *sí* puede comer. A veces, es cuestión de aprender a prepararlos en una forma distinta y no eliminarlos completamente de su dieta. Si le gusta cocinar, puede aprovechar esta oportunidad para ejercitar su creatividad, aprendiendo nuevas recetas o encontrando formas para modificar las que ya conoce. Hay una gran variedad de libros de cocina para ayudarle a disfutar del proceso de cambio. Algunas sugerencias para hacer cambios han sido descritas en la página 170 de este capítulo.

"Como demasiado rápido o termino de comer antes que los demás; entonces me sirvo otra vez."

Comer demasiado rápido puede ser consecuencia de varias razones. Una de ellas es no comer suficiente durante el día y, cuando llega a casa a comer, prácticamente devora la comida. Otra de las razones es que algunas personas no tienen la oportunidad de relajarse antes de sentarse a comer. Si tiene hambre, se siente bajo estrés o tiene prisa, le sugerimos lo siguiente:

- Evitar dejar de comer cuando generalmente lo hace. De esta forma, es más probable que no coma en exceso después.

- Comer alimentos saludables entre comidas. Planear sus comidas durante el día cuando sienta hambre.

- Comer con más frecuencia y en menores cantidades. Esto también puede ayudar a su sistema digestivo, en vez de agobiarlo cada vez consumiendo rápidamente una comida grande.

- Masticar bien la comida. Comer es una necesidad que se disfruta aún más si se mastica despacio, y además ayuda al sistema digestivo.

- Tomar agua suficiente. ¡Es necesario tomar de 6 a 8 vasos de agua diariamente! Esta cantidad le ayudará a comer menos y previene los efectos secundarios de las medicinas; también ayuda a la eliminación de sustancias tóxicas y al buen funcionamiento de los riñones.

- Practicar una técnica de relajación media hora antes de la comida. Varios métodos se discuten en el capítulo 13.

✳ Problemas para ganar de peso

"No sé cómo empezar a ganar de peso."

Para lograr este objetivo, hay que encontrar maneras saludables de aumentar la cantidad de calorías y de nutrientes que come. Desafortunadamente, esto también puede significar agregar grasa a su alimentación. Consulte a su doctor o especialista en nutrición para determinar cuáles de las siguientes sugerencias son mejores para usted.

- Comer comidas más pequeñas más frecuentemente durante el día.
- Comer alimentos nutritivos y ricos en calorías, como aguacate, nueces, semillas y frutas secas.
- Beber líquidos con un alto contenido en calorías, como leche o leche malteada y jugos de frutas tropicales.
- Utilizar la leche como ingrediente en los platillos que prepara—por ejemplo, cremas de verduras, pescados o carnes con salsas blancas.
- Agregar nueces a las sopas, estofados u otros guisados.
- Agregar leche fresca o en polvo a las salsas, jugo de la carne, cereales, etc.
- Fundir queso en los alimentos.
- Agregar mantequilla, margarina, aceites y/o crema a sus alimentos.
- Comer al menos 3 veces por día o pequeñas cantidades de comida frecuentemente durante el día.
- Comer los alimentos con más calorías primero a cada comida regular, guardando los vegetales, frutas y bebidas por última.

"La comida no sabe tan buena como antes."

Si usted está tomando medicinas, puede haber notado una reducción en el gusto por la comida, y para compensar podría estar aumentando la cantidad de sal que agrega a sus alimentos. Grandes cantidades de sal pueden causar una retención de líquidos o una hinchazón que a su vez puede resultar en una presión sanguínea elevada. Para evitar lo anterior, puede tratar de mejorar el sabor de la comida:

- Experimente con especias o hierbas frescas y otros condimentos. Comience con 1/4 de cucharada sopera de la nueva especie para un platillo que sirve a 4 personas.
- Modifique las recetas para incluir una gran variedad de ingredientes y mejorar así el sabor y la vista de la comida.
- Mastique bien la comida. Al mantener el alimento por más tiempo en la boca, se estimula más el sentido del gusto.

Si la falta de apetito o la falta de gusto son obstáculos para comer ciertos alimentos importantes por el tipo de nutrientes que le proporcionan, tal vez pueda aumentar la cantidad de calorías que éstos le proporcionan y mejorará su sabor. Algunas sugerencias para hacer esto se discuten en la sección anterior.

"Me toma mucho tiempo preparar los alimentos. Cuando termino, ya se me quitó el hambre."

Si esto representa un problema para usted, es recomendable desarrollar un plan para mantener su nivel de energía. A continuación hay algunas sugerencias:

- Planear las comidas para toda la semana.
- Ir a la tienda una sola vez por semana para obtener lo necesario.
- Preparar sus platillos en varias etapas, dándose tiempo para descansar.
- Cocinar en cantidades suficientes para tener sobras, especialmente si realmente disfruta el platillo en particular.
- Congelar porciones individuales de comida por separado o precocidas; de esta forma, cuando no desea cocinar, no tiene que hacerlo.
- Pedir ayuda, especialmente cuando tiene que preparar alimentos para su familia o para muchas personas.

"A veces, la comida me causa molestias o simplemente, no tengo apetito."

Algunas personas no disfrutan de la comida, debido a que les causa molestias físicas o no es placentero o fácil; por lo tanto, tienden a bajar de peso o a permanecer muy delgados. Para algunos, comer en grandes cantidades puede causar indigestión, incomodidad o náuseas. Si usted sufre alguno de estos problemas aquí hay algunas sugerencias:

- Tratar de comer de 4 a 6 veces al día y en pequeñas cantidades, en vez de 3 comidas regulares.
- Evitar comer alimentos que le producen gas o aquéllos que le hinchan el estómago. Usted puede determinar qué alimentos son los que le producen molestias, observando sus efectos después de comerlos. Estos incluyen los vegetales crucíferos como la col, las colesitas de Bruselas o el brócoli, ciertas variedades de cebolla, frijoles y frutas, como la manzana, melones y aguacates, especialmente si los come en grandes cantidades.

- Comer despacio y masticar sus alimentos durante un buen rato. Es bueno hacer pausas ocasionales durante la comida.

- Practicar un ejercicio de relajación media hora antes de comer, o tome descansos durante la comida.

"No puedo comer mucho de una sentada."

No existe una necesidad real de comer sólo 3 comidas diarias. De hecho, a algunas personas se les recomienda comer de 4 a 6 comidas pequeñas diarias. Si usted decide hacer esto, incluya alimentos que no le cueste trabajo preparar y con un contenido alto en calorías, como los malteadas, pasteles y bocadillos de proteína. Si aún así no puede terminarse la comida, asegúrese de comer primero los alimentos más ricos en calorías. Deje los vegetales, frutas y bebidas para el final.

❊ Problemas para mantener el peso saludable

"He probado muchas dietas y he perdido peso, pero siempre lo vuelvo a recuperar; a veces recupero aún más del que perdí. ¡Esto me hace sentir muy mal; no entiendo lo que pasa!"

Muchos de nosotros hemos experimentado este problema. Ocurre porque la dieta que hacemos dura sólo un corto tiempo, limitando la cantidad de calorías que ingerimos, sin enfatizar cambios significativos en nuestros hábitos negativos de alimentación. De hecho, este es el problema con la mayoría de las dietas; hacemos cambios drásticos en lo que comemos y cómo lo comemos de tal forma que no podemos ajustarnos a estos cambios de por vida. Debido a que el cuerpo no sabe cuándo va a obtener más comida durante la dieta, reacciona fisiológicamente disminuyendo su metabolismo para adaptarse a una menor cantidad de energía proveniente de una menor cantidad de comida. Una vez terminada la dieta o cuando ya hemos perdido el peso que queríamos, regresamos a nuestros hábitos alimenticios antiguos y el peso regresa también; a veces hasta aumentamos más de peso. Otra vez el cuerpo está respondiendo fisiológicamente, restableciendo sus reservas, normalmente en forma de grasa. Esta grasa sirve como una fuente concentrada de energía cuando se limitan las calorías ingeridas. Por lo tanto, el peso sube y baja en ciclos, lo que no es saludable ni satisfactorio.

Además, esta situación se ve complicada aún más por los sentimientos de privación de la comida que ocurren, pues probablemente tuvo que renunciar a muchos de sus platillos favoritos. Por esta razón, cuando alcanza el peso que se propuso con la dieta, vuelve a comer estos platillos y tal vez en mayores cantidades.

La clave para mantener el peso saludable es desarrollar hábitos alimenticios saludables que pueda disfrutar e incorporar gradualmente a su estilo de vida. Ya hemos discutido algunas sugerencias en este capítulo. Otras sugerencias incluyen:

- Ponerse un límite flexible de peso que desea alcanzar y que considere saludable para usted, en lugar de un peso específico. El peso tiene fluctuaciones normales; si usted se pone un límite aproximado, se permite cierta flexibilidad.

- Vigilar su nivel de actividad. Una vez que perdió algo de peso, haga ejercicio de 3 a 5 veces por semana, para aumentar las posibilidades de bajar más de peso. Si es posible, aumente su nivel de actividad.

"Yo puedo mantener el peso que quiero por algún tiempo, pero después, algo pasa fuera de mi control y desaparecen mis preocupaciones sobre lo que como. Antes de darme cuenta, ya estoy repitiendo mis hábitos alimenticios."

Si sólo ha retrocedido un poco, no se preocupe al respecto. Continúe como si nada hubiese pasado. Si retrocede más, trate de evaluar por qué. ¿Existe una situación o circunstancia que requiere atención ahora? Si es así, tal vez tenga que posponer sus acciones para el control de peso. Esto está bien. Entre más rápido se dé cuenta de esto, le será más fácil establecer una fecha para empezar a tomar acciones y completar su programa de control de su peso. Tal vez quiera unirse a un grupo de apoyo por un tiempo, por lo menos 6 meses. Si es así, busque uno que tenga las siguientes características:

- Enfatiza la nutrición saludable y la utilización de una gran variedad de alimentos.

- Enfatiza cambios en los patrones y malos hábitos alimenticios.

- Proporciona apoyo en la forma de reuniones regulares y reuniones subsiguientes a largo plazo.

- No ofrece ni promete resultados milagrosos o exagerados.

- No requiere que compre y coma "comidas especiales" ni tome suplementos costosos.

✸ Algunos pasos para evaluar dietas, remedios caseros y otros tratamientos no comprobados

Si está considerando una dieta especial (u otro tipo de tratamiento en particular) para su artritis, aquí descritos se encuentran varios pasos a seguir para evaluar el remedio que está considerando:

Paso 1: Encuentre información por escrito acerca de la dieta o tratamiento que considera que explique cómo funciona y mencione pruebas de su efectividad.

Paso 2: Lea la información para conocer el tipo de evidencia (pruebas) que presenta el autor. Pregúntese a sí mismo: "*¿Se presenta la evidencia en forma de historias o anécdotas o como resultado de pruebas científicas (investigaciones clínicas)?*"

Paso 3: Si la evidencia proviene de anécdotas o historias, pregúntese a sí mismo:

¿Pudo haber sido otro factor el causante de los resultados? Por ejemplo, ¿se les cambió el tipo de ejercicio o medicinas además de la dieta a las personas en la investigación? ¿Contribuyó a los resultados la manera positiva de pensar de los participantes? ¿Pudo haber sido una coincidencia, ya que es un hecho que el dolor de la artritis aparece y desaparece con el tiempo?

Si son investigaciones científicas, ¿fueron los sujetos en el estudio personas como usted u otras personas con artritis?

Paso 4: Si la evidencia está basada en estudios clínicos, pregúntese a sí mismo(a) lo siguiente:

¿Hubo un "grupo controlado" similar al grupo que recibió el tratamiento, cuya diferencia radica en que el grupo controlado no recibió el tratamiento? La función de este grupo es ayudar a distinguir las coincidencias mencionadas de los resultados verdaderos.

¿Fueron estos grupos similares en edad, sexo, peso, cantidad de ejercicio, patrones de actividad y severidad de la artritis?

¿Buscaban los investigadores un resultado específico que pudo haber traído prejuicios en la forma como interpretaron los resultados?

¿Fue publicado el estudio en un periódico científico o revista reciente en donde pudo haber sido revisado por otros científicos?

Paso 5: Si no está seguro del tratamiento o dieta, hable con su médico, especialista en nutrición u otro profesionista de la salud para pedir su opinión.

Paso 6: Si no puede hablar con ninguno de estos profesionales de la salud, pregúntese a sí mismo lo siguiente:

¿Elimina la dieta algún alimento o nutriente básico para la salud? Si es así, ¿se puede dañar su salud?

¿Pone énfasis solamente en ciertos alimentos y no en otros, de tal forma que se reduce la variedad de alimentos? Si esto es verdad, entonces se puede dañar su salud o podría aburrirle.

¿Cuestan los suplementos vitamínicos o minerales más de lo que puede pagar?

¿Está dispuesto a pagar y a tomarse las molestias necesarias, sabiendo que lo más probable es que *no* le curen?

Si responde negativamente a las tres primeras preguntas bajo el paso 6 y positivamente a la última, es probable que no le hará daño probar el tratamiento o dieta que ha evaluado a ver si realmente le favorece. Sin embargo, recuerde que aunque este tratamiento le favorezca, no significa que otras personas también se beneficiarán. Comer saludablemente, por otro lado, ¡nos favorece a todos!

Para resumir, comer saludablemente no significa que está prohibido comer ciertos alimentos. Más bien, significa aprender a comer alimentos variados en cantidades adecuadas para usted, para ayudarle a mantener su salud y/o manejar los síntomas de su artritis. Esto se logra cambiando hábitos de alimentación y agregando ciertos alimentos a la dieta.

❋ La comida y las medicinas

La comida y las medicinas se afectan mutuamente. Algunas medicinas para la artritis se absorben mejor con un estómago vacío, mientras que otras irritan o causan molestias a menos de que se tomen con la comida. Algunas otras pueden cambiar sus necesidades nutritivas. Por estas razones, saber más de las interacciones de las medicinas con la comida puede ayudarle a prevenir muchos problemas.

Siempre que le receten una medicina nueva o compre alguna que no requiere receta médica, pregunte al doctor o farmacéutico si necesita tomarla con alimentos o con el estómago vacío. Muchas medicinas antiinflamatorias no esteroides, como por ejemplo, la aspirina, Indocin, Motrin, Clinoril, Advil, etc., deben tomarse siempre con comida y líquidos para prevenir la irritación del estómago. Encontrará más información sobre las medicinas, sus usos y sus efectos negativos en el capítulo 19 de este libro.

Además, recuerde que si el médico le pide que tome sus medicinas con las comidas, asume que usted come 3 veces al día. Si no es así, indíqueselo en la consulta; tal vez necesite instrucciones diferentes para tomar sus medicinas.

La tabla en la página siguiente presenta algunas medicinas comúnmente utilizadas, sus interacciones con ciertos nutrientes y la acción recomendada para controlar o prevenir problemas.

Medicina/ fármaco	Interacciones/ efectos	Acciones sugeridas
Aspirina y otros antiinflamatorios no esteroides (por ejemplo, Advil, Motrin, Naproxen, etc.)	Pueden ocasionar irritación y hemorragia estomacal; aumentan la necesidad de consumir hierro, vitamina C y ácido fólico.	Comer más alimentos que son fuente de hierro (por ejemplo, carne, legumbres, productos integrales), vitamina C (por ejemplo, frutos cítricos, vegetales verdes) y ácido fólico (por ejemplo, vegetales de hojas verdes, cereales de grano entero). Preguntar a su médico sobre la necesidad de tomar suplementos de hierro; usted puede preferir tomarlos en vez de comer grandes cantidades de carne roja.
Prednisona y otros corticoesteroides	Causan retención de líquidos e incrementan la necesidad de consumir calcio, potasio y ciertas vitaminas para proteger a sus huesos.	Disminuir el contenido de sal y sodio en salsas y sazonadores. Evitar los alimentos que contienen una gran cantidad de sal/sodio (incluyendo agua suavizada, algunos antiácidos y sopas y salsas comerciales). Seguir las sugerencias para la nutrición saludable y comer por lo menos las cantidades recomendadas de carne y productos lácteos. Consultar a su médico sobre el calcio y los suplementos vitamínicos y minerales.
Antiácidos	Si contienen calcio, los antiácidos pueden causar estreñimiento. Si contienen aluminio, pueden interferir con la absorción del fósforo, un mineral crucial para la salud del hueso.	Usarlos con moderación y seguir las sugerencias para la buena nutrición en este capítulo, para prevenir el estreñimiento y obtener las cantidades recomendadas de nutrientes y minerales. Consultar con su médico para conocer las alternativas.
Laxantes	Reducen la habilidad del cuerpo para absorber nutrientes, especialmente el aceite mineral, la leche de magnesia y productos con fenolftalein o bisacodil.	Reducir su utilización porque pueden provocar dependencia. Tratar de usar métodos o productos naturales para prevenir el estreñimiento. Algunas están mencionados en el capítulo 14.

13

Manejo del dolor

El dolor es un problema que comparten la mayoría de las personas con artritis. De hecho, para muchos de nosotros constituye la preocupación más importante. Desafortunadamente, el dolor es un síntoma muy personal; es decir, muchas veces es difícil encontrar las palabras adecuadas para describirlo, y otras veces creemos que nadie nos comprende cuando tenemos dolor. Por estas razones, es un síntoma difícil de tratar. Sin embargo, aprender un poco sobre el dolor nos ayudará a poder manejarlo mejor.

El dolor en la artritis se origina de tres condiciones. La primera es la enfermedad por sí misma que causa dolor proveniente de las articulaciones dañadas o inflamadas. Otro tipo de dolor proviene de los músculos tensos y débiles. Cuando una articulación se daña, la reacción natural es tensar (apretar) los músculos del área lesionada para proteger dicha articulación. Si estos músculos están débiles por falta de ejercicio, el dolor puede empeorar. Otro factor que provoca dolor es la acumulación de ácido láctico en los músculos tensos. Por ejemplo, trate de estirar la mano manteniendo los dedos extendidos. Después de un período de tiempo sentirá dolor; esto le demostrará que la tensión muscular causa dolor. La depresión, el miedo o preocupaciones son la tercera causa del dolor. Cuando nos sentimos deprimidos o con temor, todo parece empeorar y la percepción de una situación puede verse distorsionada.

Como hemos mencionado, el dolor proviene de varias condiciones, y por esto usamos diferentes técnicas para su manejo. Cada una de ellas le proporcionará habilidades específicas para ayudarse a sí mismo. La utilización de medicamentos, el calor y aún el frío pueden aminorar el dolor ocasionado por la artritis, y el ejercicio fortalece los músculos y los ayuda a relajarse. Parte del proceso para convertirse en persona proactiva en el manejo de su artritis es aprender más acerca de su artritis. Pronto, los temores, la depresión y las preocupaciones por su enfermedad se verán de otra manera, que le ayudará a sentirse mejor.

Técnicas cognoscitivas para manejar el dolor

Además de las técnicas mencionadas arriba para el manejo del dolor, existen las llamadas técnicas cognoscitivas. El objetivo de estas técnicas consiste en entrenar la mente de una manera especial para ayudar con la relajación muscular y reducir el estrés y la ansiedad, así disminuyendo el dolor.

Todos nosotros hemos experimentado el poder que tiene la mente sobre nuestro cuerpo. Por ejemplo, cuando nos sentimos avergonzados, algunos de nosotros experimentamos enrojecimiento en la cara o el aumento del flujo sanguíneo, que puede provocar una sensación de calor. Si pensamos en chupar un limón, las glándulas salivales empiezan a secretar saliva. Estos ejemplos ilustran la capacidad que tienen nuestros sentimientos y pensamientos de influir en el cuerpo. Por lo tanto, como todas las aptitudes que discutiremos en este libro, con práctica usted podrá aprender a usar su mente efectivamente para aliviar el dolor y otros síntomas asociados con su artritis. Conocemos por experiencia de muchas personas que las técnicas cognoscitivas son instrumentos muy poderosos en el manejo personal de los síntomas de su artritis. En las siguientes páginas, discutiremos varias de estas técnicas, y para su mejor utilización, nos gustaría hacerle algunas sugerencias; de esta forma usted obtendrá todos los beneficios que merece.

1. Lea este capítulo completo.

2. Experimente con diferentes técnicas. Es probable que le agraden unas más que otras. Asegúrese de otorgar tiempo suficiente cuando está experimentando una técnica específica. Por ejemplo, realice la actividad sugerida durante al menos 2 semanas y durante 15 minutos cada día, antes de decidir si le está ayudando o no le beneficia en nada.

3. Una vez que haya encontrado dos o tres técnicas de su agrado, piense en cómo se utilizan adecuadamente. Por ejemplo, algunos ejercicios pueden ser realizados en cualquier parte; otros requieren de condiciones especiales, como un lugar tranquilo. Probablemente, desea combinar ciertas técnicas de acuerdo a sus necesidades cotidianas. Además, puede incorporarlas a sus propósitos semanales.

4. Encuentre formas para recordar la práctica de las técnicas que ha decidido incorporar en su vida cotidiana. Algunas ideas son escribirse mensajes que le recuerden practicarlas, por ejemplo, en la puerta del refrigerador; relacionarlas con hábitos cotidianos, como después de lavarse los dientes o después de cenar.

5. Finalmente, es importante adquirir regularidad en el ejercicio de las técnicas.

Técnicas de relajación

La relajación no es una cura. Sin embargo, tiene excelentes resultados para las personas con artritis. Como la mayoría de los métodos de tratamiento de la artritis, tiene aplicaciones específicas. La ventaja de la relajación en el manejo de la artritis es que el movimiento de las articulaciones es más fácil cuando los músculos sueltan la tensión. Además de ayudar a liberar tensión en todo su cuerpo, los ejercicios de relajación también le ayudarán a dormir mejor.

La relajación requiere práctica y paciencia para dominarse. Por esta razón, es recomendable practicar una técnica seleccionada al menos durante 15 a 20 minutos diariamente, 5 días de la semana. Muchas personas con artritis requieren descanso frecuentemente durante el día para evitar la fatiga y aliviar el estrés o tensión nerviosa; estos momentos son adecuados para practicar alguna técnica de relajación. Los ejemplos a continuación son diferentes tipos de relajación. Una vez que haya elegido el método de relajación que más le agrade, probablemente le gustaría grabarla en un audiocasete. No es absolutamente necesario hacerlo, sólo si usted encuentra más fácil escuchar en vez de leer.

Las siguientes instrucciones le ayudarán a practicar las técnicas de relajación descritas en las siguientes páginas.

1. Escoger un lugar tranquilo, en donde pueda permanecer en paz por lo menos durante 15 a 20 minutos.

2. Practicar la técnica elegida por lo menos 5 veces por semana.

3. Esperar por lo menos hasta 3 ó 4 semanas de práctica para dominar bien la técnica y empezar a observar los beneficios.

4. La relajación es una técnica que debe hacerle sentirse mejor; si usted no está satisfecho o no es placentero practicarla, puede utilizar otras técnicas de manejo personal para los síntomas de su artritis.

Ejercicios respiratorios

Los ejercicios respiratorios son una técnica especial de relajación. Para obtener los beneficios máximos de la respiración, hay que concentrarnos en cómo respiramos. El primer paso es hacer una respiración profunda y larga, inhalando por la naríz, sosteniendo el aire por unos segundos y exhalando por la boca; después existe un momento de descanso llamado apnea, antes de la siguiente respiración. El ritmo respiratorio debe mantenerse suavemente, sin forzar el aire adentro o afuera. Usted puede poner una vela encendida frente a su cara y observar la llama, una vez establecido su ritmo respiratorio; la vela no debe extinguirse cuando exhala.

Algunas personas pueden experimentar hiperventilación cuando hacen ejercicios respiratorios; es decir, pueden tener dificultades para respirar. La hiperventilación puede ser una experiencia terrible; sin embargo, no es peligrosa. La causa de la hiperventilación es el exceso de oxígeno y la falta de dióxido de carbono. Una forma para restablecer su ritmo respiratorio normal, es respirar dentro de una bolsa de papel por algunos minutos (2 ó 3). Para evitar la hiperventilación, debe mantener el ritmo natural de su respiración, sin forzarla.

Relajación muscular progresiva

Hace algunos años el fisiólogo Edmund Jacobson descubrió que para poder relajarse, se debe conocer la sensación de estar relajado, lo contrario a estar tenso. Él sostuvo que si la persona puede reconocer la sensación de tensión, entonces podrá relajarse más fácilmente. Jacobson diseñó una serie simple de ejercicios para asistir al proceso de aprendizaje de la relajación muscular.

La relajación muscular es muy importante para lograr un descanso profundo. Por esta razón, es primordial aprender a reconocer y a observar el cuerpo, identificando cualquier músculo tenso para poder relajarlo. El primer paso es familiarizarse con las sensaciones de tensión y de relajación. Este breve ejercicio le permitirá comparar a estas dos sensaciones y con práctica, podrá identificar y liberar cualquier tensión en su cuerpo.

La relajación progresiva es más efectiva cuando está acostado sobre su espalda, en su cama o en una alfombra. Sin embargo, también puede hacerse sentado cómodamente. Escoja una hora del día y un lugar en donde no será molestado durante al menos 15 a 20 minutos. Dése permiso de tomar los siguientes minutos para usted. Trate de dejar pasar todas sus preocupaciones; no se detenga en ninguna.

Guión: Relajación muscular progresiva

Póngase en una posición tan cómoda como le sea posible, ya sea sentado o acostado. Afloje la ropa apretada. Evite cruzar las piernas y los tobillos. Descanse los brazos a los lados o sobre sus piernas. Permita a su cuerpo sentirse sostenido por la superfice en donde está sentado o acostado.

Cierre los ojos . . . haga una respiración profunda hasta sentir a su abdomen expandirse. Sostenga el aire . . . y al exhalar por la boca, deje que salga la mayor tensión posible de su cuerpo durante la exhalación. Permita a sus músculos sentirse pesados y a su cuerpo relajado . . .

Esta voz va a guiarle por los grupos musculares mayores de su cuerpo. Le pedirá que contraiga los músculos que mencionemos y después los relaje. Al tensionar los diferentes grupos musculares, dése cuenta si existe dolor en algún área en particular; si es así, no tensione más esos músculos, sólo trate de relajarlos usando su respiración.

Empecemos con el reconocimiento de nuestro cuerpo. Sienta cómo están sus *pies* y sus *pantorrillas;* estire los dedos de los pies hacia arriba. Deténgase allí un momento . . . perciba la tensión en sus pies y en sus pantorrillas. Ahora, relaje y perciba cómo se va la sensación de incomodidad y es reemplazada por una sensación de alivio y calor.

Ahora contraiga los músculos de sus *muslos y glúteos.* Sostenga la contracción por algunos segundos, sintiendo la tensión . . . relaje. Los músculos relajados se sienten pesados y sostenidos por la superficie en que descansan.

Tensione ahora los músculos de su *abdomen y pecho.* Observe la tendencia a retener la respiración cuando contrae los músculos . . . relaje. Es natural sentir la necesidad de respirar profundamente después de contraer sus músculos. Haga otra respiración profunda, y durante la exhalación deje salir a todas las tensiones . . . libere sus músculos.

Ahora, estire los dedos de las *manos* y los músculos de los *brazos* . . . relaje. Sienta la tensión desvanecerse y el flujo de la sangre regresar.

Levante los hombros hacia las orejas, contrayendo los músculos del *cuello* y de los *hombros.* Este es otro lugar en donde muchos de nosotros llevamos mucha tensión . . . relájese; observe cómo los músculos se sienten ahora más cálidos y más vivos.

Para liberar más tensiones en el área de la *espalda,* junte los omóplatos (en la parte alta de la espalda), echando los hombros para atrás . . . relaje.

Ahora, lentamente haga movimientos circulares con los hombros. Observe qué bien se siente cuando la circulación regresa al cuello y a los hombros, trayendo consigo una sensación agradable de calor.

Contraiga o apriete los músculos de su *cabeza* y *cara*. Observe la tensión, especialmente alrededor de los ojos y en su mandíbula . . . ahora relaje; permita que se afloje la mandíbula y que su boca se abra ligeramente . . . dése cuenta de la diferencia.

Recorra su cuerpo, tratando de encontrar tensiones. Si encuentra alguna, profundice su relajación imaginando que la tensión es un nudo. Visualice cómo el nudo se suelta gradualmente, hasta que el músculo se vuelve suave, pesado.

Ahora, haga otra respiración profunda, hasta sentir a su abdomen expandirse. Al exhalar, permita a su cuerpo hundirse en la superficie que lo sostiene, relajándose aún más profundamente.

Disfrute de esta sensación tan cómoda de relajación . . . recuérdela. Con práctica usted se volverá hábil en reconocer la tensión muscular y en soltarla.

(Pause unos segundos)

Prepárese para regresar aquí y ahora. Respire profundamente una vez . . . y otra vez . . . y la tercera vez. Cuando esté listo, abra sus ojos.

Concientización corporal

Este método es otra alternativa, además de la técnica de relajación de Jacobson, y no requiere movimiento alguno. Como la técnica de Jacobson, es más efectiva cuando se encuentra acostado sobre su espalda; sin embargo, puede realizarse en cualquier posición cómoda para usted.

Pase algunos minutos concentrado en su respiración. Observe cómo el aire entra y sale de su cuerpo. Trate de dirigir el aire en la inhalación hacia su abdomen. Este tipo de respiración profunda se conoce como respiración diafragmática, y se utiliza en numerosas técnicas de relajación.

Después de 3 ó 4 minutos de observar sin alterar su respiración profunda, sienta cómo están los dedos de sus pies. No los mueva; solamente trate de sentir cómo están. No se preocupe si no siente nada; toma práctica sensibilizarse y tomar conciencia del estado de su cuerpo. Si siente alguna tensión, respire profundamente y déjela escapar cuando exhala. Continúe respirando normalmente.

Después de concentrarse en los dedos de los pies por algunos momentos, cambie su atención a las plantas de los pies. No mueva los pies; sólo sea conciente de cualquier tensión y permita que se libere al exhalar. Ahora concéntrese en el empeine y los tobillos; después de algunos minutos trate de percibir las sensaciones en sus pantorrillas, o la parte baja de sus piernas, y en donde encuentre tensiones, relaje usando la respiración profunda pero sin forzar.

Continúe este proceso, reconociendo cada parte de su cuerpo y haciendo concientes las sensaciones de tensión, sólo con el objeto de liberarlas. Permanezca el tiempo necesario para lograr la relajación. Si su mente empieza a disgregar, vuelva a concentrarse en las sensaciones de alguna parte de su cuerpo y practique la respiración profunda.

Esta técnica también puede ser utilizada cuando su sueño es inquieto, pues ayuda a despejar a su mente de preocupaciones y otros pensamientos distrayentes.

Relajación a través de otras imágenes

Otra técnica de relajación se llama relajación de imágenes guiadas. En esta técnica la persona se ve transportada a otro lugar y a otro tiempo utilizando su imaginación y siguiendo la voz de un lector que le guía con una narración de imágenes placenteras. También se puede utilizar audiocasetes previamente grabados o simplemente leer los guiones aquí proporcionados. Estos guiones pueden ser utilizados en diferentes maneras. Dependiendo de la forma que más le beneficie, considere las siguientes sugerencias:

1. Lea el guión aquí impreso varias veces para familiarizarse con él. Encuentre un sitio tranquilo en donde pueda sentarse o acostarse cómodamente, y trate de recrear las escenas narradas en su mente, dando vuelo a su imaginación. El tiempo total para completar el guión es de 15 a 20 minutos.

2. Pida a un miembro de la familia que le lea el guión en voz alta. En donde vea tres puntos suspensivos (. . .), él o ella deberá pausar al menos 10 segundos.

3. Grabe un casete con el guión (con o sin música de fondo) para escucharlo cuando desea.

Ejercicio de relajación: un jardín de flores

Póngase tan cómodo como le sea posible, sentado o acostado. Afloje la ropa apretada, y evite cruzar las piernas y tobillos. Descanse ambos brazos a los lados o sobre las piernas. Permita a su cuerpo sentirse sostenido por la superficie en donde está sentado o acostado . . .

Cierre los ojos . . . haga una respiración profunda hasta sentir su abdomen expandirse . . . y al exhalar por la boca, relaje todo su cuerpo, permitiendo a sus músculos sentirse sueltos y pesados . . .

Empecemos un reconocimiento de nuestro cuerpo, de pies a cabeza, buscando cualquier tensión . . . En donde encuentre tensiones, respire profundamente y déjelas salir en la exhalación . . .

Concéntrese en su respiración. Sin modificarla, deje que fluya adentro, afuera y una pausa, siempre siguiendo un ritmo, cada vez más profundo.

Suelte cualquier tensión en su cara, su cabeza y su cuello, permitiendo a su mandíbula caer ligeramente. Sienta a los hombros pesados, respire profundamente y relaje su pecho y su abdomen. Sienta como sus brazos y piernas descansan en la superficie que los sostiene . . .

Ahora haga otra respiración profunda; al exhalar, libere cualquier tensión remanente. Permaneciendo profundamente relajado y tranquilo, pause unos segundos . . .

Imagínese paseando en una vereda en el campo . . . Es un día claro y cálido. Sienta la brisa suave . . .

Pronto, se encuentra a la entrada de una reja de hierro antiguo . . . la abre y pasa del otro lado . . . De repente, está rodeado de flores de diferentes colores y formas; crecen por doquier, en donde han echado semillas . . . Hay enredaderas y flores silvestres sobre un tronco caído, pastos verdes y árboles frutales . . . huela los distintos aromas de las flores y frutos . . . escuche el canto de los pajarillos.

Camine por la vereda internándose en un bosque de pinos más denso; hay tantos árboles que el sol apenas pasa entre sus ramas . . . Sienta el aire más fresco, mire el musgo en su camino y cubriendo a los árboles . . . De pronto percibe un murmullo de agua corriendo . . . es un arroyuelo; camina a su lado.

A distancia escucha el sonido de una caída de agua . . . En donde se abre la vereda a un claro y aparece el sol de nuevo, se encuentra frente a una cascada. Admire el arco iris que se forma en las gotitas de llovizna . . .

Se siente muy bien disfrutando de este cálido y aislado lugar en paz y tranquilidad.

(Pause unos segundos)

Ahora, es tiempo de regresar por la vereda de pinos adonde está el jardín de las flores y árboles frutales . . . Huela una vez más su aroma . . . Camine hasta la reja antigua por la que entró y salga . . .

Recuerde que éste es su jardín secreto que le espera cuando usted desee volver.

Ahora respire profundamente—una, otra y la última vez . . . Cuando esté listo, abra los ojos.

▦ Distracción

Debido a que nuestras mentes tienen dificultad en concentrarse en más de una idea a la vez, se puede disminuir la sensación de dolor concentrándonos en algo distinto a éste. Esta técnica puede ser de utilidad especial cuando hacemos actividades cortas que sabemos son dolorosas—por ejemplo, subir escaleras, abrir frascos, etc. A continuación se presentan algunas sugerencias para facilitarle la práctica de esta técnica:

1. Durante una actividad dolorosa como el subir escaleras, puede tratar de concentrarse en diferentes temas que sean de su interés. Por ejemplo, trate de recordar palabras en otro idioma, nombres de sus familiares lejanos o cualquier otro juego de memoria que le ayude a cambiar su atención. (También puede usar estos ejercicios para conciliar el sueño.)

2. Durante las actividades cotidianas: Cuando hace limpieza o trabajos manuales, también puede usar su imaginación. Por ejemplo, cuando trapea puede imaginarse al piso como un mapa de su país y tratar de nombrar las diferentes regiones; si la geografía no es de su interés, puede imaginar que el piso es una gran tienda y tratar de nombrar los diferentes departamentos. Estamos seguros de que usted puede utilizar mejor su imaginación y creatividad que cualquier sugerencia que nosotros podemos ofrecerle.

3. Cuando está levantándose de una silla, puede imaginar que su cuerpo es jalado sin dificultad por una cuerda o que no existe la gravedad, la fuerza que tira de nosotros al centro de la tierra.

4. Al abrir un frasco, puede pensar en todos los usos posibles que puede

encontrar para dicho frasco. Existen muchas variaciones de la técnica de distracción que usted puede incorporar en su vida usando su imaginación.

Hasta ahora, hemos discutido técnicas de distracción cortas que involucran la utilización de su mente. Sin embargo, la distracción también puede emplearse para actividades o proyectos que requieren más tiempo, o en el caso de que el dolor persista por muchas horas. En estos casos, tratamos de concentrarnos en algo afuera de nosotros mismos—es decir, enfocamos la mente en alguna actividad externa. Por ejemplo, si padece dolor contínuamente y se siente ligeramente deprimido, le sugerimos buscar una actividad de interés que le ayude a distraerse de su problema. Dicha actividad puede ser casi cualquier cosa, desde hacer jardinería hasta cocinar, pasear, leer, ir al cine o inclusive hacer trabajo social como voluntario.

Una característica de las personas proactivas en el cuidado de su artritis es que poseen una variedad de intereses y siempre parecen estar haciendo algo. La técnica de distracción le permitirá continuar con la mayoría de sus actividades cotidianas y mantener una vida de buena calidad. Es muy probable que usted ya haya practicado esta técnica aún sin haberse percatado de ello. Ahora ya la puede identificar con claridad y recurrir a ella cuando sea necesario de una forma conciente y decidida.

Oración, meditación y reflexión

Según los estudios científicos recientes que han estudiado la relación entre la oración o meditación y la salud, las personas que participan en estas actividades tienen buena salud y viven más tiempo. Una explicación posible para estos resultados es que la oración y la meditación aumentan la confianza y el sentido de bienestar de la persona, y esto tiene efectos físicos positivos en el cuerpo. Cuando una persona reza o medita, su cuerpo experimienta las sensaciones físicas de relajación. La presión arterial, el ritmo cardíaco y los niveles de las hormonas del estrés disminuyen, y ciertas ondas cerebrales asociados con el estado de relajación aumentan. Estos cambios fisiológicos reducen ansiedad y aumentan niveles de las proteínas de la sangre que indican la buena función inmune del cuerpo.

Por lo tanto, la oración, meditación y reflexión son actividades que también pueden ayudarle a manejar el dolor u otros síntomas que usted tenga debido a su artritis. Ayudan a cambiar el foco de concentración del dolor a experiencias mucho más satisfactorias, y relajan el cuerpo.

Además de estas razones científicas, la oración, meditación y reflexión pueden ser actividades placenteras para usted. Después de todo, han sido prácticas comunes en todas partes del mundo, y en todas las diferentes religiones del mundo por mucho tiempo.

Pensando positivamente: "Sé que sí puedo"

Las personas tendemos a tener el hábito de pensar positivamente y/o negativamente acerca de nosotros mismos. Emitimos constantes juicios. Por ejemplo, cuando despertamos por la mañana, podríamos pensar: "Realmente no quiero levantarme de la cama. Estoy cansado y no me da la gana ir a ningún lado." Otro pensamiento puede ser: "Me divertí mucho al salir esta tarde; debería hacerlo más seguido."

Gran parte de lo que hacemos y pensamos lo hemos aprendido en el proceso de convertirnos en adultos. En cierta forma estamos "programados" por nuestras experiencias en cómo nos comportamos y nos sentimos. Desafortunadamente, estos patrones de comportamiento aprendidos desde muy pequeños también pueden ser negativos. Las frases negativas que muchas veces repetimos inconscientemente se reflejan también en actitudes y comportamientos; por ejemplo, frases como: "No puedo . . . ", "Si fuera más capaz . . . ", "Si no fuera tan . . . ", "No tengo la energía para . . . ", etc. expresan dudas y temores acerca de nuestras habilidades para ser proactivo en el cuidado de nuestra artritis y manejar nuestros síntomas. Es un hecho que la mente tiene un gran poder sobre nosotros y por esta razón, los pensamientos negativos pueden tener efectos reales en nuestra estima personal o percepción de nuestro valor como personas; pueden provocar resignación o conformismo, inactividad (lo contrario de ser proactivo) y más aún, pueden aumentar los síntomas como el dolor, la depresión y la fatiga.

Lo que pensamos y decimos sobre nosotros mismos juega un papel muy importante en convertirnos en personas proactivas exitosas en el cuidado de la artritis. Por lo tanto, aprender a reemplazar ideas o pensamientos negativos por positivos puede ser de gran ayuda para el manejo de los síntomas de nuestra enfermedad. No obstante, hacer el cambio requiere práctica y de aprender a observarse a sí mismo para no caer en viejos hábitos o patrones de comportamiento. Los siguientes pasos pueden serle útiles en este proceso:

1. **Observarse a sí mismo.** ¿Qué es lo que piensa o dice de sí? Le sugerimos escribir los pensamientos negativos de los que se da cuenta, especialmente aquéllos que surgen en momentos difíciles de su enfermedad.

Por ejemplo, ¿qué piensa o se dice a sí mismo por la mañana cuando se levanta con dolor, cuando hace los ejercicios que no le agradan o cuando se siente triste o deprimido?

2. Practicar reemplazar las actitudes negativas que ha identificado por actitudes positivas. Le sugerimos escribir sus nuevas actitudes. Las actitudes positivas deben ser reflejo de la nueva persona proactiva que es usted y su decisión de controlar su enfermedad y su vida. Por ejemplo, declaraciones negativas como: "No quiero levantarme," "Estoy demasiado cansado y me duele todo," "No puedo hacer actividades como antes, para qué molestarme," o "Ya estoy muy viejo y no sirvo para nada," pueden convertirse en declaraciones positivas tales como: "Todavía tengo la energía para hacer muchas actividades que disfruto" o "Sé que puedo hacer cualquier cosa que me propongo" o "Mi artritis no me hace inferior a otros" u "Otras personas dependen de mí y cuentan conmigo; esto significa que valgo."

3. Repetirse a sí mismo o a otras personas las actitudes positivas. Concientizarse para pensar positivamente requiere la repetición y memorización de las actitudes y pensamientos positivos para reemplazar actitudes negativas con mayor facilidad.

4. Practicar las nuevas actitudes y pensamientos positivos en situaciones reales. La práctica con paciencia le ayudará a hacer de sus nuevas actitudes positivas una respuesta automática.

Pensar positivamente es una herramienta sumamente útil para manejar los síntomas de la artritis y para dominar otras habilidades discutidas en este libro.

✻ Remedios caseros

Cuando buscamos alivio del dolor, algunos estamos dispuestos a utilizar remedios caseros o remedios no comprobados científicamente para lograrlo. De hecho, algunos remedios realmente nos hacen sentir bien.

Los remedios caseros pueden funcionar como complemento del tratamiento comprehensivo de la artritis porque nos proporcionan alivio inmediato, aunque de corta duración. Sin embargo, los remedios caseros tienen algunas desventajas. La más importante es que algunas personas deciden detener el tratamiento médico por completo cuando se sienten momentáneamente mejor, lo que puede traerles serias complicaciones porque la artritis continuará avanzando.

Los remedios caseros más comunes son cremas o ungüentos de uso externo, tés herbales, aceites u otros remedios naturistas. El efecto más común de la mayoría de estos remedios es proporcionar calor al cuerpo. Cuando se calienta un área determinada, se estimula la circulación sanguínea y se producen sustancias químicas que lubrican y protegen las articulaciones o coyunturas, haciéndonos sentir bien. Desafortunadamente, este alivio es sólo temporal.

Otros tipos de remedios caseros son sencillos en su aplicación y también proporcionan alivio temporal a las coyunturas adoloridas. Estos incluyen compresas y baños de agua caliente, cojines eléctricos, lámparas de luz infrarroja, tratamientos de parafina caliente, etc. Por regla general, el calor tiende a relajar las coyunturas rígidas y músculos tensos, especialmente en las mañanas, después de levantarse. El frío ayuda a desinflamar las áreas afectadas y por lo tanto, alivia el dolor y se recupera el movimiento. Estos incluyen compresas frías, una bolsa de hielo o hielo envuelto en toallas. Los tratamientos de calor y frío no deben ser aplicados por más de 15 a 20 minutos a la vez, y no se debe aplicar un tratamiento de calor o frío después de aplicar una crema o ungüento.

Considere los remedios caseros como un recurso más para manejar los síntomas de su artritis (dolor, inflamación o hinchazón, rigidez muscular y articular). Sin embargo, no son un tratamiento completo para su artritis, y no curan su enfermedad. Por esta razón, es importante consultar con el médico para continuar con un programa de tratamiento, que incluye además de los remedios caseros, medicinas, ejercicio y otras técnicas del manejo personal de su artritis. Finalmente, si usted tiene dudas sobre algún remedio casero, puede pedir información a su médico o a otros profesionistas de la salud. También puede revisar el capítulo 12, páginas 183 a 184, que le ofrece algunas sugerencias para evaluar los remedios caseros y otros tratamientos no comprobados.

Masaje

El masaje ha sido una técnica de manejo del dolor antiquísima. Hipócrates, el famoso médico de la Grecia antigua (460–380 a. de J. C.) utilizaba el masaje y recomendaba a sus estudiantes la práctica del masaje para ayudar con la rigidez de los músculos y articulaciones.

El masaje es un procedimiento simple que podemos realizar sin mucha experiencia o preparación teórica. En muchos casos es una respuesta casi natural que ayuda a estimular los tejidos suaves y músculos debajo de la piel al estirar y aplicar presión en el área.

Existen algunos casos en que no es adecuado practicar masaje; por ejemplo, en una articulación inflamada o que se siente "caliente" o cuando se padece flebitis, tromboflebitis o erupciones en la piel. A continuación describimos varias técnicas de masaje que usted puede practicar hasta encontrar la que más le beneficie.

Es recomendable permanecer unos minutos relajado después de haberse dado masaje para permitir que la tensión disminuya o desaparezca. El uso de la respiración profunda en combinación con el masaje tiene resultados muy positivos.

Acariciar o sobar

Con la palma de la mano acaricie o sobe la superficie del músculo o la articulación rígida o cansada. Los movimientos rítmicos y circulares en una dirección tienen buenos resultados. Además, puede incrementar la intensidad o presión del masaje si es necesario.

Amasar

Es un tipo de presión localizada en un área más específica. Si alguna vez ha sentido el cuello tenso y ha apretado los músculos varias veces, los estaba amasando. No se trata de pellizcar la piel sino de presionar más profundamente en el músculo. Establecer un ritmo lento amasando tiene muy buenos resultados. Le recomendamos no amasar un área por más de 15 a 20 minutos.

Movimientos circulares o fricción

Para crear fricción que penetra en un área muscular determinada, empiece haciendo pequeños movimientos circulares con la yema de los dedos, el dedo pulgar o la parte baja de la palma, dependiendo del área que desea cubrir. Es recomendable mantenerse en un sólo lugar por lo menos unos minutos para estimular la circulación. Comience ejerciendo una presión moderada y prosiga aumentando la presión poco a poco, hasta un punto que no sea incómodo o muy doloroso.

14

Depresión, fatiga y otros síntomas

La depresión suele ser común en las personas con una enfermedad crónica como la artritis. Este sentimiento de pesadumbre, el dolor y otras preocupaciones son síntomas normales que pueden convertirse en un ciclo vicioso. El dolor parece mucho peor. Como reacción a este dolor, aumenta la tensión muscular y su susceptibilidad psicológica, que genera otros sentimientos negativos, los que continúan circulando en un ciclo vicioso.

En el capítulo 13 ya hemos discutido varias técnicas para manejar el dolor, incluyendo los tratamientos de calor y frío, la relajación muscular progresiva y por imágenes narradas y probablemente aún más importante, el ejercicio. Estas técnicas también pueden ayudarle a manejar y a combatir el sentimiento de la depresión. La incorporación de algunas de ellas a su vida cotidiana le ayudará a mantenerse en buena forma la mayor parte del tiempo.

✸ Depresión

Reconocer el dolor es más fácil que reconocer la depresión. Existen diferentes estados de depresión. Si tiene un tipo de artritis problemático, es muy probable que haya experimentado algunos estados de depresión. Esto es normal; todos nos dejamos invadir por la depresión alguna vez. Sin embargo, no todos la manejamos de la misma forma. La solución radica en cómo manejar la depresión para no pasar mucho de su tiempo valioso en este estado.

Algunos indicios de que está deprimido comprenden los siguientes:

1. Pérdida del interés en las amistades o actividades sociales: "hacerse invisible" o no contestar el teléfono o la puerta.

2. Aislamiento: no querer hablar con nadie; evitar a los amigos que se encuentra en la calle.

3. Dificultades para conciliar el sueño, cambios en los patrones de sueño, interrupciones en el sueño o dormir más de lo normal; dormirse con facilidad y despertarse después sin poder conciliar nuevamente el sueño. (Nota: Las personas mayores necesitan menos horas de sueño.)

4. Cambios en los hábitos de alimentarse o comer en exceso.

5. Pérdida del interés en el cuidado y arreglo personal.

6. Cambios no intencionales en el peso (pérdida o ganancia de más de 4 kg ó 10 lb en un período corto).

7. Un sentimiento general de infelicidad o insatisfacción por más de 6 semanas.

8. Falta de interés en el contacto físico o en la intimidad física. (Algunas medicinas tienen estos efectos en las personas; infórmese acerca de los efectos secundarios de las medicinas que toma.)

9. Pensamientos suicidas.

10. Accidentes frecuentes: observe si existe un aumento en la frecuencia de los accidentes cotidianos y comportamientos que demuestran falta de cuidado o interés.

11. Una pobre imagen de sí mismo o falta de estima personal: sentir que no vale, una imagen negativa de su cuerpo, el constante preguntarse a sí mismo si en realidad vale la pena vivir.

12. Discusiones constantes: una tendencia a enojarse o molestarse fácilmente.

13. Pérdida de la energía: sentirse constantemente cansado.

14. Inhabilidad para tomar decisiones: sentirse confundido o con dificultades para concentrarse.

Combatir la depresión desde el momento en que nos empieza a invadir es una buena idea. Aquí hay una lista de acciones que pueden ayudarle a este propósito:

1. **Busque ayuda.** Si se siente tan infeliz que ha tenido pensamientos suicidas, busque ayuda no sólo con las personas cercanas a usted, sino además con su médico, sacerdote u otros miembros calificados de su iglesia, psicólogos o trabajadores sociales. Llame lo antes posible al centro de bienestar mental más cercano o al centro de prevención de suicidios en su área, a un amigo, consejero del clérigo, o a un centro de servicios para personas de la tercera edad. Aún cuando no se siente que se va a lastimar, conseguir la ayuda le puede beneficiar. Tomar acción muestra su fuerza interna. Con tiempo estos sentimientos pasarán y usted se sentirá mejor.

2. **Revise sus medicamentos.** Si está tomando tranquilizantes u otras medicinas para el dolor, como Valium, Librium, reserpina, codeína o narcóticos y otros sedantes, debe saber que estos químicos intensifican la depresión, y en cuanto más rápido deje de tomarlos, se sentirá mejor. Es posible que su depresión sea un efecto secundario debido a una medicina. Es importante conocer estos efectos si usted está tomando medicinas. Sin embargo, le recomendamos no descontinuar un medicamento a menos que haya confirmado con su médico que no es arriesgado hacerlo, pues ciertas medicinas presentan efectos posteriores a pesar de que ha dejado de tomarlas.

3. **Limite su consumo de alcóhol**. ¿Está usted tomando bebidas alcohólicas para sentirse mejor? El alcohol es un agente depresivo. Es muy difícil salir de la depresión si está bajo la influencia del alcohol. Si recurre a tomar bebidas alcohólicas en los momentos difíciles del día, o tiene deseos constantes de beber alcohol, o no puede detenerse una vez que empieza a beber alcohol, es muy posible que tenga una adicción al alcohol. Es recomendable que busque ayuda adecuada para superar este problema.

4. **Continúe sus actividades cotidianas.** Vestirse y arreglarse todos los días, hacer su cama, salir de la casa, ir de compras y planear actividades aunque no le parezcan tan atractivas pueden ser acciones fundamentales para salir de la depresión.

5. **Visite a sus amigos,** llámeles por teléfono o comience un grupo de ayuda y apoyo mutuo.

6. **Únase a un grupo** ya formado en la iglesia o un club en algún centro social; en los Estados Unidos puede asistir a clases en los colegios en su comunidad, un programa de nutrición para adultos *(senior nutrition program)* o alguna clase de ayuda personal.

7. **Haga planes para el futuro próximo y llévelos a cabo.** Puede planear un evento social o un viaje para el futuro. Enriqueza su vida con los eventos importantes en su familia, como las graduaciones de sus hijos o nietos, u otros eventos que le ayuden a sentirse útil y a trascender en su vida.

8. **No se mude o cambie de lugar sin visitar este nuevo sitio primero para unas semanas.** Querer mudarse puede ser un indicio de retraimiento, y la depresión que se siente se puede intensificar, especialmente cuando está en un lugar lejos de su familia y sus amigos. Además, los problemas que experimienta tienden a acompañarle por donde vaya.

9. **Tome vacaciones con parientes o amigos.** Las vacaciones pueden ser tan simples como algunos días en una ciudad cercana o un lugar turístico un poco más lejos. Más bien que vaya sólo, considere tomar un viaje patrocinado por el colegio, un centro comunitario, un centro para personas mayores o un grupo de la iglesia.

10. **Haga 20 a 30 minutos de ejercicio cada día.** El ejercicio puede ser un tratamiento muy potente.

11. **Haga una lista de recompensas para sí mismo.** Cuídese bien. Se puede recompensar por darse un gusto, cualquier cosa grande o pequeña.

12. **Consiga un animal de compañía (una mascota).** Los animales son compañeros maravillosos y alegres.

13. **Empiece a pensar más positivamente.** Nuestra forma de pensar nos puede afectar profundamente. Si pensamos en forma negativa, nos sentimos peor y nuestros síntomas empeoran. Si podemos cambiar los pensamientos para que sean más positivos, nos sentiremos mejor. (Refiérase al capítulo 13 para más información.)

14. **Ayude a otra persona o conviértase en voluntario para alguna organización comunitaria.** Ayudar a otras personas le puede hacer sentirse útil y le puede dar un sentido de digno y bienestar. Hemos aprendido de muchas personas con problemas de salud crónicos, como la artritis y fibromialgia, que es común sentir una pérdida de valor en sí mismo, pero cuando uno tiene la oportunidad de ayudar o apoyar a otra persona se siente mejor.

Afortunadamente, la depresión no es permanente. Sin embargo, usted puede decidir salir de este estado con mayor rapidez, y para convertirse en una persona proactiva exitosa en el manejo de su artritis, es necesario salir lo antes posible de su depresión. Si usted cree poder hacerlo, lo hará.

Existe la posibilidad de sentirse vencido por la depresión. Si a pesar de todos sus esfuerzos, se siente sin esperanzas, entonces quizás es una buena idea hablar con su médico para obtener alguna prescripción médica o referencia a otro tipo de tratamiento. La medicina moderna cuenta hoy con numerosas medicinas complejas que, aunque tienen riesgos, ayudan a salir de estados depresivos.

❋ Dolor

Ya hemos hablado del dolor en relación a la artritis, en el capítulo 13. Sin embargo, nos gustaría repasar algunos principios básicos y establecer algunas conexiones entre el dolor y el estado anímico de la persona.

Para evitar que el dolor le cause más depresión y para manejar ambos síntomas a la vez, es necesario:

1. **Mantenerse activo cuando tiene dolor.** Vaya a trabajar, manténgase entretenido con alguna actividad placentera, vístase y salga de su casa a caminar o a ver una película. Si se queda en casa en bata, tendrá mucho más tiempo para pensar en su dolor y le parecerá peor de lo que es en realidad.

2. **No dejar de hacer ejercicios.** A menos que su artritis esté activa, hacer ejercicio le ayuda a controlar el dolor. Recuerde que una de las fuentes del dolor en la artritis son los músculos rígidos por falta de uso. Para estabilizar sus articulaciones y por otras razones discutidas en los capítulos 9 a 11, es importante mantener sus músculos fuertes y en buena condición.

3. **Practicar ejercicios de relajación.** Los músculos y terminaciones nerviosas relajadas envían menos mensajes de dolor al cerebro; por lo tanto tendrá menos dolor. (Refiérase a las técnicas de relajación en el capítulo 13.)

Diario de dolor y estado de ánimo

DOLOR	Lunes	Martes	Miércoles	Jueves	Viernes	Sábado	Domingo
10 (+)							
9							
8							
7							
6							
5							
4							
3							
2							
1							
0 (−)							

ÁNIMO	Lunes	Martes	Miércoles	Jueves	Viernes	Sábado	Domingo
10 (+)							
9							
8							
7							
6							
5							
4							
3							
2							
1							
0 (−)							

4. **No convertirse en mártir.** El dolor es individual, y a veces sus familiares o sus amigos no pueden verlo claramente. No dude en pedir ayuda con las actividades que le ocasionen dolor a su familia y sus amigos. No se preocupe por guardar las apariencias ante personas que no conocen ni pueden ver el dolor que le produce la artritis. Pedir ayuda directamente es una expresión honesta de una necesidad humana.

5. **Reducir el estrés y la depresión, ya que esto también reduce el dolor.** El dolor está relacionado con la depresión y el estrés psicológico, incluyendo las preocupaciones, angustias y temores. A veces las personas no se dan cuenta que su estado de ánimo y actitud, salvo excepciones, tienen un peso muy grande en el dolor que sienten. En el siguiente ejercicio puede comprobar lo anterior. En las dos tablas a continuación, ponga una marca (✓) en el nivel de intensidad que corresponda a su dolor, representado por la escala del 0 al 10, en donde 0 significa que no hubo dolor y 10 significa el dolor más fuerte. En la tabla de su estado de ánimo, el mejor ánimo está representado por el 10 y el peor de los ánimos por el 0. Hágalo para cada día de la semana. Al final de la semana, observe la correlación entre el dolor sentido y su estado de ánimo. Por lo general, existe una relación entre el estado de ánimo decaído y la percepión de un dolor más intenso.

✳ Fatiga

La artritis afecta nuestro nivel de energía. Esto se ve con más frecuencia particularmente en las personas con artritis reumatoide. Cualquier artritis del tipo reumático produce una fuga de energía, y las actividades cotidianas se vuelven más difíciles. Esto es porque el cuerpo utiliza la mayoría de sus energías disponibles para repararse continuamente a sí mismo. Las causas de la fatiga son múltiples; algunas incluyen las siguientes:

- inactividad
- nutrición inadecuada
- descanso insuficiente
- respuestas emocionales

La inactividad produce la falta de condición física. Los músculos pierden fuerza y masa con el tiempo, especialmente a partir de los 45 años de edad. El corazón, el músculo que bombea la sangre a todas las células del cuerpo, también puede debilitarse. Cuando esto sucede, la cantidad de oxígeno y nutrientes que lleva el flujo sanguíneo se ve disminuida. Los músculos que no reciben los nutrientes y oxígeno necesarios se cansan más fácilmente que los músculos en buena condición—aquéllos que reciben suficiente oxígeno y nutrimento.

La nutrición inadecuada puede ser causa de fatiga. Los alimentos de buena calidad y en cantidades adecuadas son la fuente de energía para el buen funcionamiento del cuerpo. El exceso de peso puede ser la causa principal de fatiga en algunas personas. Los kilitos de más aumentan el gasto energético necesario para llevar a cabo actividades cotidianas; además ponen estrés en las rodillas y las caderas. Por otro lado, pesar menos de lo normal, también puede causar problemas relacionados con la fatiga. En el capítulo 12, exponemos algunas ideas sobre la nutrición saludable.

Descanso insuficiente, otra causa de fatiga, ocurre cuando no descansamos suficientemente o la calidad del sueño no es buena. En el capítulo 15 ofrecemos sugerencias para ayudarle a conciliar el sueño.

Respuestas emocionales como el estrés psicológico, las angustias, preocupaciones y la depresión son causantes de la fatiga. La mayoría de las personas reconocen que existe una conexión entre el estado de ánimo y la fatiga. Además, la fatiga es un síntoma importante de la depresión.

Si la fatiga es un problema para usted, trate de determinar sus causas. ¿Está comiendo saludablemente? ¿Está haciendo ejercicio suficiente y adecuado a sus necesidades? ¿Está durmiendo bien y descansando lo necesario? Si algunas de sus respuestas son negativas, es posible que empiece a comprender las causas de su fatiga. De hecho, la fatiga es el resultado de varios factores, como los mencionados arriba. El siguiente paso es buscar soluciones y poner en práctica estrategias para sentirse mejor.

Algunas personas suelen no hacer ejercicio porque se sienten fatigados. Esta resolución puede crear un ciclo vicioso. La verdad es que nos fatigamos por la falta de ejercicio suficiente y adecuado en nuestras vidas. Si éste es su problema, la respuesta puede residir en motivarse a sí mismo para empezar a hacer un poquito de ejercicio. Puede empezar caminando alrededor de su casa o en un centro comercial. Refiérase al capítulo 9 para obtener más información sobre cómo iniciar su programa de ejercicio.

Si las emociones son la causa de su fatiga, el descanso no le ayudará; por el contrario, agudizará sus síntomas. Muchas veces la fatiga es un indicio de depresión. Sin embargo, si su fatiga es un síntoma de su artritis, existen varias cosas que puede hacer:

1. Conservar su energía. Refiérase al capítulo 8 para obtener algunas sugerencias sobre cómo hacer esto.

2. Mantener un equilibrio entre el descanso y la actividad. Puede tomar siestas si es necesario o practicar alguna técnica de relajación o meditación.

3. La fatiga, como el dolor y el temor, son difíciles de comprender. Por esta razón, puede ayudarle informar a su jefe o supervisor en el trabajo, cónyuge, familiares o amigos que su fatiga es una condición consecuencia de su artritis y por eso, tiene que descansar más frecuentemente.

4. Tenemos la tendencia a construir imágenes de nosotros mismos como seres indestructibles. Es este perfeccionismo que daña la salud al largo plazo. La fatiga resultante puede ser un aviso de precaución para reducir un poco el ritmo de vida.

❋ Estreñimiento

El estreñimiento es un problema común en las personas que tienen artritis. Una de sus causas principales es la falta de actividad física con el paso del tiempo. Otra causa del estreñimiento son las medicinas empleadas para el tratamiento de la artritis.

Para prevenir el estreñimiento, mantenga estas sugerencias en mente:

1. **Poner atención a los signos del cuerpo.** Cuando siente la necesidad de evacuar, posponerlo no es una buena idea. Es más fácil para el cuerpo desarrollar su propio horario de movimientos intestinales cuando usted toma en cuenta sus señales.

2. **Tomar tiempo suficiente para evacuar.**
   - Hacer respiraciones profundas para relajar los músculos.
   - Usar los músculos abdominales presionándolos hacia la espina lumbar y levantar una pierna hacia su pecho.
   - No esforzarse demasiado.
   - Leer revistas u oír música para relajarse.

3. **No forzar el cuerpo en un horario riguroso.** No es necesario evacuar todos los días. Si no siente dolor o malestar, no obligue a su cuerpo a cumplir un horario rígido.

4. **No usar los laxantes excesivamente.** Los laxantes pueden causar problemas menores y hacer del estreñimiento un problema persistente. Si utiliza un laxante con mucha frecuencia, puede desarrollar una dependencia del laxante, y al dejar de tomarlo, volverá a estreñirse. Si esto le sucede, no trate de resolver el problema regresando a tomar el laxante; permita a su sistema normalizarse y ajustarse a funcionar independientemente de los laxantes.

Puede ayudarse a sí mismo siguiendo algunas de las sugerencias descritas a continuación. Si necesita utilizar un laxante, los más recomendados son los compuestos de psyllium (Metamucil, Hydrocil Instant, Fiberall, Serutan). El psyllium es un compuesto natural que ayuda a dar volumen y absorbe el agua. Por esta razón, cuando toma uno de estos productos, es necesario beber al menos 6 a 8 vasos de agua u otros líquidos por día para que surtan efecto.

En general, también es buena idea evitar tomar antiácidos; muchos provocan estreñimiento. En el caso de necesitar un antiácido, evite los que le ocasionan estreñimiento, por ejemplo, la leche de magnesia. Algunas sugerencias incluyen Maalox, Mylanta y Gelusil. También puede comprar sin receta médica las pastillas que ayudan a ablandar la material fecal, llamados "stool softeners." Pregunte al farmacéutico acerca de éstas.

5. **Manejar el nivel de estrés o tensión para ayudar a su cuerpo ajustarse y funcionar mejor.** Refiérase al capítulo 13 para obtener más información sobre la relajación.

6. **Comer despacio.** La comida ofrece un período de descanso. Es buena idea tomarse el tiempo necesario para disfrutar y masticar bien los alimentos.

7. **Tomar líquidos suficientes.** El agua ayuda a una evacuación más eficiente. Agrega volumen a las heces fecales facilitando los movimientos peristálticos (movimientos intestinales). Hoy en día se reconoce que es necesario beber al menos 2 litros de líquidos (8 vasos grandes) al día. El agua simple es saludable (caliente o fría); también cuentan otros líquidos como el agua mineral, las sodas o gaseosas, café o té, jugos, leche y la sopa.

8. **Hacer ejercicio regular.** La actividad física le ayudará a eliminar los productos de desecho más fácilmente.

9. **Comer ciruelas o jugo de ciruela (ciruelas pasas).** Esta fruta contiene una sustancia química que ayuda a la evacuación. (Sin embargo, si está tratando de perder peso, debe saber que el jugo de ciruelas tiene más calorías que otras bebidas frutales.)

10. **Agregar fibra a su alimentación gradualmente.** La fibra está compuesta por ciertas partes de las frutas y verduras que no podemos digerir. Constituye un laxante natural; proporciona volumen a las heces fecales absorbiendo el agua. Cuando existe volumen adecuado, las heces son más suaves y pueden expelerse más fácilmente. La fibra ayuda también a que los productos de desecho pasen más rápidamente por el intestino grueso.

    Puede aumentar la cantidad de fibra en su alimentación (incluyendo fibra insoluble) al ingerir frutas y verduras con más frecuencia, además de cereales, pan, tortillas de maíz y galletas integrales. Las frutas y verduras cocinadas también son fuente de fibra.

    El salvado y el cereal de cáscara de trigo son fuentes excelentes de fibra insoluble. Para ser más efectivos, deben comerse en pequeñas cantidades con abundantes líquidos. Si los cereales le irritan el estómago, haga el intento de comerlos calientes en lugar de fríos.

15

Durmiendo mejor durante la noche

El dormer bien es importante para mantener una vida saludable. Es el tiempo durante el cual el cuerpo puede concentrarse en curarse y recuperar energía. Durante el sueño se requieren mínimas cantidades de energía para mantener el cuerpo funcionando. Cuando hay alteraciones en el sueño, o no se duerme lo suficiente, podemos experimentar una variedad de otros síntomas, tales como fatiga, falta de concentración, irritabilidad, etc. La falta de sueño también puede contribuir a la fibromialgia. Sin embargo, esto no significa que la fatiga, falta de concentración e irritabilidad siempre son causados por la falta de sueño. Recuerde que los síntomas asociados con la artritis pueden tener varias causas. Si usted ha notado un cambio en su patrón de sueño, puede ser que los síntomas que tiene sean relacionados a su problema de sueño.

A continuación ofrecemos algunos consejos que lo ayudarán a dormir mejor durante la noche.

Camas

Una cama cómoda que le permita facilidad de movimiento y buen soporte corporal es el primer requisito para poder dormir bien. Esto usualmente significa un colchón firme de buena calidad que apoye la columna y no se hunda en el centro. También, puede usar un soporte para la cama como un panel de madera de 1 ó 2 centímetros (1/2 a 3/4 de pulgadas) colocado debajo del colchón para darle más firmeza.

Las camas de aire o de agua calentada son útiles para algunas personas con artritis, porque soportan el peso de manera pareja al adaptarse a la forma del cuerpo. Otras personas pueden encontrarlas muy incómodas. Si usted está interesado, pruebe una primero en un hotel o en la casa de un amigo por unas noches antes de decidir si es buena para usted.

Otras formas efectivas de mantener la cama a una temperatura cálida o tibia mientras duerme, especialmente en las noches frías y húmedas, es usar una frazada eléctrica. También puede usar una cobija eléctrica o de franela para el colchón, o sábanas de franela. Si decide usar un artículo eléctrico para su cama, asegúrese de leer cuidadosamente las instrucciones.

Posiciones para dormir

Es importante encontrar la posición más confortable para dormir. La mejor posición para usted dependerá de su condición y cuáles articulaciones son afectadas. Para la mayoría de las personas que no tienen artritis en las caderas o rodillas, la mejor posición es de costado o de espalda. En los dos casos, es recomendable usar una pequeña almohada suave para soportar la curvatura del cuello y mantener una alineación normal del cuello. También se puede usar una almohada debajo de las rodillas para aliviar el dolor de la espalda; sin embargo, hay que tener cuidado en no mantener esta posición continuamente. Si tiene problemas con las rodillas, consulte con su médico primero antes de usar una almohada debajo de las rodillas porque puede causar contracciones involuntarias (o contracturas) de los músculos de la rodilla. Si duerme de costado, puede colocar una almohada pequeña entre las rodillas para más comodidad.

Para personas con problemas de las caderas y rodillas, la mejor posición para dormir es con las rodillas derechas y las caderas en una posición neutral, no giradas a un lado u otro. No duerma con una almohada debajo de las rodillas, aún sea más confortable, sino puede probar una almohada pequeña debajo de los tobillos mientras duerme de espalda. Esto lo ayudará a mantener las rodillas derechas. También, trate de acostarse sobre su estómago por 10 a 15 minutos cada día para prevenir contracturas de las caderas.

Para personas con problemas de la espalda, una posición confortable es de costado con las rodillas dobladas. En esta posición, es útil colocar una almohada entre las rodillas para aliviar tensión en las caderas y espalda baja y otra almohada debajo del brazo superior para aliviar tensión en el hombro. Hay varias posiciones, y usualmente su cuerpo le va a decir cuál es la mejor para usted.

Si usted tiene espondilitis anquilosante, hay ciertas posiciones que lo ayuda a prevenir deformidad y pérdida de movilidad de la columna. Por eso, es recomendable acostarse sobre el estómago o de espalda, y evitar el uso de una almohada debajo de la cabeza. Puede poner una almohada pequeña entre los omóplatos cuando duerme de espalda.

Pastillas para dormir

Se deben usar con precaución las pastillas para dormir y otras sedantes. Estas tienden a ser adictivas o crean un hábito; es decir, si usted deja de tomarlas, es más difícil poder dormir. Así, conforme más pastillas tome, se harán menos efectivas con el tiempo. Estas pastillas pueden reprimir o afectar las etapas importantes del sueño y causar depresión. Las pastillas para dormir raramente resuelven los problemas para dormir, y pueden producir aún más problemas. Si utiliza estos medicamentos para dormir y decide que quiere dejar de tomarlos, hágalo en forma gradual. Después de dejar de tomar las pastillas para dormir, usted puede tener una o dos noches del sueño inquieto, pero no se preocupe y no comienza a tomarlas otra vez. El sueño normal generalmente vuelve después de algunas noches.

Hay ciertas medicinas antidepresivas que puedan ayudar a aliviar los problemas para dormir causados por el dolor de artritis y fibromialgia. La dosis utilizada en estos casos es mucho menos que la dosis recetada en el tratamiento de la depresión; tampoco tienen los efectos adictivos que tienen las medicinas sedantes.

Insomnio

No se conoce ninguna complicación médica seria de la falta de sueño. No se preocupe si no consigue dormir suficiente. Si su cuerpo necesita dormir, usted dormirá. Si no puede dormirse, es mejor levantarse, ir a otro cuarto y hacer algo que le guste como leer o escuchar la música hasta que se sienta somnoliento otra vez. También recuerde que las personas mayores tienden a dormir menos, es decir, necesitan menos horas de sueño.

Aún así, el insomnio es un problema que afecta a todos de vez en cuando. Nos puede preocupar si ocurre frecuentemente y causa otros problemas durante el día, como la fatiga y depresión. Las causas del insomnio pueden ser muchas, incluso sentimientos de angustia, preocupaciones, dolor o incomidad debido a una condición médico, o estar en un ambiente diferente y extraño. No seguir las instrucciones y la dosis recomendadas de la medicinas recetadas por el médico o el uso indebido de un tratamiento o remedio casero también puede contribuir al insomnio. Si su problema para dormir continúa, consulte con su médico. También puede probar algunos de los siguientes consejos para dormir mejor durante la noche.

- Establezca y mantenga un horario regular de descanso y sueño. Es decir, vaya a la cama a la misma hora todas las noches y levántese a la misma hora todas las mañanas. Si desea tomar una siesta, tome una en la tarde (sólo 20 minutos), pero no tome una después de la cena. Permanezca despierto hasta que esté listo para ir a dormir.

- Tome su medicina (la aspirina o medicamentos antiinflamatorios) como recetadas por su médico para aliviar el dolor y inflamación. Asegúrese de tomar la dosis adecuada a la hora de acostarse. Para mantener los efectos de estos medicamentos por la noche, puede probar la forma de aspirina o Tylenol que actúa durante un largo plazo, que se llama "time-released."

- Haga ejercicios en horas regulares cada día. No sólo lo ayudará a tener una mejor calidad de sueño, sino que también lo ayudará a establecer un patron regular durante el día. Sin embargo, evite hacer el ejercicio vigoroso antes de irse a dormir, porque puede alterar su sistema y hacerlo más difícil dormir con facilidad.

- Practique la relajación. Hay varias técnicas descritas en el capítulo 13. También puede orar o meditar para ayudar a calmar a su mente y aliviar la tensión muscular.

- Acostúmbrese a hacer las mismas cosas cada noche antes de ir a dormir. Esto puede ser cualquier cosa, desde ver las noticias, hasta leer un libro o tomar un baño caliente. Al desarrollar actividades de rutina antes de ir a la cama, le dice a su cuerpo que es tiempo de prepararse para descansar y relajarse.

- Haga de su dormitorio un lugar en el cual usted se sienta seguro y cómodo. Esto incluye la cama, las luces, el nivel de ruido, la temperatura y la ventilación.

- Evite comer antes de ir a dormir, y no se vaya a dormir con hambre. Trate de tomar un vaso de leche tibia.

- Evite la cafeína tarde en el día. Es un estimulante y puede mantenerlo despierto. Esto incluye café, algunos tipos de té, colas y otras bebidas, y chocolate.

- Modere el consumo de alcohol y no lo tome por 3 ó 4 horas antes de irse a la cama. Contrariamente a la creencia popular que el alcohol lo ayudará a dormir mejor porque lo hace sentir más relajado, el alcohol interrumpe su ciclo de sueño y puede conducir a un sueño ligero y fragmentado, lo que hará que despierte frecuentemente a lo largo de la noche.

- Pregunte a su doctor acerca de los antidepresivos tricíclicos para mejorar los ciclos de sueño profundo. Esto puede ser de gran ayuda para la persona que tiene la fibromialgia.

¿Duerme usted tranquilamente, como un bebé?

¿Se duerme tan pronto como pone "la cabeza en la almohada"? ¿Se duerme viendo TV? ¿Se siente somnoliento durante el día? ¿Al despertar en la mañana se siente cansado aún después de haber dormido toda la noche? Si usted se identifica con esto, es posible que usted padezca de trastornos del sueño. Con frecuencia las personas que tienen trastornos del sueño, o apnea del sueño, no están conscientes que tienen este problema. Cuando se les pregunta cómo duermen, generalmente responden, "Yo duermo bien." Los especialistas creen que la apnea del sueño es un problema bastante común. Pero es alarmante saber que pasa desapercibida, no es diagnosticada ni tampoco tratada a pesar de ser una condición seria.

La apnea del sueño consiste de pausas involuntarias de la respiración durante el sueño. Estas pausas de respiración pueden durar 10 segundos o más, y se repiten más de 20 veces en una hora. La apnea ocurre porque, durante el sueño, los tejidos suaves y músculos de la nariz y garganta se relajan, obstruyendo el paso del aire y bloqueando la respiración. La persona batalla hasta por un minuto con el bloqueo del aire, con la sensación de asfixia y con la dificultad para respirar. Esto hace que se despierte por sólo el tiempo suficiente para respirar brevemente, luego se vuelve a dormir. Este ciclo se repite nuevamente, y la persona no está consciente de que se ha tenido que despertar una docena de veces durante la noche. Las interrupciones frecuentes del sueño profundo y reparador no permiten que la persona recupere la energía que necesita para hacer sus actividades diarias y mejorar su salud. Esto, con el tiempo, incrementa los síntomas como la fatiga, el dolor, la irritabilidad, etc.

La apnea del sueño es una enfermedad muy seria que crea complicaciones en la salud y puede llegar a ser fatal. Está vinculada a ataques cerebrales y enfermedades cardíacas. Se cree que la apnea es la causa de muerte de muchas personas que han sufrido ataques al corazón mientras dormían. Expertos en trastornos de sueño sugieren que la persona que se siente cansada todo el tiempo, a pesar de haber dormido toda la noche, o que siente que necesita dormir más que cuando era joven, debería hacerse una evaluación para la apnea o algún otro trastorno del sueño, especialmente si su pareja o familia le deja saber que ronca. El recibir tratamiento para un trastorno del sueño, puede ayudar a aliviar el dolor en las personas con artritis o fibromialgia, y hacer una gran diferencia en la calidad de su vida.

16

Sexualidad e intimidad
de la pareja

Para los seres humanos, la sexualidad comprende más que el acto sexual en sí mismo. Además, nos invita a compartir la sensualidad física y emocional con la persona que amamos. Idealmente, esta intimidad especial genera sentimientos de placer y satisfacción que enriquecen la vida en pareja. Sin embargo, si se vive con dolor, disfrutar plenamente de la sexualidad puede ser un reto. El temor al dolor o a lesionarse podría impedir a la persona con artritis y a su pareja experimentar el placer y satisfacción anhelados. En este capítulo exploraremos distintos aspectos de la sexualidad que pueden mejorar la comunicación y fortalecer la relación con su pareja. Tener artritis no significa renunciar a la sexualidad y sus beneficios. Por el contrario, las relaciones sexuales pueden ser buenas para su artritis. Durante la excitación sexual, se producen sustancias como la cortisona, adrenalina y otros químicos naturales que generan un sentido de bienestar general y ayudan con la reducción del dolor. Además, las relaciones sexuales le invitan a ser creativo, experimentando con nuevos tipos de estimulación física y emocional que incluso hasta podrían mejorar algunos aspectos de su vida sexual.

Para la mayoría de las personas que padecen artritis es el acto sexual por sí mismo que puede resultar difícil físicamente. En este caso, podría ser más satisfaciente dedicar más tiempo experimentando con la sensualidad y el "juego sexual" anterior al acto sexual. Al encontrar formas nuevas de estimular a su pareja en una posición cómoda, se puede prolongar el tiempo para la recreación sexual y los momentos de intimidad en pareja. Algunas personas se sienten satisfechas al alcanzar el clímax sexual o el orgasmo de esta forma, sin la necesidad de consumar el acto sexual. Otros prefieren alcanzar el clímax a través del acto sexual. Para otros más, alcanzar el clímax no es tan importante como compartir momentos de placer y juego sexual, y se sienten satisfechos a pesar de no haber obtenido un orgasmo. De cualquier forma cómo se prefiera alcanzar el clímax sexual, el dolor debido a la actividad o posición se puede minimizar al enfatizar el juego y la estimulación sensorial antes de las relaciones sexuales. Existen varias formas de estimular la sensación que exploraremos más adelante. Además, es importante reconocer el papel que tiene la relación mente-cuerpo en la sexualidad; por ejemplo, a través de la estimulación mental en conjunto con la estimulación física, se puede enriquecer la experiencia sexual.

✸ Cómo vencer el temor

El dolor despierta temores en las personas con artritis. Pensamientos como "¿Empeorará mi condición?" o "No puedo hacer nada sin dolor" son difíciles de superar. En el caso de las relaciones sexuales, el dolor en la espalda, las caderas u otra parte del cuerpo afectada por la artritis podrían hacerle decidir negarse a sí mismo y a su pareja el placer sexual. Con esta decisión, no solamente negamos un aspecto importante y saludable de la vida, sino además podemos generar sentimientos de culpabilidad y frustración. Por otro lado, la pareja también puede sentir temor de ser responsable de lesiones o dolor, y culpabilidad por sentir resentimientos, pues se le ha privado del placer sexual y de poder expresar su propio afecto. Esta dinámica podría ocasionar dificultades en la relación al deteriorarse la comunicación. Además, el estrés psicológico y la depresión empeoran la percepción del dolor. Aprender nuevas posiciones o formas de aumentar la sensualidad no es suficiente para mantener la armonía en la pareja. Como en toda relación humana, mantener una buena comunicación es fundamental para enfrentar los temores. Cuando usted y su pareja puedan dialogar abiertamente sobre su sexualidad, sus deseos y temores podrán encontrar soluciones satisfacientes a los problemas que impone la artritis. Comience identificando el problema a través del diálogo. Por ejemplo, se puede comenzar compartiendo las clases de estimulación y posiciones que se prefieren. Una vez identificado el problema, se puede empezar por elaborar una lista de posibles soluciones. Para comenzar este proceso, le sugerimos revisar el capítulo 17 sobre la comunicación y expresión de los sentimientos, y la resolución de problemas en el capítulo 8. Como en toda actividad, es necesario practicar los nuevos patrones de comunicación antes de recibir los primeros beneficios.

✸ Sensualidad a través del tacto

La piel es el área más extensa y sensual del cuerpo. Contiene muchas terminaciones nerviosas responsables de la sensación. Una forma particular de caricia puede ser muy estimulante y agradable. Además, puede ayudar como distracción del dolor. Cada uno es diferente en cuanto a sus preferencias. Afortunadamente, la estimulación sensorial a través del tacto puede hacerse en cualquier posición, incluyendo aquéllas que resultan más cómodas para las personas con artritis.

Algunas personas utilizan aceites, lociones perfumadas, plumas y guantes de piel suaves que pueden enriquecer las experiencias sensoriales de la piel. ¡En este juego deje volar a su imaginación y espontaneidad!

Existen zonas erógenas más sensibles en la piel debido a que poseen mayor número de terminaciones nerviosas. Entre las más populares se incluyen, por ejemplo, los labios (por supuesto), los lóbulos de la oreja, el cuello, los senos, el área del ombligo, las manos, la espalda, los glúteos, la parte interna de los muslos, etc. Otras personas experimentan más estimulación al ser acariciadas por los labios o la lengua, por ejemplo.

✸ Fantasía y sensualidad

Como seres sexuales la imaginación juega un papel primordial en nuestra vida. Nos pone en contacto con otras posibilidades del ser. La imaginación es creativa y espontánea y se despliega en múltiples direcciones cuando se trata de crear fantasías. La fantasía sexual estimula la sensación física y proporciona momentos de placer y distracción que enriquecen la vida sexual. La mayoría de las personas tienen fantasías sexuales en algún momento de su vida y probablemente la mayoría de éstas son saludables. Si usted y su pareja descubren alguna fantasía que les atrae, pueden decidir compartirla durante sus momentos de intimidad sexual. A veces, simplemente hacer mención de ciertas palabras pueden mejorar la experiencia sexual. Como la distracción, las fantasías sexuales mantienen ocupada a la mente, intensificando las sensaciones de placer, disminuyendo e inclusive anulando el dolor.

Cómo vencer el dolor durante las relaciones sexuales

Algunas personas no pueden encontrar posiciones sexuales en las que el dolor desaparezca por completo o en otros casos, el dolor interfiere demasiado con la sensación de placer y la posibilidad de alcanzar el orgasmo. Si no puede disfrutar su sexualidad, es normal sentirse insatisfecho. Además, el resentimiento puede invadirle al verse privado del placer que su pareja sí puede experimentar. Por otro lado, su pareja podría sentirse culpable al no poder compartir este placer con usted. La estima personal de ambos sufre, pues a través de la sexualidad se expresa un aspecto distinto y único del amor. La relación sufre. Ambos sufren.

Una solución a los problemas anteriores podría ser tomar medicina para contrarrestar el dolor en un horario que le permita estar en buen estado cuando decida tener relaciones sexuales. Esto significa planear con anticipación. El tipo de medicina también es importante. Los narcóticos, relajantes musculares y tranquilizantes reprimen la capacidad de sentir. Sería contraproducente disminuir la capacidad de sentir de los nervios que proporcionan placer. La claridad de pensamiento también se ve afectada al tomar medicinas como las anteriormente mencionadas, dificultando la habilidad de ser creativo y disfrutar sus fantasías. Es preferible indagar con su farmacéutico o médico sobre otros tipos de medicinas que pueden ayudarle a aliviar el dolor sin producir efectos secundarios adversos.

Otra forma de manejar el dolor es utilizar la técnica de visualización de imágenes. Usted podría desarrollar su imaginación y creatividad aún más. Para lograrlo, es necesario practicar. La idea es crear fantasías de tal vivacidad y detalle que puede recordarlas durante los momentos de intimidad y juego sexual. Al concentrarse en su fantasía o visualizarse a ambos haciendo el amor, por ejemplo, mantiene la mente ocupada con pensamientos eróticos lo suficientemente agradables para olvidarse del dolor. En el capítulo 13 encontrará otros ejemplos de la técnica de visualización aplicados a la vida cotidiana.

Si decide abstenerse de toda actividad sexual debido al dolor o a otras razones, debe tomar esta decisión en conjunto con su pareja. Mantener el diálogo, expresando lo que es importante para ambos, puede ayudarle a hacer más llevadera su decisión. Existen profesionistas especialmente entrenados en el área de las enfermedades crónicas y problemas relacionados que pueden escuchar sus necesidades y presentarle sugerencias efectivas. Otros funcionan facilitando el proceso del diálogo y esclareciendo o identificando problemas, como los consejeros o terapeutas familiares. Hacer uso de los recursos disponibles es otra característica de la persona proactiva.

❧ Posiciones sexuales para las personas con artritis

Para minimizar el dolor durante las relaciones sexuales es importante disminuir el temor a lastimarse, además del dolor. En general, las posiciones más cómodas para ambos se pueden encontrar por medio de la experimentación. Cada persona es diferente en cuanto a sus preferencias. Sin embargo, asegurarse de mantener una posición más cómoda antes de involucrarse completamente en la relación sexual le podría evitar el dolor.

Otra forma de prevenir el dolor es hacer algunos ejercicios de calentamiento por unos cuantos minutos antes de empezar la actividad sexual—por ejemplo, estiramientos suaves de la espalda y los músculos de las piernas. Esto podría hacerse de una forma juguetona y espontánea. Refiérase al capítulo 10 para obtener más información sobre ejercicios específicos. Cambiar de posición periódicamente es otra forma de evitar el dolor. Además, un baño de agua caliente puede ayudar a relajar los músculos.

La artritis no debe convertirse en un impedimento para gozar de la sexualidad. A través de una buena comunicación, planeando un poco y, más importante aún, siendo creativos, se puede mantener la vida sexual activa y satisfaciente para la pareja.

17

Comunicación y expresión de los sentimientos

Además de los síntomas físicos, la artritis trae consigo problemas relacionados con aspectos emocionales e interpersonales. Los sentimientos evasivos, el miedo, la frustración, el enfado, la depresión y finalmente la aceptación son reacciones naturales en una persona con artritis. A pesar de que cada individuo experimenta algunos o todos estos sentimientos de una forma distinta en mayor o menor escala a lo largo de su enfermedad, creemos que es importante ponerles atención para poder comprenderles y liberarse de los que le ocasionan problemas.

Sentimientos abrumadores

En este capítulo, discutiremos algunos sentimientos abrumadores que se originan debido a su artritis y algunas formas de tratar con ellos. Proporcionamos también instrumentos para mejorar la capacidad de escuchar y comunicarse. Como persona proactiva, su trabajo es decidir cuáles de estos elementos le serán útiles para poder vivir mejor.

Incredulidad y negación

Cuando una persona descubre por primera vez que tiene artritis o fibromialgia, la noticia a veces provoca conmoción. Se podría pensar: "Esto no puede pasarme a mí," "Todavía soy joven" o "El doctor ha cometido un error."

Desechar la enfermedad o buscar una cura definitiva (hasta hoy inexistente) son reacciones comunes. Algunas personas deciden ir de médico en médico, prueban dietas especiales o siguen las sugerencias o ideas que escuchan de otras personas.

Si su preocupación primordial reside en que no está de acuerdo con el diagnóstico, es una buena idea buscar una segunda, o inclusive una tercera opinión médica. Si tiene osteoartritis, la segunda opinión puede provenir de un médico general o internista. Si se le ha diagnosticado artritis reumatoide, es mejor obtener la opinión de un reumatólogo, un médico especialista en este tipo de artritis. No le recomendamos ir de médico al médico; una vez establecida una relación con un médico en quien confía, mantenga e intensifique su relación, para que el médico pueda llegar a ver los cambios de su enfermedad con el tiempo y puedan escoger juntos el tratamiento más adecuado. La familiaridad del doctor con su artritis es uno de los instrumentos más apreciados en su trabajo.

Las personas con fibromialgia pueden encontrar que el aprender de su diagnóstico es difícil. Por una parte, es un alivio saber cuál es que usted tiene, pero por otra parte, el doctor pueda decirle que no haya mucho que él o ella puede hacer para ayudarle a usted. Desafortunadamente, ésta es probablemente la verdad porque no hay tratamientos médicos o quirúrgicos que son realmente buenos para la fibromialgia. Cuando aprenden esto, muchas personas van de doctor al doctor, o de doctor a otros curadores buscando un tratamiento. Si usted tiene fibromialgia, el mejor tratamiento es encontrar un doctor en quien usted puede confiar y con quien puede comunicar para poder trabajar en conjunto en el tratamiento de su condición.

Temor

Los sentimientos de temor suelen surgir en cualquier momento—el temor a no poder hacer lo que desea o a la falta de comprensión de otros hacia usted. Uno de los temores mayores es la pérdida de la independencia. Por supuesto existen otros: "¿Cómo voy a vivir una vida de dolor?" "Mi cuerpo cambiará y me convertiré en alguien feo, seré rechazado," "Si no puedo continuar con mis actividades cotidianas, mi pareja se cansará de mí y me dejará," "Me convertiré en una carga para mis hijos," "No podré ganarme la vida trabajando" y otros temores a lo desconocido y al cambio pueden ser sumamente desconcertantes. Sin embargo, ésta es una oportunidad para empezar a conocerse a sí mismo y a su artritis.

Como persona proactiva que busca información sobre su artritis y conoce a fondo el tipo particular de artritis que tiene, empezará a enfrentar sus temores. Puede pedir información en español a la Fundación de la Artritis, la Sociedad de Artritis, u otra organización que se trata de la artritis; otros lugares en donde puede encontrar información son las bibliotecas sobre la salud, instituciones para el cuidado de la salud como los conocidos *health plans* en su condado particular, que cuentan a veces con educadores de la salud o enfermeras bilingües e información en español. Algunas instituciones para el cuidado médico (*HMOs* como Kaiser) diseminan la educación sobre la salud y ofrecen cursos o clases sobre la artritis en diversas instituciones para residentes jubilados o en los centros para personas mayores, llamados *senior centers* o centros comunitarios. Si encuentra libros acerca su condición, asegúrese de que no sean más viejos de 5 a 10 años, ya que es probable que la información ya haya cambiado.

El Internet es otra buena fuente de información. Como con toda la información, usted necesita ser cauteloso al leerla porque el Internet no se regula. Usted encontrará todo, incluyendo buena información correcta, información inexacta e incluso las personas que intentan engañarle vendiendo curaciones milagrosas. A continuación se presenta una guía para poder juzgar los sitios web, usando la terminación del nombre del sitio:

.com es un sitio commercial que tiene información que pueda ser parcial. Estos sitios también tienden a tratar de promover o vender algún producto.

.org es una organización, como la Fundación de Artritis

.gov es un sitio del gobierno, como los Institutos de Salud

.edu es un sitio de una institución educacional

Si no tiene acceso al Internet en casa o en el trabajo, puede ir a la biblioteca. La mayoría de las bibliotecas le darán el acceso libre al Internet, y el bibliotecario puede ayudarle a obtener información créible y fiable.

Finalmente, los profesionistas en el campo de la medicina y de la salud son su mejor fuente de información, si pregunta. Conocer a otras personas que tienen artritis y que viven plenamente a pesar de sus problemas, en un grupo de apoyo o en una clase, puede motivarle y ayudarle a cambiar su perspectiva y a eliminar sus temores. Un médico también puede ponerle en contacto con otros que tienen la misma enfermedad que usted.

Algunos temores son realistas. La artritis significa cambios en sus relaciones personales y su estilo de vida. Sin embargo, no todos estos cambios son negativos. Algunas personas encontrarán que en el reto de aprender a vivir con artritis, lograrán más de lo que pensaron. Encontrar apoyo en familiares, amigos y otras personas les facilitará este camino.

Incertidumbre y frustraciones

Nos dicen muchas personas que una de las tareas más difíciles de vivir con artritis es la incertidumbre que sienten sobre el futuro. Debido a los cambios difíciles de predecir en la actividad de la enfermedad, se vuelve más complicado planear; un día la persona se encuentra casi normal y al día siguiente su artritis está muy activa, impidiéndole funcionar normalmente. Entonces, surgen distintas angustias: "No puedo planear nada"; "Nunca sé cómo voy a sentirme"; "Mi familia siempre tiene que posponer actividades recreativas debido a mi artritis"; "Mi jefe se enfada cuando no puede contar conmigo"; "Mis amigos no comprenden cuando tengo que cancelar de último momento." No es posible vivir una vida fácil con tal incertidumbre; sin embargo, hay maneras de aminorar la incertidumbre y la culpa que sienten las personas con artritis al no poder cumplir sus compromisos.

Observar su enfermedad y familiarizarse con los síntomas le ayudará a poder planear; si desea, puede hacer apuntes sobre su enfermedad en un diario —por ejemplo, qué actividades le afectan. A largo plazo estas notas podrían serle útiles a usted y a su médico para poder predecir y planear.

Si hay un evento importante al que desea asistir, hable con su médico. Es posible que pueda ofrecerle una solución temporal al problema del dolor. Planee con anticipación y descanse antes de emprender una actividad pesada.

Comunicar sus limitaciones y dudas a sus familiares y amigos les permite comprenderle mejor. Además, no ponga restricciones a otras personas porque usted las tiene; recuerde que todos tenemos derecho a vivir. La mejor forma de evitar la frustración, el enfado y los sentimientos de culpa es comprender y aceptar.

Enfados o enojos

No todas las personas con artritis se sienten frecuentemente enfadadas o enojadas. Sin embargo, el mundo no es justo y es lógico que esta realidad despierte sentimientos de enojo: "¿Por qué a mí?"; "No importa lo que haga, nada funciona." Debido a estas y otras frustraciones, expresamos enojo—justa o injustamente—contra familiares o amigos. "¿Por qué no me ayuda más mi esposo?"; "Los hijos no deberían ser tan exigentes"; "¡Que no comprenden que me duele!"; "El doctor no me cree y no le interesa lo que me pasa." Comúnmente, estos sentimientos se expresan de maneras poco productivas, dándose por vencido o dejando de tomar acciones para mejorar su situación. En lugar de usar palabras, actuamos de una forma hostil, como al evitar el diálogo conyugal o al abandonar las amistades. El modo más común para expresar enfado es gritar, perder el control de sí mismo o herir a otras personas. Usted encontrará que estas acciones le aislarán de las personas que más podrían ayudarle.

Es verdad que los sentimientos de impotencia y enojo nos dominan a veces. Es normal sentirse así. Sin embargo, creerse derrotado y no hacer nada al respecto puede empeorar la situación y traerle serias complicaciones. A pesar de que a veces parezca que ya nada se puede hacer, hay una forma distinta de ver las cosas: Siempre es posible hacer algo por su artritis que, aunque no le haga sentir mejor, le ayuda a mantenerse estable, y otras veces ayuda a desacelerar el deterioro físico de sus articulaciones. Por ejemplo, uno de los descubrimientos en nuestros estudios de las personas proactivas en el cuidado de su artritis es que, a pesar de que no mejora su funcionamiento cotidiano, sí se detiene su declinación. En otras palabras, los problemas relacionados a su funcionamiento continúan, pero en vez de agravarse con el tiempo, permanecen más o menos iguales. Por lo tanto, años después estas personas todavía tienen los mismos problemas, pero éstos no se han empeorado. El cambio de perspectiva puede ayudar.

Cuando se enfada con una persona, es importante primero identificar qué es lo que le molesta. Para alguien, por ejemplo, puede ser que un amigo le ofrece más ayuda de lo que desea en realidad; para otro es lo contrario. En cualquier caso, el segundo paso podría ser decidir qué acción correctiva puede tomar. Ahora está listo para expresar su enojo en una forma constructiva—por ejemplo, usando una comunicación que resuelva sus frustraciones, sin enfocarse continuamente en lo negativo. Esto se puede hacer empleando mensajes en "yo" en lugar de mensajes en "tú"; éstos últimos tienden a culpar a otra persona, acusándola de algo que tal vez no se había dado cuenta que hacía. El mensaje en "yo" expresa sus sentimientos sin acusar los demás. Estos mensajes se explican al final de este capítulo.

Enfadarse frecuentemente puede ser un signo de la depresión y a veces es necesario discutir los sentimientos de enojo y frustración con alguien distinto a sus familiares y amigos. El consejero profesional podría ser esta persona. Busque a alguien que tiene experiencia trabajando con personas con enfermedades crónicas. Los psicólogos, trabajadores sociales, consejeros, líderes religiosos como sacerdotes, ministros y rabinos son personas que pueden serle de gran ayuda.

Depresión y tristeza

La mayoría de las personas con artritis sufren algún grado de depresión o tristeza en su vida; esto es normal. Para aprender más sobre la depresión, refiérase al capítulo 14.

❀ Aceptación

Tener artritis significa realizar cambios en su vida. Debido a cierta incapacidad o a un nivel de energía menor, no será posible realizar todo lo que usted podía hacer antes. Una participante se quejaba de que no podía salir a comer con sus amigas porque ya no le quedaba energía; cuando le preguntamos qué hacía por las mañanas, nos dio una lista de múltiples actividades, que incluían ayudar a un amigo. Estaba claro que tenía energía, pero la empleaba en hacer otras cosas. El primer paso para la aceptación es establecer sus prioridades, decidir las cosas que realmente son importantes para usted. Cuando la mujer que no tenía energía para salir a comer con sus amigas se dio cuenta que era más importante su vida social que muchos de los quehaceres caseros, decidió dejar de hacer ciertas tareas en casa para salir con sus amigas con más frecuencia. Otras personas creen que su deber es realizar diversas tareas, como preparar comidas laboriosas, limpiar sus hogares y cuidar a su familia sin pedir ayuda, o realizar los ajustes necesarios para vivir mejor con su artritis sin ayuda. También hay quienes consideran los deberes más importantes que el placer de la compañía de amigos o un poco de ejercicio para relajarse.

Una vez establecidas sus prioridades, decida ahora cómo va a hacer lo que desea hacer; esto puede implicar dejar de hacer otras actividades de menor importancia para usted, una vez reconsideradas sus prioridades y debido a las limitaciones que le impone su artritis. Por ejemplo, sacudir y barrer la casa una vez por semana en vez de todos los días o pedir ayuda a los miembros de su familia para cocinar para una fiesta.

Para algunas personas siempre hay muchas cosas que hacer; en estas ocasiones a veces ayuda elaborar una lista de prioridades, es decir lo que usted realmente *quiere* hacer, y a su lado escribir una lista de lo que *debe* hacer. Si una actividad aparece en ambas listas, seguramente ocupará un lugar importante en su horario; las actividades que aparecen en la lista de *deberes* a veces pueden aplazarse y ser sustituidas por actividades en la lista del *querer hacer*. Compare y elija de nuevo, de acuerdo con sus prioridades.

Pedir ayuda

A todos nos gusta ser independientes y valernos por nosotros mismos. A veces no deseamos pedir ayuda. Esto implica sacrificios, menos tiempo para divertirnos o para pasarlo con amigos, etc. Se sorprenderá al saber que sus familiares se sienten felices cuando les permite ayudarle, y si éste no es verdad, tal vez sea necesario hablar con ellos para conocer sus verdaderos sentimientos y dejarlos expresar sus necesidades. Es posible que no le han ofrecido ayuda porque no quieren herir sus sentimientos o no se habían percatado de que necesita ayuda. También puede ser que le ofrecieron ayuda pero usted la rechazó por no responder. Si alguien le pregunta "¿Cómo le puedo ayudar?" es importante contestar. Otra solución es emplear a personas para hacer tareas domésticas que deben hacerse, por ejemplo, el hijo del vecino o amiguitos de sus nietos para hacer actividades como podar el césped, recoger la basura, etc. Finalmente, puede recurrir a organizaciones comunitarias que ofrecen servicios diversos, como grupos de jóvenes de la iglesia o templo local, los *Scouts* y clubes de servicio comunitario, servicios proporcionados por instituciones públicas, etc. Sólo hace falta investigar sus opciones.

Para las personas con artritis y fibromialgia, algunos problemas de comunicación se relacionan a cómo pedir ayuda. Es difícil para algunos de nosotros pedir ayuda en algo que podíamos hacer solos en el pasado. Para facilitar este paso, le sugerimos tomar en cuenta algunos puntos en su comunicación cuando pide ayuda:

Sea directo, concreto y provea toda la información.

Evite frases que hablen de los sentimientos o reacciones que usted asume sobre la persona a quien pide ayuda, por ejemplo:

Cuando pide ayuda de una forma muy general . . .

"Sé que esto que te voy a pedir no te va a gustar, pero tengo que mudarme de casa el domingo. ¿Me ayudas?"

. . . puede obtener una reacción negativa:

"Mmm . . . no sé, yo quería ver el fútbol el domingo. Mejor yo te hablo después para confirmar . . . "

En este ejemplo, la forma de pedir ayuda resulta muy general y se asumen los sentimientos de la otra persona.

Cuando pide ayuda de una forma específica:

"Me mudo de casa el domingo, y me gustaría transportar en automóvil algunas cajas de libros. ¿Me puedes ayudar a cargarlas? Creo que sólo tendré que hacer un viaje."

Reacción:

"Estoy ocupado el domingo, pero te puedo ayudar el sábado si quieres."

Aprenda a decir "no" cuando sea necesario.

Algunas personas tienden a ofrecer ayuda y puede ser que usted no la necesite, a pesar de su artritis. En estos casos, un mensaje centrado en "yo" puede rechazar la ayuda con el tacto necesario sin herir sentimientos; por ejemplo: "Gracias por ofrecerme tu ayuda, pero hoy puedo hacerlo solo." "Voy a aceptar tu oferta en otra ocasión, gracias." De la misma forma que en los puntos arriba, es necesario obtener toda la información antes de dar una respuesta negativa o afirmativa cuando se nos ofrece ayuda. "Mudarse de casa," en el primer ejemplo, puede incluir muchas tareas, no sólo llevar cajas en el auto. Cuando se nos ofrece ayuda, es común responder con una negativa, especialmente cuando no comprendemos exactamente lo que se nos ofrece. Una forma de ser más específicos y evitar malentendidos es repetir a la persona lo que nos propone, para obtener la información precisa. Puede usar frases como: "Antes de aceptar . . . " Esto permite a la persona comprender que todavía no ha dicho que sí.

Una vez que conoce los detalles de una proposición específica (por ejemplo, una invitación) y ha decidido rechazarla, es importante hacerle ver a la persona que sólo rechaza su proposición y no a la persona misma. Podría decir algo como: "Me parece que es una invitación muy buena, pero no me siento bien *hoy*; se lo agradezco de todas formas." Es importante ser específico: *hoy* no se siente bien pero *mañana* se sentirá mejor y entonces le invitarán de nuevo: ¿Querrá rechazar la invitación mañana?

Unas palabras para los jóvenes con artritis

Hemos conocido a muchos jóvenes con artritis que llevan vidas plenas y productivas. Son personas que acentúan el 90% de lo que pueden hacer y no el 10% que no pueden.

Hombres y mujeres jóvenes con artritis pueden llevar vidas maritales completas y satisfactorias. Es importante que la pareja comprenda la enfermedad, sus facetas cambiantes y el estrés que puede poner en las relaciones personales. Uno de los problemas comunes que causa la artritis en la pareja es tener que vivir con incertidumbres. Es difícil comprender cómo una persona está activa un día y con mucho dolor y poca disposición para la actividad al día siguiente. Por estas razones, es posible que el cónyuge sano dude de la existencia del dolor y otros problemas ocasionados por la artritis en su pareja. Otro problema frecuente es la dificultad de encontrar un equilibrio entre la ayuda recibida por la pareja y el nivel de actividad que desea mantener la persona con artritis; por eso, las sugerencias sobre cómo comunicarse y pedir ayuda son importantes.

La mayoría de las mujeres jóvenes con casi cualquier tipo de artritis pueden tener hijos. Si está pensando en embarazarse y se encuentra bajo medicamentos recetados, es importante informar a su médico sobre sus planes, pues se requiere una vigilancia médica más estricta si tiene artritis.

Si se encuentra en una situación familiar difícil, le sugerimos buscar ayuda de profesionistas, como los citados en las páginas 237 a 239.

✹ Instrumentos para la comunicación interpersonal: mensajes en "yo"

"Tú no me entiendes, nadie me entiende." Muchas veces este mensaje—expresado o sin expresar—resume un sentimiento de frustración e infelicidad. La meta de la comunicación entre dos personas es que el receptor del mensaje entienda lo que realmente queremos decirle. Sentirse que nadie le comprende lleva a sentimientos de frustración. A la larga, estos sentimientos pueden convertirse en depresión, enfado y la sensación de ser incapaz de expresar sus necesidades. Estos sentimientos no son constructivos para nadie y menos aún para las personas con artritis. Comunicarnos lo mejor posible resolverá muchos problemas.

La mala comunicación es el factor primordial en las malas relaciones interpersonales, ya sean con su cónyugue, familiares, amigos, compañeros de trabajo, médicos o pacientes.

La buena comunicación también es de vital importancia cuando usted tiene una enfermedad crónica. El equipo de salud encargado de su tratamiento debe comprender claramente sus necesidades. Como persona proactiva, le beneficiará conocer y manejar los instrumentos necesarios para una comunicación efectiva.

Cuando lea la siguiente sección, mantenga en mente que la comunicación entre dos personas tiene dos sentidos. A pesar de sentirse incómodo al principio, al aprender a expresar sus sentimientos claramente y a pedir ayuda, considere que la persona con quien habla también comparte estos sentimientos.

Al final, la responsabilidad para mantener abiertos las vías de comunicación puede residir en usted. Sea paciente y observe sus reacciones, que pronto podrá controlar o modificarlas para su propio beneficio.

Expresión de los sentimientos

La frustración y el enojo pueden agravarse cuando al expresar sentimientos de incomodidad, resultamos (sin quererlo) críticos o acusamos a la persona con quien hablamos.

Especialmente cuando dejamos que la emoción o la pasión nos domine, los intentos por expresar nuestra frustración pueden llevarnos a utilizar mensajes en "tú"—por ejemplo, "Tú me enojas." "Tú" puede sonar acusador, sugerir culpabilidad; el mensaje en "tú" parece ir en una sola dirección, hacia la otra persona exclusivamente. Usar este tipo de mensajes hace sentir a esta persona que está bajo ataque y naturalmente reacciona de manera defensiva, levantando sus barreras protectoras. La situación podría intensificarse hasta el enfado, la frustración y los resentimientos.

Por otro lado, "yo" no es un pronombre acusador. No parece culpar a nadie: "Yo me enojo cuando tengo dolor." Es más efectivo expresar nuestros sentimientos en términos de lo que "yo" siento. Abajo tenemos algunos ejemplos:

Mensaje en "tú":

"Siempre llegas tarde. Nunca podemos llegar a tiempo a ningún lado."

Cambio al mensaje en "yo":

"Me angustia llegar tarde. Es importante para mi llegar a tiempo."

Mensaje en "tú":

"No puedes entender lo mal que me siento."

Cambio al mensaje en "yo":

"No me siento bien hoy. Necesito ayuda."

Hay que tener cuidado con los mensajes ambiguos. Por ejemplo: "Yo siento que tú no me pones atención suficiente." Mensajes como éste son en realidad mensajes en "tú" y poseen todas sus desventajas.

Mensaje en "tú":

"Tú caminas muy rápido."

Mensaje en "tú" escondido:

"Yo me siento enojado cuando tú caminas rápido."

Mensaje reformulado en "yo":

"No puedo caminar tan rápido; me cuesta trabajo."

Dominar este tipo de comunicación toma práctica. Algunas sugerencias:

- Tratar de evitar el pronombre personal "tú" cuando expresa sentimientos de frustración.
- Empezar escuchando mejor lo que dice usted y otras personas, para identificar los mensajes en "tú" escondidos.
- Reformular los mensajes en "tú" a mensajes en "yo" en su cabeza, antes de comunicarlos.

Se sorprenderá qué rápido aprenderá este instrumento para una comunicación más efectiva.

A veces los mensajes en "yo" no funcionan, especialmente cuando hay una larga historia de mensajes en tú o acusaciones; otras veces, la persona a quien se lo dirigen, no recibe el mensaje; su habilidad para escuchar puede haberse deteriorado. Para mejorar la calidad de la comunicación, es una buena idea que ambos partidos estén alertas y acepten practicar este tipo de mensajes para incorporarlos en su vida cotidiana.

Otra forma de expresión de los mensajes en "yo" es cuando se utilizan como reafirmación, reconociendo el esfuerzo de una persona en complacernos o ayudarnos; por ejemplo: "Me ayudó usted mucho al dedicarme más tiempo hoy, doctor."

❀ El arte de escuchar

El arte de escuchar es sin duda la habilidad más importante en la comunicación. La mayoría de nosotros somos mejores hablando que escuchando. Antes de escuchar los sentimientos y lo que dice la otra persona, ya respondemos mentalmente con múltiples ideas o reaccionamos sin permitirle terminar de expresarse. ¿Podremos mantener quietud al escuchar palabra por palabra? Convertirse en un buen receptor de comunicación comprende varios niveles:

1. Escuchar las palabras, el tono de voz y el "lenguaje corporal" de la persona. Es difícil empezar una conversación si existen problemas. Las palabras empleadas por una persona pueden no revelar claramente sus sentimientos reales. Observe ciertas señales: ¿Le tiembla la voz? ¿Tiene dificultades para expresarse? ¿Percibe tensión en su cuerpo? ¿Parece distraído(a)? Si percibe estos signos, seguramente hay algo más que no ha podido expresarle.

2. Identificar el problema. Se logra identificar el problema cuando reformula la parte central del mismo y las emociones que le acompañan. Las frases que repiten el contenido de lo que acaba de escuchar ayudan a este propósito: "Estás planeando un viaje." También, puede responder al distinguir los sentimientos o las emociones de la otra persona: "Debe ser muy difícil." "Me imagino cómo te sientes." Estas respuestas de apoyo emocional producen resultados increíbles. Abren las vías de comunicación para expresar pensamientos y sentimientos. Además, al responder reafirmando el contenido central y emocional del mensaje emitido, el emisor de este mensaje no tendrá que repetirlo otra vez, lo que a veces ocasiona incomodidad en la comunicación.

3. Buscar más información. Este nivel es importante, especialmente si no está claro lo que escucha. Existen varios métodos para buscar y encontrar la información adecuada.

> **a. Pedir más información.** Este es el método más simple para obtener más información. "¿Me puede decir más al respecto . . . ?" "No entiendo . . . , por favor, explíqueme otra vez." "Me gustaría saber más sobre . . ." "¿Lo podría explicar de otra manera?" "¿Qué quiere decir?" "No estoy segura de lo que me dice, ¿me puede explicar más?"

> **b. Repetir el mensaje.** Se hace con el propósito de reafirmar si lo que entendió es lo que le quisieron decir y esclarecer cuál es la intención verdadera del mensaje. Repetir la información funciona mejor cuando se hace en forma de pregunta. Por ejemplo, una persona dice:

>> "Bueno, no sé . . . hoy no me siento muy bien. Va a haber mucha gente y qué tal si la comida no me gusta."

> El receptor repite lo que escuchó presumiendo:

>> "Obviamente, no quieres venir a la fiesta."

> La respuesta posible a este mensaje puede ser:

>> "¡No dije eso; si vas a portarte así conmigo, olvídalo!"

> Repetir la información negativamente o presumiendo intenciones, como en la frase arriba, podría causar problemas de comunicación. Para precisar la información, puede reformular el mensaje en forma de pregunta:

"¿Estás tratando de decir que prefieres quedarte en casa esta noche?"

La respuesta a este mensaje puede ser:

"No quise decir eso. Es sólo que estoy un poco nerviosa acerca de conocer a nuevas personas. Me sentiría mejor si te quedaras junto a mí durante la fiesta."

El mensaje reformulado como pregunta promueve una comunicación aún más sincera. Se han descubierto las verdaderas razones de la persona que expresaba dudas y temores acerca de ir a la fiesta.

c. **Ser específico.** Si desea información específica, debe hacer preguntas específicas. Por ejemplo:

Doctor: ¿Cómo se ha sentido?

Paciente: No muy bien.

Esta respuesta en realidad no le provee información suficiente al médico. El siguiente diálogo le proporciona un mejor ejemplo de cómo informar mejor a su médico.

Doctor: ¿Tiene el dolor agudo todavía en la espalda?

Paciente: Sí, mucho dolor.

Doctor: ¿Cuánto tiempo le dura el dolor?

Paciente: Como una hora cada vez que empieza.

Doctor: ¿Cuántas veces por semana tiene este dolor?

Paciente: 3 ó 4 veces.

De esta forma las respuestas son más concretas y la información más específica. Los médicos han sido entrenados en cómo conseguir la información específica de los pacientes, pero muchos de nosotros no hemos aprendido hacer preguntas específicas. Por ejemplo, si simplemente preguntamos "¿por qué?" no siempre obtenemos la información que queremos. También podemos utilizar innecesariamente el tiempo corto que tenemos con el médico u otro profesionista de salud. Por eso, si queremos más información sobre algo, es mejor empezar su pregunta con las palabras *quién*, *cuál*, *cuándo*, o *dónde* en vez de *por qué*. Estas palabras nos ayudan a obtener la información más detallada.

En el capítulo 18, le propocionaremos aún más instrumentos para sacar mejor provecho de su visita médica y del sistema de salud.

18

Comunicación con el médico y utilización efectiva de recursos

El sistema de salud en los Estados Unidos presenta claras diferencias con los sistemas en América Latina. El objetivo de este capítulo es ofrecerle algunas sugerencias e instrumentos para desarrollar nuevas aptitudes. Con la práctica de estas aptitudes, podrá utilizar más efectivamente los recursos disponibles para el cuidado de su artritis.

Es difícil adaptarse y usar un sistema con el cual no está familiarizado. Aún más difícil es la comunicación en un idioma que no es el suyo. Sin embargo, existen soluciones a estos problemas. Los traductores profesionales forman parte de la mayoría de los hospitales o clínicas; sólo hay que llamar con anticipación para asegurar la presencia de una persona bilingüe cuando sea su cita. Si no se siente bien trabajando con una persona extraña como un(a) traductor(a), tal vez puede ayudarle un miembro de la familia que domine los dos idiomas. Encontrará que *preparar por escrito* lo que es importante recordar y hablarlo con el traductor, antes que el doctor le reciba, le hará sentir más satisfecho al final de su visita. Más adelante hablaremos de otros elementos de la consulta médica para sacar el mayor provecho de su visita.

El segundo problema es familiarizarse con el sistema médico estadounidense. Algunas personas se sienten incómodas cuando, al ir al doctor, les recibe una enfermera(o). Las enfermeras poseen educación especializada para identificar y proporcionar tratamiento a varios problemas de la salud; además, complementan el conocimiento de los médicos. No tema por la preparación profesional de estas personas; le aseguramos que está en buenas manos.

En la siguiente sección, explicamos la función de diversos profesionistas en el campo de la salud física y mental a quienes puede recurrir para complementar su tratamiento. Tomar ventaja de estos recursos que le ofrece el sistema, le facilitará encontrar información y el mejor tratamiento, que consiste en una combinación de recursos, no solamente la visita con su médico. Finalmente, comprender el funcionamiento de las partes del sistema de salud le permitirá utilizarlo más adecuadamente.

✳ Profesionistas de la salud para la artritis

- **Un doctor general** (también conocido como doctor familiar o médico de cabecera) es normalmente el primer doctor que consultamos cuando empezamos a experimentar problemas de salud. Es posible que este doctor sea el único que le dé tratamiento, o es posible que su médico sea un internista. El médico internista se especializa en el tratamiento de problemas de salud comunes en adultos; por otro lado, el médico general o familiar se encarga de los problemas de salud de toda la familia. Por lo tanto, un médico general puede ayudar en el tratamiento de la artritis. Si su artritis o sus problemas de salud se vuelven más complicados, entonces también es posible que su doctor le refiera o consulte con otro médico, un especialista.

- **Un reumatólogo** es el especialista en el tratamiento de la artritis. Normalmente, atiende los tipos de artritis más complicados, como la artritis reumatoide, osteoartritis severa, lupus, etc., o cuando cualquier otro tipo de artritis está provocando muchos problemas. A veces, usted puede ir directamente con un reumatólogo sin una referencia del médico general, si así lo desea. Otras veces, el tipo de seguro que tiene requiere una referencia médica del médico familiar o de cabecera. Si tiene artritis reumatoide, es sumamente importante consultar con un reumatólogo inmediatamente y periódicamente después de la primera visita. La artritis reumatoide tiene un mejor pronóstico cuando su tratamiento empieza temprano, usando medicinas antirreumáticas que modifican la enfermedad (MARME). Los reumatólogos conocen estas medicinas y las recetan en las etapas tempranas de la artritis reumatoide. Otros médicos las administran en pocas cantidades y, a veces, demasiado tarde. Para encontrar un reumatólogo, pida una referencia a su médico familiar o internista o busque en el directorio telefónico.

Si en el área en donde vive son escasos los reumatólogos, la Fundación de la Artritis *(Arthritis Foundation)* le puede dar una lista de referencias. Un cirujano ortopedista puede ayudar en casos particulares; no dude en pedir una referencia a su médico.

Unas palabras de precaución: Muchas personas pierden tiempo y dinero consultando a varios médicos y cambiando de médico constantemente. Estas circunstancias pueden crear problemas para el paciente, evitando el desarrollo de una relación más íntima y amigable con el médico— pero aún más importante, hacen difícil la aplicación de un plan de tratamiento adecuado para su artritis. Si tiene un tipo de artritis severa, el reumatólogo es la persona indicada para proporcionarle tratamiento.

- **Terapeutas físicos y ocupacionales** pueden mostrarle cómo hacer ejercicios correctamente, cómo utilizar tratamientos de calor y frío para aminorar el dolor y cómo adaptar sus actividades y ambiente físico para prevenir lesiones. Además, pueden mostrarle cómo y en dónde encontrar instrumentos o aparatos para facilitar sus actividades cotidianas.

- **Enfermeras** son las personas con las que hablamos primero para ayudar a discernir lo que nos molesta. Muchas veces, las enfermeras asisten a los doctores resolviendo problemas de salud menores que son capaces de resolver. Además, debido a que las enfermeras pasan más tiempo con los pacientes, pueden ofrecerles más información educativa sobre la artritis y sobre los recursos comunitarios disponibles.

- **Los educadores de la salud** también pueden ofrecerle información más detallada sobre cómo manejar su artritis, así cómo referirle a otros recursos en su comunidad. De hecho, los educadores de la salud frecuentemente desarrollan programas accesibles o cursos educativos sobre varios aspectos de la salud.

- **Nutricionistas** pueden ayudarle a realizar cambios adecuados en su alimentación sin riesgo alguno, si es que su tratamiento así lo requiere (por ejemplo, para la pérdida de peso o viceversa, para controlar la gota, la osteoporosis, etc.).

- **Los trabajadores sociales** también pueden guiarle en el uso de distintos recursos en su comunidad, determinar su elegibilidad para ciertos programas o beneficios de asistencia económica y/o seguro médico. Algunos trabajadores sociales pueden ofrecerle consultas personales.

- **Psicólogos** pueden asistirle en manejar el estrés y otros apectos emocionales que son comunes en las personas con artritis (depresión, angustia, etc.). Además, le pueden ayudar a desarrollar habilidades para resolver problemas de comunicación con otros.

¿Adónde ir para recibir cuidado médico?

Para algunas personas, el problema consiste en dónde recibir cuidados médicos para su artritis. Si cuenta con seguro médico, sus elecciones estarán definidas por la amplitud de la cobertura que le proporciona el seguro. Si tiene *Medicare,* debe saber que algunos médicos privados aceptan este seguro, también es aceptado en hospitales públicos del condado, algunos hospitales privados y en las clínicas de la comunidad. Si su seguro es *Medi-Cal* (en California) o *Medicaid* (en otros estados), sus elecciones están todavía más limitadas. Por lo general, puede recibir cuidado en los hospitales del condado y algunos hospitales privados, o en las clínicas de su comunidad; algunos médicos le permiten consultarles con *Medi-Cal* o *Medicaid.* Si no cuenta con ningún tipo de cobertura médica o seguro médico, algunas clínicas en la comunidad y los hospitales públicos del condado pueden proporcionarle la atención médica que necesita. Existen planes de pago a largo plazo, dejando pagar una cantidad mínima mensual, si usted trabaja; si no es así, el gobierno subsidiará sus gastos médicos. Le sugerimos consultar con un trabajador social o consejero legal, si tiene dudas sobre la cobertura de sus gastos o su elegibilidad para alguna asistencia económica. Algunas instituciones caritativas cuentan con dichos servicios gratuitos—por ejemplo, las Caridades Católicas (*Catholic Charities*) o en los mismos hospitales o clínicas.

¡No espere hasta el último momento; busque atención médica! En el caso de cualquier enfermedad crónica, incluyendo la artritis, es necesario buscar cuidados preventivos, para evitar complicaciones. No espere a que el dolor y la incapacidad le limiten la vida; busque información y atención temprano, utilizando todos los recursos antes mencionados.

❋ La buena comunicación entre médico y paciente

Existen muchas razones para mantener una buena comunicación con su médico. Aún si no cuenta con un médico al que visita regularmente, o médico de cabecera, lograr una comunicación satisfactoria y efectiva le facilitará manejar su artritis. Lo mismo se aplica para cualquier otro problema de salud crónico.

Con la evolución de la medicina, se encontraron maneras de tratar enfermedades crónicas que antes terminaban con la pérdida de las vidas de los pacientes. Este avance mejoró la calidad de vida de quienes padecen enfermedades crónicas como la artritis, la diabetes o enfermedades cardíacas. Sin embargo, no facilitó el proceso de tratamiento. Hoy existen una gran variedad de tratamientos y medicinas que requieren que el paciente participe más activamente en las decisiones para su tratamiento. Cuando tiene una enfermedad aguda, como un dolor de estómago casual, la solución es por lo general rápida, conocida y casi siempre segura. Es otro el caso de historia con las enfermedades a largo plazo como la artritis. Encontrar el mejor tratamiento para la artritis puede frustrar al paciente tanto como al médico; se requiere tiempo y trabajar en conjunto con su médico y otros profesionistas en el campo de la salud. Para hacer esto adecuadamente, es necesario informarse y desarrollar una buena relación con su médico y otras personas involucradas en su cuidado.

Su doctor(a) probablemente conocerá más detalles íntimos acerca de su salud que su cónyuge. Por esto, es importante que se sienta cómodo expresando sus temores, preguntando francamente, aún si le parece una pregunta estúpida, y negociando su plan personal de tratamiento para la satisfacción de ambos, sin que usted se sienta aplastado por la personalidad médica o perciba falta de interés.

Existen dos factores que le permitirán mantener abiertas las vías de comunicación en la consulta. El primero es comprender a su médico. Muchas veces esperamos que el médico actúe con afabilidad extrema hacia nosotros, y además deba darnos una solución inmediata y efectiva a nuestro problema de salud. La mayoría hacen lo mejor que pueden para satisfacer las necesidades de sus pacientes. No obstante, son seres humanos y se cansan, les duelen la cabeza y los pies. Además deben enfrentarse constantemente a sistemas burocráticos difíciles y exigentes. Es cierto que a veces los médicos nos causan frustración, enfado o desánimo, porque las soluciones que nos dan no siempre satisfacen nuestras expectativas. Sin embargo, los médicos experimentan sentimientos similares que surgen de su inhabilidad de encontrar una cura. Esto también es cierto en el tratamiento de la artritis.

El segundo factor se refiere a la cooperación que debe prevalecer entre usted y su médico. La falta de tiempo en la visita médica hace de este factor un reto difícil para tanto el paciente como el doctor. A todos nos gustaría tener más tiempo en la consulta médica para obtener todas las explicaciones, explorar todas las opciones y salir completamente satisfechos. Desafortunadamente, la realidad es otra cosa. Muchos pacientes se ven en situaciones angustiosas debido al corto tiempo de su visita, lo que da lugar a malentendidos: demasiada información proporcionada demasiado rápido, por ejemplo. Si no podemos cambiar el hecho de que los médicos trabajan en horarios apretados, por lo menos podemos organizar el tiempo disponible para obtener los máximos beneficios.

✳ La consulta con el médico

Los siguientes elementos tienen el propósito de mejorar la comunicación en la consulta con el médico:

Preparar: Antes de su visita médica o de llamar a su doctor(a), prepare su agenda. ¿Cuáles son las razones de su visita? ¿Qué espera del doctor(a)?

- *Elabore una lista de no más de tres de sus preocupaciones principales o preguntas.* Recuerde reportar todos sus síntomas (dolor de cabeza, cansancio, falta de apetito, etc.), cambios en su vida y medicinas que está tomando. Además, si necesita a un intérprete, llame antes de asistir a su consulta y solicítelo.

- *Mencione sus preocupaciones principales al principio de la visita.* De esta forma, el médico podrá dedicarle el tiempo necesario. Si es necesario, entréguele una lista, señalando cuáles son sus preocupaciones principales. En estudios realizados, se ha visto que el tiempo que permiten los médicos a sus pacientes para expresarse antes de interrumpirlos con preguntas concretas es aproximadamente 18 segundos. Si prepara sus preguntas, le ayudará a usar mejor el tiempo disponible.

En el siguiente diálogo, ilustramos un ejemplo de cómo presentar sus preocupaciones más importantes al inicio de la visita:

Doctor(a): ¿Qué puedo hacer por usted hoy?

Paciente: Sé que tenemos un tiempo breve [el médico escuchará con atención pues comienza a sentirse presionado por el tiempo], por esto le quiero decir que lo que más me preocupa es el dolor en mi hombro y los efectos secundarios que tiene la medicina que tomo para el dolor. [El médico se sentirá aliviado de tener un(a) paciente que expresa concretamente sus problemas, y le será más fácil darle soluciones.]

Exprese sus temores o los problemas que más angustia le causan; por ejemplo: "Me preocupa quedar incapacitado por este dolor." Y explique sus razones: "Conocí a una persona que tuvo algo similar y ahora ya no puede moverse." Entre más franca y abierta sea su comunicación, lo más probable será que el médico le ayude.

- *Comparta sus sentimientos con su médico.* Si no le agrada la forma como le han tratado, dígaselo a su doctor directamente. Si no pudo seguir las instrucciones o tuvo problemas con el tratamiento, informe al médico para que pueda hacer los ajustes necesarios. La mayoría de los doctores aprecian el reconocimiento de sus pacientes. Unas palabras de elogio o agradecimiento pueden mejorar su relación.

- *Reportar síntomas.* Se debe estar preparado para reportar sus síntomas (dolores) de una forma concisa (cuándo empezaron, cuánto tiempo duran, en dónde se localizan, qué le hace sentir mejor o peor, si ha tenido problemas similares antes, si ha cambiado su forma de hacer ejercicio, sus medicinas o la forma como las toma). Si está probando un tratamiento, debe estar preparado para reportar sus efectos. Si tiene pruebas o resultados pertinentes a sus problemas de salud, llévelos consigo a la consulta.

Preguntar lo necesario para comprender la información: Como persona proactiva, es necesario preguntar sobre el diagnóstico, pruebas y tratamientos subsiguientes.

- *Diagnóstico.* Pregunte a su médico qué causó el problema; si no recuerda el nombre de su condición pídale que se lo anote. Pregunte sobre el futuro de la enfermedad, y qué puede hacer para prevenir problemas.

- *Pruebas.* Pregunte qué pruebas son necesarias, cómo afectarán el tratamiento, que tan confiables son sus resultados y que pasaría si no las llevara a cabo. Si decide hacerse pruebas, averigüe cómo prepararse para ellas, qué procedimientos incluyen y cómo recibirá los resultados.

- *Tratamientos.* Pregunte sobre las alternativas sobre su tratamiento, incluyendo cambios en su estilo de vida, medicinas o cirugía. Averigüe los riesgos y beneficios del tratamiento y las consecuencias de evitarlo.

- *Tratamiento subsiguiente.* Infórmese sobre cuándo debe regresar al consultorio médico, qué problemas debe observar y cómo debe actuar si ocurrieran.

Considere anotar los puntos importantes durante su visita médica o acompañarse de alguna persona que pueda asistirle con esta parte.

Repetir al médico los puntos más importantes discutidos durante su visita —por ejemplo, el diagnóstico, el pronóstico (el futuro de la enfermedad), los siguientes pasos en el tratamiento, instrucciones para las medicinas, etc.—esto con el propósito de asegurarse que entendió correctamente las instrucciones importantes. Además, le da la oportunidad al médico de corregir o aclarar malentendidos. Si no comprende bien la información que escucha, no se sienta mal al admitirlo. Pregunte de nuevo; puede usar una frase como: "Estoy seguro que ya me ha dicho esto, pero todavía estoy confundido."

Tomar acción. Si existen problemas para seguir las recomendaciones del médico, hágaselo saber. Puede pedir a su doctor(a) instrucciones por escrito. Además, puede pedirle que le sugiera en dónde encontrar información en su idioma o a quién más puede recurrir para obtener información y complementar su tratamiento. Si por alguna razón no puede seguir al pie de la letra las instrucciones del médico, infórmeselo. Por ejemplo: "No tomé la aspirina. Me causa problemas estomacales." o "Mi seguro no cubre la terapia física; no puedo pagarla." o "Ya he tratado de hacer ejercicio antes, pero no puedo mantener la disciplina." Si el médico conoce las verdaderas razones por las que no puede seguir sus instrucciones, le puede ofrecer alternativas para ayudarle a superar sus barreras; si no comparte sus acciones con el médico, difícilmente le podrá ayudar a resolver sus problemas.

❋ Pidiendo una segunda opinión

A muchos se les dificulta pedir a su médico una segunda opinión acerca de su diagnóstico o tratamiento, especialmente si tienen una buena relación con su doctor(a) o simplemente le agrada. Muchos piensan que pedir una segunda opinión podría ser interpretado por el médico como desconfianza en su capacidad profesional. Si su condición es compleja, puede ser que su médico ya haya consultado a otros especialistas.

Aún si su artritis no es particularmente complicada, pedir una segunda opinión es perfectamente aceptable y a veces, una petición esperada por el médico. Podría utilizar una comunicación no intimidante—por ejemplo, un mensaje en "yo" y ser lo más directo posible: "Todavía me siento incómoda y confundida con este tratamiento; creo que una segunda opinión me ayudaría a sentirme mejor. ¿Podría recomendarme a un colega?" De esta forma ha expresado sus sentimientos sin sugerir que el médico está equivocado. Ha confirmado su confianza en él o ella al pedirle que le dé una referencia. (Recuerde, no está atado a la sugerencia de su médico; elija a quien usted crea conveniente para pedir una segunda opinión.)

❋ Posibles problemas en la consulta con el médico

- *"El médico nunca tiene tiempo para explicarme."* Si tiene que hablar con su médico, es una buena idea pedir un poco más de tiempo para la consulta con anticipación. La mayoría de los consultorios tienen el tiempo muy estructurado; 5 a 10 minutos para una visita subsiguiente, 20 minutos para una visita regular, 45 minutos para un examen físico completo. Si tiene que ir a una clínica u hospital, el tiempo de su visita puede estar aún más reducido, ¡aunque esto no se refleje en la espera! Por esta razón, es muy importante venir preparado. Si el idioma representa una barrera para usted y su doctor no habla español, pida servicios de traducción que ofrecen las clínicas y hospitales. Durante su espera, puede escribir sus preguntas en un papel y entregarlas al doctor al inicio de la consulta, pidiéndole que las resuelva antes de irse. Todos nos ponemos un poco nerviosos cuando vamos al médico, y por esto es difícil acordarse de todo.

- *"El médico y enfermeras(os) no me tratan como yo quisiera; son fríos."* Es natural desear un poco de afecto y comprensión de parte de los médicos y personal profesional cuando estamos enfermos. Debemos recordar que son seres humanos, y sus horarios difíciles de trabajo a veces les impiden ser más sociales o expresivos. Algunos prefieren ser prácticos para cumplir con su trabajo. El idioma puede ser otra barrera; por esto no espere afecto y comprensión cuando vaya al médico, y si lo obtiene será una ganancia. Lo más importante es que se resuelvan sus preguntas y se disipen sus preocupaciones; esto depende de usted. No se vaya sin preguntar lo necesario. Recuerde que puede pedir otra cita con el mismo médico, si es que le agrada su personalidad, aún en las clínicas y hospitales (dependiendo de su disponibilidad).

- *"Lo único que hace el doctor es darme una medicina tras otra."* Desafortunadamente, el doctor no puede adivinar qué medicina tendrá el mejor efecto para usted. Tal vez sea necesario tomar distintas medicinas antes de encontrar la mejor para su artritis particular. El método de ensayo y error es común en el tratamiento de la artritis, aunque puede ser caro. Por estas razones, es buena idea preguntar cuánto tiempo debe esperar antes de saber si la medicina le dará resultado. Si el tiempo de prueba es corto, pida una receta para una o dos semanas solamente, con la receta para rellenar el frasco. De esta forma puede probar el medicamento, y si no funciona, no tendrá que tirar tantas pastillas caras. No se desanime si es necesario probar con distintas medicinas. Además, informe a su médico cuando la medicina le causa problemas o no le da resultados; no espere hasta la consulta siguiente. Puede llamar por teléfono a su doctor.

- *"El médico no me informa sobre mis medicinas."* Es necesario preguntar qué efectos secundarios tienen sus medicinas o cuáles serían los signos de una alergia, en el caso de que ocurriera. Si no está satisfecho con la información que le proporciona el médico, puede preguntar a un farmacéutico. Este libro puede responder a algunas de las preguntas más comunes. (Vea el capítulo 18.)

- *"No hay cura para la artritis. ¡Qué puede hacer el doctor!"* A pesar de que no existe una cura conocida para la artritis, hay muchas formas en que el tratamiento médico controla la enfermedad deteniendo su avance y previniendo complicaciones o inclusive la incapacidad. Además, las medicinas para reducir el dolor pueden ayudarle a vivir mejor.

- *"Muchas veces no puedo entender lo que dice el doctor."* Es verdad que a veces el lenguaje de los médicos es difícil de comprender. Cuando esto le suceda, no tema preguntar todo lo necesario hasta quedar satisfecho.

- *"Mi doctor no hace caso de mis ideas para cuidarme a mí mismo."* Esta actitud puede representar un problema. Muchos médicos han sido entrenados para aceptar solamente lo que conocen y no terapias o tratamientos caseros o alternativos; como muchos de nosotros, pueden dudar de lo que no conocen. Por otro lado, es su deber informarnos acerca de los tratamientos que no están apoyados por la evidencia científica o que son dañinos para la salud. En el Centro de Artritis de Stanford, cada año recibimos cientos de llamadas acerca de todo tipo de tratamientos para la artritis. Tratamos de informar a las personas lo mejor posible basándonos en la evidencia científica que conocemos. Al igual que su médico, queremos evitarle el gasto innecesario de recursos por una cura inexistente. En general, si un tratamiento no presenta riesgos para su salud y no es muy caro, pruébelo; nada tiene que perder. Sin embargo, le sugerimos evitar los remedios caros o "curas milagrosas" para los problemas de la artritis.

■ *"Mi médico no me escucha."* A veces es necesario poner en práctica técnicas de comunicación para mejorar la relación con su médico, especialmente si estamos convencidos de que es necesario hacerlo por nuestra salud. Podría empezar diciendo: "Dr. Gómez, no me siento escuchado, déjeme decirle lo que siento." Hacer una declaración como ésta toma valor, pero seguramente ayudará a abrir las vías de comunicación entre ambos. Otra forma de obtener más atención de su médico es ser breve e ir al grano del asunto, en lugar de ofrecer muchas explicaciones. Piense en lo que va a decir mientras espera el turno de su consulta.

■ *"No me siento a gusto hablando con el médico."* Puede intimidarnos tener una conversación con el doctor. Una sugerencia para mejorar la comunicación entre los dos es buscar el momento adecuado para hablarle. Por ejemplo, cuando usted ya está vestido y le pide unos minutos de su tiempo, o tal vez antes de irse. Si cree que su personalidad es incompatible con la de su médico, tal vez sea buena idea cambiar de médico. Recuerde que ellos no tienen esta opción, pero usted sí.

❁ Manejando el sistema del cuidado de salud

En todos los países, los sistemas del cuidado de salud están cambiando. Muchos de los cambios son positivos; los tratamientos han mejorado y el futuro parece más brillante. Por otra parte, el cuidado médico ha llegado a ser más complicado. Hoy en día, muchos de nosotros ven a más de un médico.

En el pasado, asumíamos que toda nuestra historia clínica nos acompañaba, cuando íbamos a consultar a un doctor u otro. Sin embargo, como el sistema de la salud se complica más y más, esto es raramente verdad. De hecho, es más importante que nunca que nos informemos bien sobre nuestro cuidado, y que podamos pasar esta información a los nuevos y diferentes profesionistas de salud que vemos. Por lo tanto, recomendamos que usted guarde una lista de sus medicamentos, los resultados de sus pruebas laboratorias recientes, y otra información importante sobre su salud. Esté listo para entregar esta información a cada nuevo profesionista de salud que consulte. Para asegurar que el doctor u otro profesionista consiga su información, debe llevarla usted mismo. También, si usted ha tenido pruebas y no ha recibido los resultados, pídalas.

Como una persona proactiva, no se va a perder en el sistema, y cada uno de sus proveedores de salud tendrá información actual sobre usted. Esté preparado para hacer su parte para obtener el mejor cuidado posible. A continuación encontrará algunos consejos para ayudarle a manejar mejor algunos problemas comunes en el sistema del cuidado de salud.

■ *"Odio cuando llamo por teléfono, y sólo consigo un mensaje grabado."* Hoy en día es muy común llamar por teléfono para una cita o información y tener que pasar por una serie de mensajes grabados. Desafortunadamente, no hay mucho que puede hacer para cambiarlo. Sin embargo, puede aprender de memoria los números o teclas que necesita marcar para llegar a una parte del sistema más rápido sin perder mucho tiempo. A veces, si marca el número "0" o la tecla "#" puede hablar con una persona.

■ *"Tengo que esperar mucho tiempo para conseguir una cita."* Frecuentemente este es un problema porque hay muchos pacientes y el sistema está muy ocupado. Cuando usted llama, pida la primera cita disponible y tómela. Entonces pregunte cómo usted puede aprender si hay cancelaciones. En algunas oficinas, le llamarán para cambiar la cita si hay una cancelación. En otros lugares, puede que tenga que llamar una o dos veces por semana para comprobar si hay cancelaciones. También, pregunte a la persona que hace el horario lo que usted necesita hacer para conseguir una cita más temprano.

■ *"Tengo tantos doctores; no sé a quién pedir ni qué debo preguntarle."* Un doctor tiene que estar al cargo de su cuidado, y su trabajo es descubrir quién. Pregunte a cada doctor que ve quién está coordinando su cuidado. Probablemente es el médico internista o el médico general o familiar. Tan pronto como usted consiga su nombre, llámelo para confirmar que sí coordina su cuidado o no. Pregunte cómo usted puede ayudar, y asegúrese de mantenerlo informado sobre lo que piden y prescriben los otros doctores; esto es especialmente importante si no hay un archivo médico electrónico disponible.

Un archivo médico contiene toda su información médica, por ejemplo su diagnóstico, los resultados de las pruebas, los medicamentos, los apuntes sobre sus visitas al doctor, etc. Hoy en día, en algunos sistemas grandes, se ponen estos archivos a una computadora segura, y todos sus doctores pueden tener acceso a esta información, mientras trabajan dentro del mismo sistema del cuidado de salud. Usted también tiene el derecho de obtener una copia de la mayoría de la información en su archivo. Algunas veces es útil si usted pide las copias de todos los resultados de sus pruebas para que usted pueda llevarlos de doctor en doctor.

- *"Tengo que esperar durante mucho tiempo en la sala de espera."* A veces las emergencias suceden y ésta causa una espera. Otras veces, el sistema no es eficiente. Antes de salir de la casa, llame a la oficina del doctor y pregunte cuánto tiempo usted tendrá que esperar. Dígales que usted estará allí, pero no hasta 15 minutos antes de que se espera que sea visto por el doctor. También puede ir a la cita preparado para esperar; puede traer un libro para leer o algo que hacer como hacer punto o croché. O puede decir a la recepcionista que usted va a salir por un rato, pero volverá dentro de un tiempo específico.

- *"No tengo bastante tiempo durante mi visita con el médico."* Este es un problema común, especialmente dentro de los grandes sistemas del cuidado de salud. Generalmente, los administradores deciden cuánto tiempo los doctores tienen con cada paciente, y se espera que los doctores van a ver un cierto número de pacientes cada día. Cuando usted haga su cita, pregunte cuánto tiempo va a tener con el doctor. Generalmente, la visita normal es 10 o 15 minutos. Si esto no es bastante, explique su necesidades y pida más tiempo. Si ellos no pueden darle más tiempo, pida la última cita del día. Puede ser que tenga que esperar, pero por lo menos el doctor no se irá corriendo a ver otro paciente.

Recuerde que si usted demanda más que el tiempo previsto, otras pacientes tienen que esperar y el doctor tiene que trabajar horas extras. Por ejemplo, si un doctor ve 30 pacientes en un día y cada paciente toma 5 minutos extras, el doctor va a tener que trabajar dos y media horas extras en el día.

■ *"No puedo hablar con mi doctor por teléfono. No me vuelve a llamar."* Pregunte a su doctor cuál es la mejor manera para comunicarse con él o ella directamente. Esto puede ser por email, o es posible que el doctor le dé su número privado o el número de una enfermera con quien trabaja. Si el doctor le conoce y confía en que usted no abusará del privilegio de tener contacto personal, lo más probable es que usted será capaz de establecer una comunicación más directa con él o ella.

Si recibe este privilegio, debe utilizarlo sabiamente. Por ejemplo, llame al doctor solamente cuando usted tenga preguntas y preocupaciones importantes. Guarde los problemas o las preguntas de menor importancia para la próxima visita.

Para las emergencias médicas, llame el número 911 (en los Estados Unidos), la ambulancia, o vaya a la sala de emergencia del hospital. No pierda el tiempo tratando de ponerse en contacto con su doctor. Una vez que usted reciba atención en la sala de emergencia, notificarán a su doctor.

❈ Una nota final

Si algo en el sistema no está trabajando bien para usted, pregunte cómo usted puede ayudar a mejorarlo. Muchas veces si usted aprende cómo utilizar y manejar el sistema, puede resolver sus problemas. También, es importante tener paciencia y comportarse siempre en una manera respetuosa. Usted no quiere que las personas que trabajan para el sistema piensen que usted es "una persona difícil." Esto puede hacer que sus experiencias dentro del sistema sean más difíciles.

Si usted piensa que no es justo poner toda la carga en el paciente, estamos de acuerdo. Los sistemas de la salud deben cambiar para ser más fáciles para manejar. Algunos ya han empezado a hacer cambios, pero es un proceso largo. Mientras tanto, hemos ofrecido estas sugerencias para ayudarle a manejar mejor los problemas que pueda encontrar.

19

El escenario de las medicinas

Medicinas para reducir el dolor y la inflamación

A partir de 1998, hubo una explosión sin precedentes de nuevos y diferentes tratamientos para la artritis. Generalmente, estas son buenas noticias para las personas con artritis. Algunos de estos tratamientos tienen menos riesgos que los alternativos anteriormente disponibles. Unos utilizan nuevos métodos para aliviar los síntomas de la artritis, mientras otros ofrecen mejores resultados para algunas personas. Sin embargo, hay algunos tratamientos que no funcionan y otros que se han comprobado dañinos. Por eso, todavía es importante que los médicos y sus pacientes aprendan más sobre los nuevos medicamentos y cómo utilizarlos sabiamente.

Conocer y saber sobre las medicinas que tomamos para la artritis puede ser un proceso difícil. Todas las medicinas tienen efectos complejos en el cuerpo, por lo que obtener explicaciones completas de los médicos puede convertirse en un problema de tiempo y de lenguaje.

La consulta con su médico frecuentemente es una experiencia corta e intensiva, en donde la discusión del tratamiento y medicinas a usarse se vuelve meramente una formalidad porque no hay tiempo suficiente para cubrir toda la información necesaria acerca de sus medicamentos. Por esta razón y especialmente en el caso de la artritis, es responsabilidad de la persona proactiva aprender lo más posible sobre las medicinas que toma. De esta forma, usted no es solamente un espectador en el cuidado de su salud sino un protagonista.

A continuación, explicaremos lo que probablemente el médico ya le ha explicado brevemente en su consulta. Le sugerimos leer lo que no ha escuchado antes o piensa haber olvidado sobre las medicinas.

Existen cuatro clases importantes de medicamentos para la artritis. Primero, hay las medicinas que alivian inflamación y, a la vez, reducen el dolor, llamadas las medicinas antiinflamatorias no esteroides (AINES). Segundo, hay los medicamentos antiinflamatorios corticoesteroides; estos son hormonas que tienen un efecto antiinflamatorio como la prednisona. Tercero, hay las medicinas antirreumáticas modificadoras de la enfermedad (MARME) que reducen la inflamación y retardan el proceso de avance de la artritis inflamatoria, como la artritis reumatoide. Cuarto, hay los medicamentos analgésicos que sólo funcionan para reducir el dolor. En este capítulo, presentaremos información sobre los dos primeros tipos de medicamentos, los AINES y los corticoesteroides. En el capítulo 20, describiremos más sobre las medicinas antirreumáticas modificadoras de la enfermedad, y en el capítulo 21, hablaremos acerca de los analgésicos así como algunas otras medicinas usadas en el tratamiento de los varios tipos de artritis.

Una nota de cautela para nuestros lectores: Sabemos que el Internet también puede ser una fuente de información acerca de las diferentes medicinas. El Internet contiene mucha información, alguna buena, alguna mala. Muchas veces la información sobre los medicamentos no es precisa ni adecuada para su problema específico. Y otras veces, puede ser engañosa, como alguna de la propaganda que hacen las compañias farmacéuticas para poder vender sus productos. Por eso, le recomendamos que sea minucioso en la evaluación de la información que obtenga del Internet.

✳ Medicamentos antiinflamatorios

Inflamación

El dolor, hinchazón y destrucción o deformidad que causan los varios tipos de artritis son los resultados de la inflamación alrededor de la articulación. Muchas medicinas importantes para la artritis tratan de reducir esta inflamación. Pero, la inflamación también es un proceso normal del cuerpo para recuperarse a sí mismo. El cuerpo inicia el proceso de recuperación al mandar células inflamatorias a través del torrente sanguíneo que reparan los tejidos dañados y eliminan las bacterias invasoras. La inflamación causa que el área inflamada se sienta caliente, adolorida, enrojecida, y frecuentemente hinchada. Por tanto, la inflamación puede ser algo positivo y otras veces daniño.

En la osteoartritis, existe muy poca inflamación o, a veces, no hay inflamación. Además, la poca inflamación puede ser normal en el proceso de recuperación del cuerpo. Sin embargo, en la artritis reumatoide, artritis soriática, espondilitis anquilosante, lupus, u otras formas de artritis inflamatoria, la inflamación causa daño y, por lo tanto, suprimir la inflamación ayuda al tratamiento de estas enfermedades. Por eso, no siempre es necesario tomar medicinas antiinflamatorias para la artritis; depende del tipo y la severidad. En la artritis reumatoide sí son necesarias y se requieren las medicinas fuertes, usualmente las medicinas antirreumáticas modificadoras de la enfermedad. En la osteoartritis, lo más probable es que no sean necesarias las medicinas, o sólo se necesiten las AINES.

Medicinas antiinflamatorias no esteroides (AINES) y aspirina

La primera medicina antiinflamatoria no esteroide fue la aspirina, introducida en 1898. Cientos de años antes, la práctica de masticar la corteza de sauce para reducir el dolor era común; la corteza contiene salicilatos que alivian el dolor. La aspirina es una de las medicinas más importantes y más frecuentemente utilizadas. Cuando se utiliza propiamente, puede ser una medicina maravillosa para muchos tipos de artritis.

Las nuevas medicinas antiinflamatorias no esteroides (AINES) llegaron al mercado a mediados de los 1960, cuando el Indocin, Motrin, Naprosyn, Tolectin y Nalfon se hicieron disponibles. Desde este tiempo, muchas más de las AINES han sido introducidas. Algunas tienen más efectos secundarios que otras. Cuando se toman las medicinas AINES en pequeñas dosis funcionan como analgésicos; es decir, reducen el dolor. En dosis altas, también reducen la inflamación.

Además del tratamiento para la artritis, estos medicamentos tienen otras funciones importantes. Por ejemplo, una dosis pequeña de aspirina es eficaz para prevenir los ataques al corazón. También, parece que algunas de las AINES, incluyendo la aspirina, son útiles para prevenir el cáncer del colon y detener el desarrollo de la enfermedad de Alzheimer.

Las medicinas antiinflamatorias no esteroides son efectivas porque impiden la función de la enzima ciclo-oxigenasa (COX) que estimula la inflamación. Los mayores efectos secundarios negativos de estas medicinas también resultan de esta misma función. Las medicinas AINES tienden a agotar una química protectora llamada prostaglandina, en la pared del estómago y otras partes del tracto gastrointestinal. Como resultado, se pueden formar úlceras. Cuando esto sucede, puede haber una hemorragia grave del estómago y otras complicaciones. Debido a que estas medicinas son ampliamente utilizadas, se ha estimado que más de 100,000 hospitalizaciones en los Estados Unidos y más de 10,000 muertes cada año son causadas por los efectos secundarios gastrointestinales de estas medicinas. Sin embargo, no todas las personas tienen el mismo riesgo de desarrollar estos efectos secundarios. Las personas que tienen más riesgo son las personas mayores; las que son más incapacitadas; las que toman altas dosis de estos medicamentos o los han tomado por mucho tiempo, y toman la prednisona al mismo tiempo. Estos efectos también son comunes en personas que ya han tenido problemas estomacales u otros problemas con esta clase de medicamentos.

Desde el reconocimiento de los problemas estomacales causados por las AINES, se han investigado las AINES menos tóxicas y otros tratamientos que pueden impedir estos efectos negativos. En gran parte, estas investigaciones han tenido éxito. Primero, una medicina llamada misoprostil (Cytotec) fue aprobada. El misoprostil reemplaza las prostaglandinas perdidas en la pared del estómago, previniendo muchos problemas. Desafortunadamente, puede causar diarrea. Después del misoprostil, se descubrieron nuevas medicinas antiinflamatorias no esteroides que fueron menos tóxicas. Por varias razones, éstas fueron menos ácidas y más seguras de utilizar. Hoy día, los reumatólogos (especialistas en el tratamiento de la artritis) frecuentemente utilizan las AINES en dosis más pequeñas o Tylenol para reducir el dolor.

Recientemente, hubo un nuevo descubrimiento científico; se encontró que la enzima ciclo-oxigenasa (COX) no es una enzima, sino dos enzimas distintas, llamadas COX-1 y COX-2. Se descubrieron que los efectos secundarios negativos son el resultado de la obstrucción de la enzima COX-1, y que los efectos antiinflamatorios son el resultado de la obstrucción de la enzima COX-2. Ahora, los nuevos medicamentos, llamados "inhibidores de la ciclo-oxigenasa 2 (COX-2)" mantienen muchos de los efectos beneficiosos de estos medicamentos, mientras eliminan algunos de los efectos negativos. Estos medicamentos no son más fuertes que las otras medicinas antiinflamatorias, sino ofrecen más protección para el estómago. Desafortunadamente, tienen otros efectos secundarios que tal vez puedan ser más graves.

Investigaciones han demostrado que no todas las medicinas AINES tienen la misma toxicidad. Hay grandes diferencias en la frecuencia de los efectos secundarios entre las distintas medicinas. Listadas en la tabla en la página 255 se encuentran las AINES agrupadas por la frecuencia de severidad de los efectos secundarios gastrointestinales, las menos tóxicas primero hasta las más tóxicas, y en orden alfabético. La tabla también incluye información sobre el costo estimado de las medicinas. Los costos son basados en información obtenida de los fabricantes y los formularios de los mayores planes de salud en los Estados Unidos. Hoy día, se utilizan más los medicamentos que son menos tóxicos.

Si usted está tomando uno de los medicamentos que tiene un nivel moderado de toxicidad o más, es recomendable hablar con su doctor para determinar si otro medicamento menos tóxico le pueda funcionar. Recuerde que todos los medicamentos pueden causar efectos secundarios y que la seguridad de cualquier medicamento sólo es relativa en comparación con los otros. También, cada persona es distinta y puede responder mejor o peor a los diferentes medicamentos. Por eso, es importante considerar los siguientes puntos cuando decida con su doctor cuál medicamento debe tomar.

- Una dosis más pequeña de estas medicinas siempre es menos tóxica que una dosis alta.

- Si tiene un otro problema de salud serio como la enfermedad cardíaca, del hígado o de los riñones, estos medicamentos probablemente sean más tóxicos y se requiera una dosis aún más pequeña.

- Las formas genéricas de estos medicamentos son similares en su eficacidad y toxicidad a los medicamentos de marca, pero son menos caros.

- Las medicinas más nuevas son más caras.

- La afirmación "tan seguro como la aspirina" es engañosa. Todos estos medicamentos deben ser utilizados con cuidado y respeto.

- Cuando se toman dos o más medicamentos al mismo tiempo, pueden tener interacciones que causan otros efectos secundarios. Por eso, si usted está tomando otros medicamentos de cualquier tipo, debe preguntar al médico si usted puede experimentar una interacción negativa entre los medicamentos.

A continuación, explicamos en más detalle cada medicamento. También ofrecemos algunas recomendaciones generales. Si los consejos de su médico

Toxicidad para los problemas gastrointestinales de las AINES

	Medicamento	Costo estimado (marca / genérico)
Menos tóxicos	Arthrotec (diclofenaco con misoprostil)	$$$ / —
	Aspirina (menos de 2600mg / día)*	$ / —
	Bextra**	$$$ / —
	Celebrex (celecoxib)	$$$ / —
	Lodine (etodolaco)	$$ / —
	Mobic (meloxicam)	$$ / —
	Motrin (ibuprofeno)*	$$ / $
	Relafen (nabumetona)	$$ / —
	Salsalate (salicilato)*	$$ / $$
	Trilisate (trisalicilato)*	$$ / $$
	Vioxx (refecoxib) [retirada del mercado porque causa ataques al corazón]	$$$ / —
Moderadamente tóxicos	Clinoril (sulindaco)	$$ / $$
	Daypro (oxaprozin)	$$ / —
	Dolobid (diflunisal)	$$ / $
	Naprosyn (naproxeno)*	$$ / $
	Orudis (ketoprofeno)*	$$ / $
	Voltaren (diclofenaco)	$$$ / $$
Más tóxicos	Ansaid (flurbiprofeno)	$$ / —
	Feldene (piroxicam)	$$ / $
	Indocin (indometacina)	$ / $
	Meclomen (meclofenamato)	$$ / $$
	Tolectin (tolmetina)	$$ / $$

* disponible sin receta
** puede aumentar el riesgo de un ataque al corazón
Nota: Tylenol (acetaminofeno), que es un analgésico, es uno de los medicamentos menos tóxicos y menos caros.

$$$ más caro
$$ moderadamente caro
$ menos caro
— un producto genérico no está disponible

son diferentes, escuche a su médico. Él o ella conoce mejor su condición y necesidades específicas. Los avisos listados son los que se sabían al tiempo que se escribió este libro y están sujetos a cambios que su médico va a saber. Si usted recibe consejos que no tienen sentido según los principios que ofrecemos en esta sección, no dude en hacer preguntas o pedir otra opinión.

✳ Aspirina y otros salicilatas

Aspirina (ácido acetilsalicílico)

Propósito: Aliviar el dolor y reducir la inflamación. Es la medicina más antigua, más barata y todavía buena.

Indicaciones: Alivia el dolor en la osteoartritis y condiciones locales como la bursitis, y es además un agente antiinflamatorio para la artritis reumatoide en altas dosis. En pequeñas dosis (81 mg/día) pueda prevenir los ataques al corazón y el cáncer del colon.

Dosis: Para aliviar el dolor, tome 2 tabletas de aspirina de 325 mg cada 4 horas si es necesario. Para lograr efectos antiinflamatorios, se toman 3 ó 4 tabletas, 4 a 6 veces al día (si se continúan estas cantidades por más de una semana, es necesaria la supervisión médica). El tiempo que tarda la aspirina en lograr el efecto máximo es 30 a 60 minutos para aliviar el dolor, y 1 a 6 semanas para lograr el efecto antiinflamatorio.

Efectos secundarios: Los efectos más comunes incluyen náuseas, vómito, zumbidos en los oídos y disminución en la capacidad de oír. Estos efectos son reversibles dentro de unas pocas horas si se disminuye la dosis. Las alergias son raras, pero si ocurren generalmente incluyen la formación de pólipos nasales y dificultades para respirar. Una sobredosis de aspirina puede causar agitación, dificultad en la respiración, la pérdida del conocimiento e inclusive el estado de coma. Asegúrase de colocar todos sus medicamentos en un lugar seguro y lejos del alcance de niños.

La aspirina tiene efectos secundarios predecibles que ocurren en casi todas las personas porque altera el proceso de coagulación de la sangre, irrita al estómago y diluye la sangre. Ya que la aspirina no provoca complicaciones serias del hígado, no es necesario hacerse pruebas de laboratorio con frecuencia. La hospitalización por hemorragias en el estómago ocurre en aproximadamente el 1% de las personas que toman una dosis completa de aspirina por un año.

Recomendamos que los niños no tomen aspirina cuando tienen influenza, varicela o fiebre muy alta, porque existe la posibilidad de una complicación rara llamada síndrome de Reye.

Consejos especiales: La aspirina todavía es un medicamento importante en el tratamiento de artritis. Si percibe zumbidos en los oídos o se da cuenta de una reducción en su capacidad de oír, disminuya la dosis de aspirina. El problema podría residir en que la dosis está un poco elevada. Si desarrolla pólipos nasales o dificultades para respirar, no utilice la aspirina u otros salicilatos.

En el caso de padecer náuseas, molestias estomacales o vómito, hay varias cosas que puede hacer: tomar la misma dosis dividida en pastillas más pequeñas e ingerirlas con más frecuencia durante el día, por ejemplo, en vez de tomar 4 tabletas de aspirina 4 veces al día, podría tomar 3 tabletas 5 ó 6 veces al día. Además, puede tomar la aspirina *con* las comidas o después de tomar un antiácido, que le proporciona cierta protección al estómago. Otra solución es cambiar de marca de aspirina, para ver si las náuseas están relacionadas con algún ingrediente adicional de la marca en particular que usaba. Finalmente, puede tomar la aspirina cubierta con capa entérica (Ecotrin). Si usted está tomando altas dosis de aspirina o corre el riesgo de desarrollar una hemorragia gastrointestinal, hable con su doctor para ver si puede tomar un medicamento especial que protege el estómago. Se llama un inhibidor de la bomba de proteína (o PPI en inglés). También es aconsejable si se usa cualquier otra medicina AINES.

Es importante que su médico siempre sepa la cantidad exacta de aspirina que está tomando diariamente. Le sugerimos mantener un pequeño diario o agenda en donde pueda anotar las dosis que toma de cualquier medicamento. La aspirina es una medicina tan familiar que a veces nos olvidamos que también es un químico poderoso. Otra recomendación importante para su salud es preguntar a su médico acerca de las interacciones de la aspirina con otros medicamentos—por ejemplo, las interacciones con el probenecid y con agentes diluyentes de la sangre que se toman para los problemas cardiovasculares. Si usted toma alguna de estas medicinas, preste atención especial a los efectos que tiene en su estómago. Existen muchas medicinas que pueden causar problemas en la capa de tejido que cubre el estómago, y tomarlas puede ser arriesgado. Dos medicamentos que irritan al estómago al mismo tiempo pueden ser doblemente peligrosos. Cuanto menor número de medicinas tome al mismo tiempo, mejor. Es de importancia primodial que, cada vez que hable con un doctor o dentista, le muestre una lista completa de las medicinas que está tomando en ese momento.

Disalcid (salsalato)

Tabletas redondas de 500 mg de color azul

Tabletas redondas de 500 mg de color azul y blanco

Cápsulas de 750 mg de color azul

Refiérase a la información sobre la aspirina.

Ecotrin

Tabletas o cápsulas de 325 mg o 500 mg

Refiérase a la información sobre la aspirina.

Trilisato (co-trisalicilato de magnesio)

Tabletas de 500 mg de color rosa pálido

Cápsulas de 700 mg de color blanco

Cápsulas de 1000 mg de color rojo

Propósito: Aliviar el dolor y reducir la inflamación.

Indicaciones: Esta es una medicina parecida a la aspirina que se utiliza para aliviar el dolor moderado producido por la degeneración del cartílago en la osteoartritis y otras condiciones locales. Además, es un agente antiinflamatorio para la sinovitis.

Dosis: Para el dolor, 1 ó 2 tabletas de 500 mg cada 12 horas. Para reducir la actividad antiinflamatoria, 1000 a 1500 mgs cada 12 horas. Ocasionalmente, serán necesarias dosis más grandes de este medicamento. El máximo efecto contra el dolor se alcanza después de 2 horas de haber tomado la medicina; se requieren de 1 a 3 semanas para que la acción antiinflamatoria surta efecto. Si toma una dosis alta y por más de 2 semanas, hable con su doctor.

Efectos secundarios: Los efectos comunes incluyen náuseas, vómito, zumbidos en los oídos y una reducción en la capacidad de oír. Cada uno de estos efectos es reversible después de unas cuantas horas, si se aminora la cantidad de medicina que toma. Las reacciones alérgicas son raras pero pueden incluir el desarrollo de pólipos nasales y dificultades al respirar. Una sobredosis de salicilatos puede ocasionar dificultades y agitación en la respiración, la pérdida del conocimiento y en algunos casos, el estado de coma.

✸ Otras medicinas antiinflamatorias no esteroides (AINES)

Existe un mercado muy grande para las AINES. Casi todas las compañías farmacéuticas mayores han intentado desarrollar un medicamento antiinflamatorio no esteroide, y cuando han tenido éxito, tienden a promoverlo mucho.

Ultimamente, se han promovido las nuevas drogas como "coxibs," o "inhibidores de la enzima COX-2." Pero, todavía son AINES, iguales en su efectividad; tienden a causar menos efectos gastrointestinales, pero se han encontrado que algunas de estas nuevas drogas aumentan el riesgo de los ataques del corazón.

Es probable que el mismo problema del riesgo cardíaco también vaya a existir para otras medicinas en este grupo en el futuro, tales como lumiricoxib y etoricoxib que son similares a los medicamentos corrientes, celecoxib (Celebrex) y valdecoxib (Bextra). Una de las primeras "coxibs," Vioxx (refocoxib), ya fue retirada del mercado debido a este problema.

Por eso, se recomienda que solamente se usen estas drogas con personas que tienen bajo riesgo cardíaco (personas de 50 años o menores), que tampoco tienen una enfermedad grave y sólo de corto plazo. Cualquier otro uso de esta clase de medicinas se debe aplazar hasta que su seguridad haya sido confirmada por buenas y grandes investigaciones de largo plazo.

Las AINES más comunmente utilizadas

Arthrotec, Celebrex, Clinoril, Daypro, Feldene, Indocin, Lodine, Mobic, Motrin, Naprosyn, Orudis, Relafen y Voltaren

La evidencia disponible indica que diferentes medicinas benefician a diferentes personas en forma individual. Cada una de estas medicinas proviene de distintas familias químicas y no son intercambiables. Por lo tanto, es probable que tenga que probar distintos tratamientos con distintas medicinas antes de encontrar la que mejor le beneficie. A continuación discutiremos los medicamentos más frecuentemente utilizados en los Estados Unidos; son presentados en órden alfabético, y de acuerdo a su nombre de marca. El nombre común o genérico se proporciona en paréntesis.

Advil (ibuprofen/ibuprofeno)

Refiérase a la información sobre el Motrin.

Aleve (naproxen/naproxeno)

Refiérase a la información sobre el Naprosin.

Arthrotec (diclofenaco y misoprostil)

Tabletas de 50 mg o 75 mg diclofenaco y 200 microgramos de misoprostil

Propósito: Reducir inflamación y el dolor; reducir la toxicidad gastrointestional.

Indicaciones: Para lograr una acción antiinflamatoria y aliviar el dolor.

Dosis: Una tableta de 50 mg/200 dos o tres veces al día; 75 mg/200 dos veces al día.

Efectos secundarios: Los efectos secundarios más comunes son gastrointestinales como irritación de la capa protectora del estómago, naúseas, indigestión y acidez. También, la diarrea es común. La hospitalización por hemorragias gastrointestinales ocurre en alrededor de 0.5% de las personas que toman las dosis completas durante un año. Para saber más sobre otros efectos secundarios, refiérase a la información sobre Voltaren en la página 274.

Esta es una droga de combinación, en que se mezclan diclofenaco con misoprostil para preservar la prostaglandina en la capa protectora del estómago y reducir la posibilidad de efectos secundarios graves. Esto disminuye alrededor de la mitad de los efectos secundarios serios causados por el diclofenaco, haciendo la droga más segura, pero todavía no es la más segura. Desafortunadamente, la adición del misoprostil también aumenta la toxicidad, causando la diarrea. Como resultado, los efectos secundarios serios sí se reducen, pero no los síntomas menores como las naúseas y diarrea.

Consejos especiales: Para aliviar las molestias estomacales, le recomendamos tomar la medicina después de comer y saltarse una o dos dosis si es necesario durante el día. Usualmente la diarrea no dura mucho tiempo y es ligera, o requiere que usted reduzca la dosis o cambie a otro medicamento. Consulte a su médico si continúan las molestias. Los efectos terapéuticos máximos de esta medicina ocurren después de una o dos semanas de tratamiento. Si el Arthrotec le va a funcionar bien, debe observar un beneficio significativo en la primera semana. Otros medicamentos de la misma o menor toxicidad para el tracto gastrointestinal incluyen aspirina e ibuprofeno en pequeñas dosis, Tylenol, Disalcid, Trilisate, Lodine, Relafen, y los medicamentos inhibidores de la enzima COX-2.

Bextra (valdecoxib)

Tabletas de 10 mg o 20 mg

Propósito: Para reducir la inflamación y el dolor; reducir los efectos secundarios gastrointestinales.

Indicaciones: Para lograr una acción antiinflamatoria y aliviar el dolor.

Dosis: 10 mg una vez al día. No se han visto más beneficios con la tableta de 20 mg.

Efectos secundarios: Son similares a los efectos de celecoxib (Celebrex) descritos abajo. Es un medicamento más nuevo y bien tolerado, pero existen algunas preocupaciones con su uso porque se ha encontrado un aumento en el riesgo del ataque del corazón. Por eso, se recomienda tener cuidado con su uso. Si se confirman los riesgos, es posible que la Administración de Alimentos y Medicinas de los Estados Unidos (FDA: *Food and Drug Administration*) vaya a retirarlo del mercado.

Consejos especiales: No se ve ninguna eficacia especial con este medicamento. Los beneficios provienen de la disminución de los serios efectos secundarios gastrointestinales. En nuestra opinion, nunca es necesario tomar una tableta de 20 mg, ni una tableta de 10 mg dos veces al día. Otro medicamento similar, el Vioxx, aumentó el riesgo del ataque del corazón cuando fue administrado en dosis muchas más altas. No continúe tomando este medicamento a menos que le haga sentir mucho mejor. No se ha reportado un mejoramiento para muchas personas con esta medicina.

Celebrex (celecoxib)

Tabletas de 100 mg

Propósito: Para reducir la inflamación y el dolor; reducir los efectos secundarios gastrointestinales.

Indicaciones: Para lograr una acción antiinflamatoria y aliviar el dolor.

Dosis: Para la osteoarthritis, 100 mg dos veces al día; para la artritis reumatoide, 100 a 200 mg dos veces al día.

Efectos secundarios: Los efectos secundarios gastrointestinales son comunes, pero menores. Incluyen la náusea, indigestión, acidez y diarrea. Otros efectos secundarios que se han visto con otras medicinas AINES también ocurren ocasionalmente.

Este es un medicamento inhibidor de la enzima COX-2. Ha sido diseñado para reducir los problemas gastrointestinales

Consejos especiales: Se describe este medicamento como "una aspirina estupenda." Sin embargo, no es más poderoso que los otros medicamentos anteriormente disponibles. Debe ser más seguro, pero porque es relativamente nuevo, es posible que algunos efectos secundarios todavía no se hayan descubierto. También, es más caro que los alternativos, probablemente no es más seguro que Disalcid, Tylenol, Mobic o varios otros medicamentos.

Para las molestias estomacales, le recomendamos tomar la medicina después de comer y saltarse una o dos dosis si es necesario durante el día. A veces los antiácidos pueden ayudarle con los problemas gastrointestinales. Consulte a su médico, si las molestias continúan. Si el Celebrex le va a ser útil, debe observar un beneficio significativo en la primera semana.

Hasta ahora, parece que el Celebrex no aumenta el riesgo del ataque del corazón, pero algunos expertos permanecen preocupados acerca de la posibilidad.

Clinoril (sulindaco)

Tabletas de 150 mg o 200 mg de color amarillo brillante

Propósito: Reducir la inflamación y el dolor.

Indicaciones: Para reducir la inflamación y el dolor.

Dosis: Una tableta de 150 mg 2 veces al día. Esta medicina también se presenta en tabletas de 200 mg, y su dosis puede aumentarse hasta 200 mg 2 veces al día, si es necesario. La dosis máxima recomendada es 400 mg por día.

Efectos secundarios: Los efectos más comunes son gastrointestinales: la irritación del estómago, las náuseas, indigestión y gastritis. El dolor del estómago ocurre en 10% de las personas que toman esta medicina, y las náuseas, diarrea, estreñimiento, dolor de cabeza y sarpullidos o urticarias en 3 a 9% de las personas que utilizan el medicamento. Los zumbidos en los oídos, retención de líquidos, comezón y nerviosismo, también han sido relatados por algunas personas. Las reacciones alérgicas son raras. No se recomienda tomar aspirina en combinación con estas medicinas, debido a que aparentemente la aspirina reduce la absorción del Clinoril en el intestino. La hospitalización por hemorragias gastrointestinales ocurre en aproximadamente 1% de las personas que toman la dosis completa de la medicina por un año.

Consejos especiales: El sulindac no tiene ventajas o desventajas particulares sobre los otros agentes antiinflamatorios descritos en esta sección, excepto que los efectos secundarios en los riñones son menos frecuentes con el sulindac. Por lo tanto, a veces es utilizada por personas que tienen problemas renales o cardíacos.

En el caso de que le ocasione molestias estomacales, le recomendamos tomar esta medicina después de comer y omitir 1 ó 2 dosis si es necesario durante el día. A veces los antiácidos pueden ayudarle con los problemas gastrointestinales. Es importante que consulte a su médico si continúan las molestias. El efecto terapéutico máximo ocurre después de 6 semanas de tratamiento; sin embargo, es posible observar cambios aún desde la primera semana, si es que el Clinoril va a ser útil para usted. Tiene un nivel moderado de toxicidad.

Daypro (oxaprozin)

Tabletas de 600 mg

Propósito: Reducir la inflamación y el dolor.

Indicaciones: Para lograr una acción antiinflamatoria y aliviar el dolor de la osteoartritis y artritis reumatoide.

Dosis: La dosis normal diaria en el caso de la artritis reumatoide o la osteoartritis severa es 1200 mg por día (2 tabletas de 600 mg una vez al día). Para las personas que pesan poco o tienen una enfermedad moderadamente activa, la dosis inicial adecuada puede ser 1 tableta de 600 mg por día.

Efectos secundarios: El Daypro puede causar serios efectos secundarios, incluyendo úlceras estomacales y hemorragias intestinales. Los efectos más comunes son la dispepsia (alteración digestiva) y dolor abdominal. De la misma forma que otros AINES tienen efectos secundarios serios, como las hemorragias gastrointestinales, que podrían resultar en la hospitalización o inclusive la muerte de la persona.

Consejos especiales: La toxicidad del Daypro es promedio. No lleva ninguna ventaja particular a las otras AINES, aunque funciona bien para algunas personas. Las personas embarazadas o mujeres lactantes no deben tomarlo. Su ventaja principal es que solamente se toma una vez al día, debido a que tiene una "vida media" larga. La otra medicina AINES que sólo debe tomarse una vez al día es el Feldene (piroxicam). Esta característica es conveniente, pero le sugerimos precaución con la dosis, particularmente si la persona tiene una edad avanzada u otros problemas de salud, ya que la medicina puede acumularse en el cuerpo. La dosis máxima permitida de Daypro es 1800 mg por día; sin embargo, casi nunca se utiliza esta dosis.

Feldene (piroxicam)

Cápsulas de 10 mg de color rojo y azul
Cápsulas de 20 mg de color rojo oscuro

Propósito: Reducir la inflamación y el dolor.

Indicaciones: Para promover la acción antiinflamatoria y reducir el dolor moderado en la artritis reumatoide, condiciones musculoesqueléticas locales y a veces en la degeneración del cartílago que ocurre en la osteoartritis.

Dosis: Una cápsula de 20 mg una vez por día. *No exceda esta dosis.* Esta medicina actúa durante un plazo largo así que no es necesario tomarla más de una vez al día.

Efectos secundarios: Esta medicina se ha reconocido como una de las más tóxicas de las AINES. Existen ciertos efectos gastrointestinales, como la irritación del estómago, las náuseas, indigestión y acidez. Las reacciones alérgicas son muy raras, pero incluyen sarpullidos o urticarias y asma. La ulceración péptica también puede ocurrir, y la hospitalización debida a hemorragias gastrointestinales se presenta en 1 a 2% de las personas que toman las dosis completas durante un año. Debido a que el Feldene es una medicina cuyo efecto dura un largo tiempo, se ha expresado cierta ansiedad acerca de su toxicidad para las personas de mayor edad o con problemas hepáticos o renales.

Consejos especiales: Se requieren 7 a 12 días antes de que los beneficios del Feldene sean aparentes, y 6 semanas o más después de haber empezado a tomar la medicina hasta que se obtengan todos los beneficios. Se debe evitar la aspirina cuando se toma el Feldene excepto en pequeñas dosis. Las recomendaciones sobre la cantidad e indicaciones para el uso del Feldene en niños todavía no están bien establecidas. Algunos pacientes con artritis reumatoide u osteoartritis prefieren el Feldene, sobre todo porque es conveniente tomar la medicina solamente una vez al día. Su uso se va disminuyendo.

Indocin (indometacina)

Cápsulas de 25 mg o 50 mg de color azul y blanco
Cápsulas de 75 mg de color azul y blanco
Supositorios de 50 mg de color azul

Propósito: Reducir la inflamación y el dolor.

Indicaciones: Para la reducción de la inflamación y el alivio del dolor.

Dosis: Una cápsula de 25 mg 3 ó 4 veces al día. Para algunas personas grandes, pueden necesitarse dosis de 150 a 200 mg (6 a 8 cápsulas por día) y también suelen ser toleradas. Además, está disponible en cápsulas de 50 mg y 75 mg en una forma en que se libera la medicina continuamente durante el día, y que sólo debe tomarse 2 veces por día.

Efectos secundarios: El Indocin puede causar irritación estomacal en un gran número de personas—incluyendo náuseas, indigestión y acidez. Las reacciones alérgicas (sarpullidos o asma) son raras. Algunas problemas específicos de esta medicina, que no se presentan en otras de su clase, son el dolor de cabeza y una sensación de torpeza. La hospitalización debido a hemorragia gastrointestinal se ha observado en 1 a 2% de las personas que toman dosis completas de la medicina durante un año. El Indocin es una de las AINES más tóxicas.

Consejos especiales: Muchos doctores opinan que el Indocin es una medicina no muy útil para el tratamiento de la artritis reumatoide. Alcanzar el efecto máximo en una enfermedad a largo plazo podría tomar hasta 6 semanas o más, pero debe sentir cambios positivos durante la primera semana si es que esta medicina va a serle de gran ayuda. Algunos estudios sugieren que el Indocin en realidad incrementa la tasa de destrucción del cartílago en la osteoartritis de la cadera, es decir, contribuye a su destrucción. No se debe utilizar el Indocin como primer tratamiento.

A pesar de su toxicidad, el Indocin es efectivo en el tratamiento de la espondilitis anquilosante, el síndrome de Reiter, y las artritis soriática. Existen algunos problemas con la absorción del Indocin en el intestino. Si toma la medicina después de comer, tendrá menor irritación estomacal. Sin embargo, algunas personas no absorben bien esta medicina. Hasta hoy se sabe que, para obtener el efecto máximo, es necesario tomarla con el estómago vacío, y para obtener la máxima comodidad, con un estómago lleno. El método de ensayo y el error podría convertirse en un proceso necesario para establecer el mejor régimen para usted. La aspirina posee otro problema: cuando se mezcla con el Indocin, no se absorbe en el intestino, y por lo tanto, no tiene los efectos deseados. Le sugerimos no tomar estas dos medicinas en combinación, debido a que irritará más al estómago y no habrá aumento en el efecto terapéutico. Esta medicina hace sentir confusión mental y emocional a algunas personas durante unas semanas; creemos que esto es razón suficiente para discutir el cambio de la medicina con su médico.

Lodine (etodolaco)

Cápsulas de 200 mg

Cápsulas de 300 mg

Propósito: Reducir la inflamación y el dolor.

Indicaciones: Para la acción antiinflamatoria y el alivio del dolor.

Dosis: Para la osteoartritis, inicialmente de 800 a 1200 mg durante el día en varias dosis. No se recomienda el Lodine particularmente para la artritis reumatoide.

Efectos secundarios: Generalmente, los pacientes toleran el Lodine bastante bien; sin embargo, de la misma forma que otros agentes antiinflamatorios no esteroides, puede provocar hemorragias gástricas y otros problemas gastrointestinales. Sin embargo, algunos estudios han sugerido que hay menor número de úlceras cuando se prescribe el Lodine que con otras medicinas AINES. Por eso, es relativamente seguro.

Consejos especiales: El Lodine es una de las medicinas antiinflamatorias más recientes. Es necesario realizar más estudios para determinar su utilidad en comparación con otras medicinas AINES más antiguas. Hasta ahora, parece que esta medicina tiene menor efecto en el tratamiento de la artritis reumatoide que otras medicinas de su clase. Podría tener algunas ventajas tomando en cuenta que la toxicidad gastrointestinal es menor con esta medicina y los serios efectos secundarios son relativamente raros.

Mobic (meloxicam)

Tabletas de 7.5 mg

Propósito: Para reducir la inflamación y el dolor; reducir serios efectos secundarios gastrointestinales.

Indicaciones: Para lograr una acción antiinflamatoria y aliviar el dolor.

Dosis: Una o dos tabletas de 7.5 mg diariamente.

Efectos secundarios: Este es un medicamento inhibidor de la enzima COX-2. Por eso, probablemente va a tener menos reacciones gastrointestinales serias que los otros medicamentos. No es tan efectivo para proteger la enzima COX-1 como el Bextra. En altas dosis (22.5 a 30 mg diariamente, no recomendadas) parece que es tan tóxico como las otras AINES típicas. En las dosis recomendadas, parece que es una de las medicinas más seguras y parece que no aumenta el riesgo del ataque del corazón.

Menores efectos secundarios gastrointestinales, como las naúseas, indigestión y acidez son comunes. Las reacciones alérgicas son raras. Generalmente, es una medicina bien tolerada.

Consejos especiales: La ventaja principal del Mobic es su seguridad, aunque cómo se compara con la seguridad de otras AINES menos tóxicas todavía no está establecido. La experiencia internacional con esta medicina sugiere que es efectiva y bien tolerada. El Mobic actúa durante un largo plazo así que sólo se necesita tomarla una vez al día. Si experimenta efectos secundarios, le recomendamos reducir la dosis o saltarse unos días. Si las molestias continúan, consulte a su médico. No se debe tomar la aspirina con Mobic, excepto en una dosis pequeña. Se alcanza su efecto máximo después de dos semanas de tratamiento.

Motrin (ibuprofeno): también llamada Rufen, Advil y Nuprin

Tabletas redondas blancas de 300 mg

Tabletas redondas de 400 mg de color anaranjado-rojizas

Tabletas de 600 mg de color durazno

Cápsulas de 800 mg de color chabacano

El Motrin, Advil, y Rufen son exactamente la misma medicina, llamada ibuprofeno y producida por compañías diferentes. Las marcas disponibles al público sin receta médica contienen dosis más pequeñas de ibuprofeno.

Propósito: Reducir la inflamación y el dolor.

Indicaciones: Para la acción antiinflamatoria y el alivio del dolor.

Dosis: 1 ó 2 tabletas de 400 mg 3 veces al día. La dosis máxima diaria recomendada es 2400 mg ó 6 tabletas.

Efectos secundarios: El Motrin tiene menos efectos secundarios serios que las otras AINES más antiguas. Son efectos gastrointestinales, que incluyen la irritación del estómago, las náuseas, indigestión y acidez. Las reacciones alérgicas son raras; es una medicina generalmente bien tolerada. Unas pocas personas que padecieron de meningitis aséptica han observado una relación entre la aparición de esta enfermedad y tomar ibuprofeno. En este caso, la persona experimenta dolores de cabeza, fiebre y rigidez en el cuello, y un examen del líquido cefalorraquídeo muestra un incremento en proteína y ciertas células. Estos síntomas desaparecen cuando se deja de tomar la medicina; sin embargo, pueden reincidir si vuelve a tomarse. Ocasionalmente, esta medicina ocasiona retención de líquidos. La hospitalización por hemorragia gastrointestinal ocurre en alrededor del 0.5% de las personas que toman las dosis completas del Motrin (2400 mg por día) durante más de un año.

Consejos especiales: El Motrin no presenta una utilidad consistente para el tratamiento de la artritis reumatoide. En general, muchos doctores creen que es uno de los agentes terapéuticos más débiles de este grupo. Si usted no obtiene alivio suficiente al tomar el Motrin, tal vez querrá discutir con su médico el cambio a otra medicina. No es esencial evitar el consumo de la aspirina u otros medicamentos al mismo tiempo que toma el Motrin, pero es recomendable. El Motrin afecta a las acciones de la aspirina, incluyendo la protección al corazón. No se recomienda su uso para personas que toman la aspirina para esta protección, excepto por periodos de corto plazo.

El efecto máximo se logra después de 3 semanas de tratamiento; sin embargo, es necesario observar efectos positivos durante la primera semana, si es que esta medicina va a ser realmente benéfica para usted.

Unas palabras sobre el ibuprofeno que se vende sin receta médica (Advil, Nuprin y Motrin)

La Administración de Alimentos y Medicinas de los Estados Unidos (*FDA*) permite hoy la venta del ibuprofeno sin necesidad de una receta médica, en tabletas de 200 mg. Esto significa la adición de otro analgésico a los ya existentes: aspirina, acetaminofeno (o Tylenol), y ahora naproxeno (Aleve) y ketoprofeno (Orudis). Los nombres de marca bajo los cuales puede encontrar el ibuprofeno disponible al público sin receta médica son Advil, Nuprin y Motrin. Estas medicinas ya están distribuidas y utilizadas ampliamente. El ibuprofeno es el químico básico en múltiples medicamentos disponibles para el dolor, incluyendo el Midol. Recuerde, se deben tomar con cuidado las AINES, recetadas o no recetadas. Muchos de los serios problemas gastrointestinales pueden ocurrir cuando la medicina fue "autorecetada"; es decir fue comprada sin necesidad de receta médica.

¿Qué significa esto para el paciente con artritis? Desafortunadamente, no mucho. Muchas personas con artritis necesitan tomar por los menos 2400 mg al día de ibuprofeno para obtener el efecto antiinflamatorio deseable; para alcanzar estas cantidades, es necesario tomar 12 tabletas de Advil al día, y esto puede ser una molestia para algunas personas, especialmente si se compara con las 4 a 6 tabletas de aspirina necesarias para lograr el mismo efecto. Además, el costo de la aspirina es similar al del Advil. Si usted necesita dosis elevadas de ibuprofeno para lograr el efecto antiinflamatorio, lo más probable es que tenga que ver a su doctor frecuentemente. Es muy importante no usar la disponibilidad del ibuprofeno como excusa para dejar de consultar con el médico. Además, en los Estados Unidos diversos tipos de seguro médico no pagarán por esta medicina a menos de que se compre por medio de una receta médica. Por lo tanto, nuestra recomendación permanece y es que el ibuprofeno se use para la artritis, si es recetado por el médico, en dosis mayores que las vendidas al público, a menos que sólo necesite una que otra tableta para el dolor ocasional. Los mismos consejos existen para el naproxeno y ketoprofeno. Recuerde, no utilice el ibuprofeno, excepto por periódos de corto plazo, si toma aspirina para proteger al corazón. El ibuprofeno puede afectar a esta protección.

Naprosin (naproxeno)

Tabletas redondas de 250 mg de color amarillo claro

Cápsulas de 375 mg de color durazno

Cápsulas de 500 mg de color amarillo claro

Propósito: Reducir la inflamación y el dolor.

Indicaciones: Para promover la acción antiinflamatoria y reducir el dolor.

Dosis: Una tableta 2 ó 3 veces al día. La dosis máxima recomendada es 1000 mg al día.

Efectos secundarios: Abarcan efectos gastrointestinales, como la irritación de la capa externa que cubre al estómago, las náuseas, la indigestión y la acidez.

Las alergias son muy raras y si ocurren, incluyen sarpullidos en la piel y problemas respiratorios. Algunos individuos han reportado la retención de líquidos en el cuerpo. La hospitalización debida a hemorragia gastrointestinal es necesaria en aproximadamente 1% de los pacientes que toman las dosis completas de la medicina durante un año.

Consejos especiales: La ventaja del Naprosin sobre otras medicinas de su clase es que tiene una "vida media" más larga. Por lo tanto, no tiene que tomar tantas tabletas como otras medicinas de este grupo. El efecto de cada tableta de Naprosin tiene una duración de 8 a 12 horas. Es una de las medicinas más populares de su clase. Además, el naproxeno genérico (el químico que hay en el Naprosin), está disponible en farmacias sin receta médica y es menos caro. Existe un Naprosin con capa entérica que puede ayudarle a prevenir molestias estomacales.

En general, debe evitarse tomar la aspirina al mismo tiempo que el Naprosin, ya que interfiere con su efecto en ciertos individuos. Una excepción es cuando se toman pequeñas dosis de aspirina (81 mg al día) para prevenir los ataques del corazón. Si usted se da cuenta de que retiene líquidos, reduzca el consumo de sal y sodio (soya), y también le sugerimos discutir con su médico el cambio a otra medicina. Si padece irritación del estómago, puede tomar la medicina después de un antiácido, como Mylanta o Maalox. A pesar de que la absorción de este medicamento será afectada, usted se sentirá mejor.

Naproxeno (Aleve) en venta al público sin receta médica

A finales de 1993, la Administración de Alimentos y Medicinas de los Estados Unidos (*FDA*), aprobó la venta del naproxeno en cantidades menores (tabletas de 200 mg), para las cuales no es necesario una prescripción o receta médica. Por lo tanto, contamos ahora con otra medicina para aliviar el dolor, además de las previamente disponibles, como el acetaminofeno (Tylenol), aspirina e ibuprofeno (Advil). Esta medicina es aún más efectiva en algunos individuos y posee una "vida media" más larga; esto significa que sólo debe tomarse cada 8 a 12 horas. No deben tomarse más de tres tabletas en 24 horas, y las personas mayores de 65 años no deben tomar más de dos tabletas en 24 horas, excepto bajo recomendación médica. De la misma forma que en el caso del ibuprofeno en venta sin receta médica, creemos que es mejor que los pacientes con artritis permanezcan con la dosis prescrita de ibuprofeno y de naproxeno para el tratamiento de la artritis. Consideramos que el tratamiento con las dosis prescritas es más efectivo que con las dosis en venta al público en farmacias.

Nuprin (ibuprofeno)

Cápsulas de 200 mg de color amarillo
Refiérase a la información sobre el Motrin.

Orudis, Oruvail (ketoprofeno)

Cápsulas de 25 mg de color verde oscuro y rojo
Cápsulas de 50 mg de color verde oscuro y verde claro
Cápsulas de 75 mg de color verde oscuro y blanco

Propósito: Reducir la inflamación y el dolor.

Indicaciones: Para promover la acción antiinflamatoria y reducir el dolor.

Dosis: El Orudis se distribuye en cápsulas de 25 mg, 50 mg y 75 mg. La dosis máxima recomendada es 150 a 300 mg, dividida en 3 ó 4 porciones al día. El Oruvail es una variante recientemente introducida del ibuprofeno con una "vida media" más larga.

Efectos secundarios: Como otras medicinas de su grupo, los efectos secundarios más frecuentes son de tipo gastrointestinales: la irritación de la capa que cubre al estómago, las náuseas, acidez e indigestión. Ocasionalmente, también puede ocurrir retención de líquidos. Las reacciones alérgicas como el sarpullido y el asma son muy raras. La hospitalización por hemorragias gastrointestinales sucede en 1% de las personas que toman la dosis completa de la medicina durante un año.

Consejos especiales: Químicamente el Orudis está relacionado al ibuprofeno y naproxeno. Para evitar la irritación del estómago, reduzca la dosis o tómela dejando intervalos de tiempo más largos durante el día. La absorción de la medicina se disminuirá ligeramente si usted la toma después de comer o después de un antiácido; sin embargo, se sentirá mejor en general. El ketoprofeno se utiliza comúnmente para el tratamiento de la artritis reumatoide. Se ha encontrado que también es útil en el tratamiento de la artritis degenerativa de la cadera y otras condiciones musculoesqueléticas locales. De la misma forma que ciertas otras medicinas, algunas personas prefieren el ketoprofeno. Hoy día se puede comprar el Orudis sin receta; sin embargo, no debe ser su primera selección porque parece que es más toxico que el ibuprofeno y naproxeno. Si lo toma con regularidad, debe estar bajo supervisión médica.

Relafen (nabumetona)

Tabletas ovales cubiertas de 500 mg

Tabletas ovales cubiertas de 750 mg

Propósito: Reducir la inflamación y el dolor.

Indicaciones: Su acción es antiinflamatoria, y se utiliza para la reducción del dolor en pacientes con osteoartritis y artritis reumatoide.

Dosis: La terapia con esta medicina se inicia a una dosis de 1000 mg diarios; después se ajusta la dosis si es necesario, basándose en la respuesta clínica de la persona al tratamiento.

Efectos secundarios: Esta es una nueva medicina que ha sido desarrollada para minimizar los daños a la capa externa que protege al estómago. Parece que es una de las AINES menos tóxicas, resultando en menos de 0.5% de los serios casos de problemas gastrointestinales cada año. Por otro lado, todavía no ha sido demostrada sin duda la reducción en el número de úlceras severas y hemorragias gástricas. La diarrea ocurre en 14% de las personas que toman Relafen, acidez en 13% y dolor abdominal en 12%. Estos números no son muy diferentes a los que aparecen con el resto de las AINES.

Consejos especiales: No exceda 2000 mg por día. Debe usarse la mínima dosis efectiva, si va a tomar esta medicina por un tiempo. Muchos reumatólogos opinan que esta medicina es una de las AINES menos efectivas pero segura. Tampoco parece que aumenta el riesgo cardíaco.

Vioxx (rofecoxib)

Este medicamento fue retirado del mercado en 2004 porque aumentó significativamente el riesgo del ataque del corazón, a pesar de su seguridad relativa para el tracto gastrointestinal. Esto ha causado más preocupaciones sobre los otros medicamentos del mismo grupo (los inhibidores de la enzima COX-2), como el Celebrex y Bextra, porque es posible que estos también puedan aumentar los riesgos cardiácos.

Voltaren, Cataflam (diclofenaco)

Tabletas redondas cubiertas de 25 mg de color amarillo

Tabletas cubiertas de 50 mg de color café claro

Tabletas redondas cubiertas de 75 mg de color blanco

Propósito: Reducir la inflamación y el dolor.

Indicaciones: Para promover la acción antiinflamatoria y aliviar el dolor.

Dosis: Normalmente se administra una tableta (25, 50 ó 75 mg dependiendo del caso) 2 ó 3 veces al día. La dosis máxima recomendada es 200 mg por día.

Efectos secundarios: Los efectos más frecuentes son problemas gastrointestinales, de la misma forma que otras medicinas en este grupo; la irritación de la capa protectora del estómago puede causar náuseas, acidez e indigestión. Ocasionalmente, los individuos retienen líquidos.

Las reacciones alérgicas como el sarpullido, urticaria o el asma son muy raras. La hospitalización por hemorragias gastrointestinales probablemente ocurre en alrededor de 1% de las personas que toman las dosis completas durante un año.

Consejos especiales: El Voltaren es la medicina antiinflamatoria no esteroide más frecuentemente utilizada en el mundo. La Administración de Alimentos y Medicinas (*FDA*) tardó en aprobar esta medicina debido al temor a los problemas hepáticos que podría causar. Sin embargo, éste no parece ser el caso. Algunos recomiendan hacerse pruebas periódicas de la sangre para vigilar el nivel de toxicidad de la medicina en el hígado.

El Voltaren está cubierto con una capa entérica diseñada para mejorar la tolerancia del estómago; esto probablemente no es muy efectivo. Para la irritación del estómago, es necesario reducir la dosis o esparcir las pastillas durante el día, permitiendo intervalos mayores entre cada dosis. La absorción de la medicina se reducirá ligeramente si la toma después de las comidas o después de antiácidos. Sin embargo, su nivel de bienestar mejorará. El Voltaren es útil para el tratamiento de la artritis reumatoide, la artritis degenerativa y otras condiciones musculoesqueléticas locales. Algunos individuos prefieren el Voltaren en lugar de otras medicinas del mismo grupo. El Cataflam es una medicina reciente derivada del Voltaren; se utiliza para aliviar el dolor a corto plazo; no se emplea en el tratamiento de la artritis.

Las AINES menos utilizadas

Ansaid, Dolobid, Meclomen, Tolectin, Torodal

Algunas de las AINES llevan poca ventaja a las alternativas en este grupo, y gradualmente han caído en desuso. Sin embargo, pueden tener ventajas para ciertos individuos; por eso, debe seguir los consejos de su médico si está tomando una de estas medicinas. En esta sección ofrecemos solamente un poco de información sobre estos medicamentos, si desea más detalles, hable con su médico o el farmacéutico.

El Ansaid (flurbiprofeno) se usa bastante en Europa y moderadamente en los Estados Unidos. Su nivel de toxicidad es mediano así como su efectividad.

El Dolobid (diflunisal) también es mediano entre las AINES, y no lleva ninguna ventaja a las alternativas. Tiende a causar más diarrea que las otras medicinas en su clase.

El Meclomen (meclofenemato) probablemente es el más tóxico de las AINES cuando se toman en cuenta todas las complicaciones que lleva. Causa serios efectos gastrointestinales con más frecuencia que las otras medicinas, y también causa más diarrea que otros medicamentos. No se recomienda el uso del Meclomen para los niños, y sus efectos no se han estudiado en personas con la artritis reumatoide severa.

El Tolectin (tolmetina sódica) tiene más de la media toxicidad que las otras medicinas, y rara vez lleva ventaja. Se necesita tomarla 3 a 4 veces al día porque tiene una corta "vida media."

El Toradol (ketorolaco) se usa para aliviar el dolor a corto plazo, por ejemplo después de la cirugía. No se recomienda el Toradol para tratamientos al largo plazo. Por eso, no se usa extensivamente para la artritis, excepto por períodos de una semana o menos días. Tampoco, no se conocen todavía todos sus efectos secundarios.

Tylenol (acetaminofeno, paracetamol)

Tabletas de 325 mg de color blanco

Tabletas de 500 mg de color blanco

Cápsulas de 500 mg de color amarillo y rojo

Propósito: Para aliviar el dolor. El acetaminofeno no es una verdadera medicina antiinflamatoria no esteroide porque no tiene ninguna propriedad antiinflamatoria.

Indicaciones: Para el alivio del dolor ligero a moderado, particularmente en el tratamiento de la degeneración del cartílago (osteoartritis) y en personas con la artritis reumatoide que toman las medicinas antirreumáticas (MARME).

Dosis: No debe exceder 3,000 a 4,000 mg al día.

Efectos secundarios: El acetaminofeno no causa seria hemorragia gastrointestinal. Para muchas personas, tiene poca toxicidad. A diferencia de la aspirina y otras AINES, el acetaminofeno no causa molestias estomacales; no causa zumbidos en los oídos; no afecta el proceso de coagulación de la sangre y no tiene interacciones con otras medicinas. Sin embargo, nada es perfecto. El Tylenol puede ser peligroso en dosis excesiva; se debe colocar en un lugar seguro y lejos del alcance de los niños. Cuando se toma una dosis excesiva deliberada en adultos, o por accidente en niños, severas reacciones hepáticas pueden resultar; por ejemplo, puede causar daño al hígado, como la insuficiencia hepática, la necesidad de un trasplante de hígado, o la muerte. Estos serios efectos secundarios ocurren con las sobredosis; raramente pueden ocurrir cuando se toma el acetaminofeno con grandes cantidades de bebidas alcohólicas. Por eso, nunca debe exceder la dosis recomendada, y los bebedores empedernidos deben evitar este medicamento, o usarlo en menos que media dosis. Recientemente ha estado de moda sugerir que personas que toman cualquier cantidad de alcohol no deben tomar el acetaminofeno, pero esto no es cierto. Una dosis moderada de acetaminofeno se puede tomar con una cantidad moderada de alcohol. Además, el uso moderado de alcohol es importante con todos los medicamentos porque altas cantidades de alcohol también aumentan la toxicidad gastrointestinal de todas las AINES. El acetaminofeno también puede interactuar negativamente con el Coumadin, un medicamento anticoagulante. Algunos estudios recientes sugieren que, debido a la publicidad sobre la seguridad del acetaminofeno, las personas de alto riesgo para la hemorragia gastrointestinal lo toman y experimentan severos efectos secundarios gastrointestinales. Por eso, se debe tratar este medicamento, así como los otros, con respeto.

Consejos especiales: El acetaminofeno reduce el dolor con aproximadamente la misma efectividad de las AINES, o tal vez un poco menos. Las investigaciones han demostrado que el Tylenol es tan efectivo como las AINES para las personas con la osteoartritis. En el tratamiento de la artritis reumatoide, se puede utilizar el Tylenol para reducir el dolor, mientras que se tomen las medicinas antirreumáticas modificadores de la enfermedad para reducir la inflamación. El Tylenol no es perfecto para todo el mundo, sino que aquellos que lo encuentran efectivo, deben utilizarlo más frecuentemente. Es además relativamente barato.

Medicinas antiinflamatorias no esteroides que pronto se lanzarán al mercado

La Administración de Alimentos y Medicinas de los Estados Unidos (*FDA*) está en proceso de revisar varias medicinas antiinflamatorias que tienen efectos similares a los que ya hemos discutido anteriormente. Muchas de estas medicinas ya se usan en otros países y parecen tener aplicación en el tratamiento de la artritis. El proceso de revisión por la FDA toma aproximadamente 4 a 5 años por cada medicina, y además no es posible predecir si el uso de alguna de las nuevas medicinas se aprobará después de este período. Actualmente, se sabe que ninguna de las nuevas medicinas en proceso de revisión posee beneficios dramáticamente diferentes a los que poseen las medicinas que ya han sido probadas en los Estados Unidos. Además, una nueva medicina presenta problemas nuevos, pues todavía no se conoce su toxicidad y beneficios a largo plazo. Algunas de estas medicinas nuevas probablemente aumentarán el riesgo del ataques del corazón; es recomendable no utilizarlas durante de los primeros cinco años a menos que usted no tenga un alto riesgo del ataque del corazón.

Algunas de estas medicinas han sido especialmente formuladas para disminuir su toxicidad al sistema digestivo, a diferencia de sus predecesores; por lo tanto, pueden presentar menos riesgos para su salud. Sin embargo, sucede con frecuencia que los químicos que causan menor número de efectos secundarios por lo general suelen ser menos efectivos para el manejo de la artritis.

En forma general, cuando considere tomar una nueva medicina, confíe en las recomendaciones de su doctor. Recuerde que el Tylenol (acetaminofeno) es el analgésico más seguro que hay en el mercado. Además, si ha tenido muchas dificultades gastrointestinales, le recomendamos elegir medicinas que le ocasionen menos efectos secundarios como el Disalcid, Trilisato, Relafen, Celebrex o Mobic. Si no ha obtenido los resultados deseados de la medicina que está tomando, a veces es necesario probar medicinas de otra clase distinta a los antiinflamatorios. Sin embargo, tome todas las precauciones necesarias, pues es indispensable tratar con respeto a toda medicina. Además, recuerde que siempre es posible que la nueva medicina le cause síntomas nuevos; por lo tanto, observe sus síntomas y consulte a su médico cuando tenga preguntas.

✳ Corticoesteroides

En 1970 se autorizó la cortisona para el tratamiento de la artritis, un químico que muchos pensaron era milagroso. El premio Nóbel fue ortorgado a los médicos que desarrollaron esta medicina. Las personas con artritis reumatoide y otras formas de sinovitis se dieron cuenta que la hinchazón y el dolor de sus articulaciones disminuía considerablemente y la toxicidad de la enfermedad desaparecía; por primera vez, se sentían mejor o bien completamente.

El entusiasmo inicial por la cortisona para el tratamiento de la artritis fue tremendo. Sin embargo, en los años siguientes, se empezaron a observar serios problemas y surgieron opiniones controvertidas respecto a su utilización. Poco a poco, empezaron a reconocerse los efectos químicos y secundarios acumulativos de esta medicina. Claramente, para muchas personas, los efectos secundarios de la cortisona eran mucho más graves que los beneficios obtenidos. El tratamiento con cortisona se convirtió en un modelo que proporciona beneficios tempranos pero con serias consecuencias a largo plazo. En el presente, un cuarto de siglo después de esta experiencia con los corticoesteroides, nuestra perspectiva es más completa. Los corticoesteroides representan un tratamiento importante para la artritis, pero su utilización es adecuada sólo en una minoría de casos. Debe prestarse atención cuidadosa a las complicaciones potenciales de esta medicina. Durante un año parecen tener beneficios para el tratamiento de la artritis reumatoide, pero a largo plazo, aumentan la incapacidad, mortalidad y los efectos secundarios de las AINES para muchas personas.

Los esteroides son hormonas producidas por las glándulas adrenales en forma natural. Cuando se utilizan como tratamiento médico, se administran en dosis más elevadas que las cantidades producidas normalmente en el cuerpo. Estas dosis suprimen la función de nuestras propias glándulas adrenales, y las consecuencias son una reducción en el tamaño de las glándulas adrenales y una especie de dependencia de la medicina. Después de varios meses de tomar esteroides, la medicina debe eliminarse del tratamiento poco a poco para permitirle a las glándulas adrenales recuperar su función normal; de otra forma, puede ocurrir una "crisis adrenal," en la cual no se producen suficientes hormonas en forma natural. Los esteroides deben tomarse exactamente como se lo indica su médico y bajo su estricta vigilancia.

Los esteroides empleados para el tratamiento de la artritis son distintos a los "esteroides sexuales" o andrógenos que toman los atletas, los cuales no tienen ningún beneficio para el tratamiento de la artritis y tampoco deben usarse porque deterioran la salud.

La seriedad de los efectos secundarios depende de dos factores: la cantidad de esteroides administrados y el tiempo que se toman. Si ha tomado esteroides por menos de una semana, los efectos secundarios son raros, aún si la dosis es elevada. Si usted ha tomado dosis elevadas de esteroides durante una semana a un mes, el riesgo de desarrollar úlceras, cambios mentales incluyendo psicosis o depresión, infecciones por microorganismos, o acné en la piel es considerable. Los efectos secundarios del tratamiento con esteroides se vuelven aparentes después de haberlos tomado durante un mes a un año en dosis medianas o altas. El individuo puede acumular grasa en ciertas partes del cuerpo; inclusive se puede formar una joroba en la base del cuello, y los músculos de los brazos y las piernas también se verán afectados. El crecimiento de vello en la cara y en los brazos y piernas aumenta; pueden aparecer moretones y estrías en el abdomen. Después de utilizar corticoesteroides o esteroides durante varios años (aún en dosis bajas), habrá pérdida de calcio en los huesos lo que puede llevar a la osteoporosis (huesos porosos y frágiles). En este caso, el riesgo de fracturas es muy elevado, inclusive con una pequeña lesión y particularmente en la espina. Lentamente, se pueden desarrollar cataratas en los ojos, y la piel se vuelve delgada y transparente.

Algunos médicos creen que otra consecuencia de los esteroides es el rápido endurecimiento de las arterias y complicaciones con la inflamación de éstas. También, la presión arterial se puede incrementar.

Los efectos secundarios de los esteroides ocurren en la mayoría de las personas que toman cantidades suficientes de cortisona o sus compuestos derivados por un tiempo prolongado. Para tratar la artritis con corticoesteroides es necesario conocer cómo minimizar sus efectos secundarios. El médico trabajará en conjunto con usted para mantener la dosis de cortisona y sus variantes lo más baja posible durante el mayor tiempo posible. Además, se le instruirá tomar la medicina solamente una vez al día en lugar de varias veces al día, porque de esta forma se reducen los efectos secundarios. Si usted puede tomar esta medicina un día sí y un día no, es todavía mejor para su salud en general, pues los efectos secundarios serán menos de esta forma. Desafortunadamente, en la opinión de muchas personas las dosis administradas en las formas anteriormente explicadas causan el menor número de efectos secundarios pero también se reduce el alivio.

Siempre se deben utilizar los esteroides con respeto y cuidado. Administrar dosis elevadas de cortisona para combatir un tipo de artritis reumatoide no muy complicado no se considera buena práctica médica en los Estados Unidos; sin embargo, estos tratamientos todavía se practican en algunos países, como en el área fronteriza de México con los Estados Unidos. Los corticoesteroides son dañinos para las personas con artritis infecciosas y no se deben administrar en forma oral para tratar condiciones como la bursitis, el codo de tenista, etc., o en el caso de la osteoartritis.

Existen tres formas de administrar corticoesteroides: oralmente, por la vena, o por inyección directa al área afectada. La prednisona es el esteroide que se administra oralmente, y a continuación presentaremos más información sobre esta medicina. Existen aproximadamente 10 tipos distintos de esteroides. Los esteroides combinados con flúor, como el triamcinolona, causan problemas más serios con la pérdida de tejido muscular que la prednisona. Los esteroides de marca son alrededor de 20 veces más caros que la prednisona y no tienen ninguna ventaja sobre los esteroides genéricos. Por lo tanto, no existe razón alguna para preferir a estos compuestos.

Prednisona

Varias dosis de 1 mg, 5 mg, 10 mg, 20 mg, y 50 mg

Propósito: Reducir la inflamación; suprimir la respuesta inmunológica.

Indicaciones: Para suprimir manifestaciones sistémicas serias de la enfermedad del tejido conectivo—por ejemplo, cuando se inflama un órgano como el riñón. En casos particulares, se usa en cantidades pequeñas para suprimir la inflamación en la artritis reumatoide.

Dosis: Generalmente, el cuerpo normal produce el equivalente de 5 a 7.5 mg de prednisona por día. El tratamiento con prednisona en cantidades bajas es de 5 a 10 mg por día. Una dosis moderada varía de 15 a 30 mg por día; una dosis elevada es 40 a 60 mg por día o aún más. La medicina es más efectiva cuando se administra en varias dosis a lo largo del día; sin embargo, sus efectos secundarios se minimizan cuando se administra la misma dosis todos los días tan infrecuentemente como sea posible.

Efectos secundarios: La prednisona posee todos los efectos secundarios de los corticoesteroides que hemos discutido anteriormente. Las alergias son extremadamente raras. Los efectos secundarios están relacionados con la dosis y la duración del tratamiento. Pueden ser aún mas serios e incluir complicaciones fatales. También ocurre la dependencia psicológica de los corticoesteroides, y esto complica los esfuerzos para eliminar su uso una vez que se han empezado a tomar.

Consejos especiales: Discuta cuidadosamente con su médico especialista la necesidad de tomar prednisona antes de empezar su tratamiento con este corticoesteroide. La decisión de empezar a tratar una enfermedad crónica con corticoesteroides es sumamente importante, y le sugerimos que se asegure de que en realidad necesita tomar prednisona. De otra forma, probablemente es mejor que evite tomarla. Es buena idea buscar una segunda opinión si la explicación de su primer médico no le satisface completamente. Si decide tomar prednisona, siga cuidadosamente las instrucciones de su doctor. Con ciertas medicinas, a veces no es de vital importancia seguir estrictamente las indicaciones para tomarlas o dejarlas; sin embargo, en el caso de la prednisona, debido a su potencia debe tomarse y dejar de tomarse exactamente como ha sido prescrito. Es necesario que usted ayude a su médico a disminuirle la dosis de prednisona cuando comience a sentirse mejor, aunque debe saber que al reducirse la dosis, sentirá un aumento en las molestias de su artritis.

Cuando la persona deja de recibir prednisona, puede ocurrir un síndrome llamado *fibrositis esteroide.* Esta condición causa el aumento de la rigidez y dolor en su cuerpo durante 7 a 10 días después de cada reducción de la dosis de la prednisona. A veces este síndrome ha sido erróneamente interpretado como un regreso de la artritis, y las reducciones en las dosis de prednisona se detienen innecesariamente.

Si va a tomar prednisona durante un largo tiempo, pregunte a su doctor acerca de los beneficios de tomar la vitamina D. Existe evidencia de que la pérdida de hueso, el efecto más pronunciado de la cortisona a largo plazo, puede mitigarse si toma vitamina D. Normalmente, se recetan 50 mil unidades 1 ó 2 veces al mes, además de una cantidad adecuada de calcio. Si usted presenta algunos efectos secundarios, pregúntele a su médico acerca del uso menos frecuente de la prednisona una vez al día o alternando los días. Es importante que vigile su consumo de sal o sodio, ya que existe una tendencia a retener fluidos si toma prednisona, si se consume mucha sal o sodio; por eso las personas tienden a hincharse. Además, es necesario vigilar su alimentación y evitar el consumo de grasas. Si se mantiene activo físicamente y limita el número de calorías que consume—es decir, las grasas y carbohidratos—puede atenuar los efectos secundarios de los esteroides y aumentar la fuerza de los huesos y músculos. Si usted toma un corticoesteroide diferente a la prednisona oralmente, puede pedirle a su médico que le administre dosis equivalentes a las de la prednisona.

Inyecciones de esteroides: Depo-medrol y otras marcas

Propósito: Reducir la inflamación en áreas específicas.

Indicaciones: Para el dolor y la inflamación no infecciosa en una región particular del cuerpo. También se utiliza cuando la artritis se ha esparcido a varias áreas del cuerpo y ciertas regiones requieren mayor atención.

Dosis: Varía dependiendo de su preparación y propósito. La frecuencia con que se pone la inyección es lo más importante. Normalmente las inyecciones no deben aplicarse en más de una dosis cada 6 semanas. Muchos médicos limitan el número de inyecciones a 3 en el área afectada.

Efectos secundarios: Los efectos secundarios de las inyecciones esteroides son parecidos a los de la prednisona oral—es decir, tienen pocos efectos secundarios. El resultado principal es una concentración alta de esteroides en el área inflamada, que reduce la inflamación. Las inyecciones frecuentes en una sola área pueden producir daños a los tejidos, por ejemplo, en el codo de los lanzadores de béisbol (*pitchers*). Algunos estudios sugieren que un número tan bajo como 10 inyecciones en una misma región puede causar el aumento de la destrucción del hueso; por lo tanto, la mayoría de los médicos dejan de inyectar antes de alcanzar este número.

Consejos especiales: Si tiene problemas con una región específica de su cuerpo, una inyección de esteroides puede ser de gran ayuda. La reacción a esta primera inyección le dirá qué tan efectivas son las inyecciones para usted. Si obtiene un alivio excelente y dura por lo menos varios meses, esto puede ser una señal de que otra inyección puede beneficiarle, en el caso de que el dolor regrese. Las inyecciones de esteroides contienen un esteroide que trabaja a largo plazo, a pesar de permanecer en el cuerpo durante sólo unos días. Sin embargo, estos efectos pueden durar más tiempo porque el ciclo de inflamación y lesión se rompe gracias a la inyección. Si el alivio obtenido por una inyección dura solamente algunos días, entonces puede asumir que probablemente no va a serle muy útil. Si no obtiene alivio o el dolor aumenta, interprete esto como un signo de que es necesario cambiar el tratamiento. Ocasionalmente, las personas con osteoartritis se benefician de las inyecciones de cortisona si existe inflamación en el área afectada.

20

Medicinas antirreumáticas modificadoras de la enfermedad (MARME)

L as medicinas antiinflamatorias presentadas anteriormente se utilizan exclusivamente para el tratamiento de los síntomas de la artritis. Sin embargo, no tienen ningún efecto en el control básico de la enfermedad. En el caso de la artritis reumatoide y otras formas de sinovitis, existe una clase de medicinas mucho más importantes para el control de estas enfermedades, conocidas conjuntamente como medicinas antirreumáticas modificadoras de la enfermedad (MARME). En realidad, raras veces inducen una verdadera remisión de la enfermedad; sin embargo, son agentes antiinflamatorios mucho más efectivos que los AINES y, en algunos casos, han demostrado reducir y detener la destrucción de las articulaciones y tejidos circundantes en la artritis reumatoide y otras enfermedades reumáticas.

Antes se pensaba que era mejor reservar el tratamiento con medicinas antirreumáticas modificadoras de la enfermedad (MARME) para las etapas tardías de la artritis reumatoide excepcionalmente severa que no podía ser controlada con medicinas de menor potencia. Hoy, se ha cambiado este punto de vista, y se reconoce que es importante empezar el tratamiento con las medicinas modificadoras en las etapas tempranas de la artritis reumatoide. Se enfatiza, además, la utilización de estas medicinas como la base del tratamiento en la artritis reumatoide. Las personas con esta enfermedad deben continuar tomando estos agentes modificadores durante el curso entero de su enfermedad. Si usted sospecha tener artritis reumatoide, es importante consultar con un reumatólogo familiarizado con las medicinas antirreumáticas modificadores de la enfermedad, tan pronto como sea posible.

Las serias complicaciones de la artritis reumatoide, los efectos secundarios serios provocados por las medicinas antiinflamatorias no esteroides, el hecho de que el riesgo al utilizar las medicinas modificadoras de la enfermedad se ha reducido y la disponibilidad actual de un gran número de medicinas pertenecientes a este grupo son las razones principales que llevaron a este cambio de opinión acerca del tratamiento actual de la artritis reumatoide. En general, estas medicinas son tan seguras como las AINES que tienen un nivel de toxicidad moderado. Normalmente, la efectividad de las medicinas modificadoras de la enfermedad (MARME) es aproximadamente unos pocos años. Por lo tanto, es necesario administrarlas consecutivamente o inclusive usar una combinación de estos agentes en el tratamiento de la artritis reumatoide.

En el presente, existen ocho medicinas modificadoras de la enfermedad disponibles, y otras se están desarrollando actualmente. (Estas son discutidos abajo.) El metotrexato es el agente más utilizado en este grupo de medicinas, y los nuevos tratamientos citoquinos se están utilizando más, a pesar de que sean muy costosos.

Sales de oro y penicilamina

Hoy día se utilizan esta medicinas con menos frecuencia que las medicinas más nuevas. Proporcionan beneficios dramáticos en el 66% de las personas con artritis reumatoide que las toman. Desafortunadamente, ambas medicinas tienen serios efectos secundarios que requieren a veces detener el tratamiento por lo menos en un cuarto de las personas, y en algunos casos el tratamiento con estas medicinas puede resultar en la muerte. Las sales de oro y la penicilamina son dos tipos de medicinas diferentes; sin embargo, presentan semejanzas en el tipo y magnitud de los beneficios y el tipo de efectos secundarios. Ninguna de las dos parece ser utilizada en otra categoría de artritis diferente de la artritis reumatoide; no obstante, las pruebas científicas de su efectividad con la artritis reumatoide son impresionantes.

Estas medicinas pueden inducir la remisión de la artritis; o al menos, en un cuarto de las personas que las toman, la enfermedad estará tan bien controlada que les será difícil al médico y al paciente encontrar evidencia de ésta. Normalmente, debe continuarse el tratamiento con estas medicinas para mantener la enfermedad en remisión; sin embargo, para reducir la inflamación, sus efectos pueden ser más intensos que con cualquier otro agente, excepto posiblemente el metotrexato, leflunomida o los tratamientos citoquinos. Estas medicinas pueden causar ciertos riesgos significativos para su salud, pero existen buenas posibilidades de obtener un gran beneficio. Estas medicinas también han demostrado retardar la destrucción de las articulaciones en la artritis reumatoide.

Miocrisina, Solganol (sales de oro)

Propósito: Reducir la inflamación y detener el avance de la enfermedad.

Indicaciones: Para la artritis reumatoide y otras formas de sinovitis.

Dosis: Generalmente se administran 50 mg semanalmente a través de una inyección intramuscular durante 20 semanas, y después, dos inyecciones mensuales durante algún tiempo más. Muchos médicos emplean dosis menores en las dos primeras inyecciones como una prueba al paciente de reacciones alérgicas al oro. Mantener la terapia del oro se refiere a las inyecciones posteriores a las 20 iniciales (lo que resulta en 1000 mg de oro en total).

Efectos secundarios: Las sales de oro se acumulan muy lentamente en los tejidos de las articulaciones y en otras partes del cuerpo. Por lo tanto, los efectos secundarios ocurren solamente después de recibir una cantidad considerable de oro; sin embargo, pueden ocurrir reacciones alérgicas desde la inyección inicial. Los efectos más importantes de esta medicina tienen que ver con la piel, los riñones y las células de la sangre llamadas eritrocitos o glóbulos rojos. Pueden aparecer sarpullidos en la piel que ocurren normalmente después de 10 o más inyecciones; se parecen a manchas rojas grandes o ronchas que provocan comezón.

El riñón también puede dañarse; la señal principal del daño al riñón es la aparición de proteína en la orina. Este fenómeno se llama *nefrosis* o *síndrome nefrótico* y es muy severo. Cuando se identifica que la medicina es la causa de este síndrome, se detiene su utilización y normalmente la nefrosis desaparece, pero en algunos casos se ha reportado que esta nefrosis no es reversible.

Los problemas con los glóbulos rojos son los más peligrosos. Pueden afectar los glóbulos blancos o las plaquetas de la sangre. Las plaquetas controlan los procesos de coagulación de la sangre. En cada caso, el oro causa que la médula del hueso deje de producir una célula en particular. Si no hay producción de glóbulos blancos, el cuerpo se vuelve susceptible a infecciones serias que podrían ser fatales. Si no hay producción de plaquetas, cualquier hemorragia puede ser seria y también fatal. Estos problemas casi siempre pueden revertirse tan pronto se detiene el tratamiento con la medicina; sin embargo, esto puede llevar varias semanas, durante las cuales se pueden presentar complicaciones médicas.

Existen otros efectos secundarios como la formación de úlceras en la boca, un efecto tóxico para el hígado o náuseas, pero normalmente estos efectos secundarios no son demasiado complicados.

En general, alrededor de un cuarto de las personas que toman oro deben detener el tratamiento debido a sus efectos secundarios. El 1 ó 2% de las personas pueden experimentar un efecto secundario significativo para su salud. Para las demás personas, el uso del oro no representa un gran problema, a pesar de que existan riesgos. La mayoría de los efectos secundarios serios ocurren en la mayoría de las personas durante el período inicial de las primeras 20 inyecciones. Los serios efectos secundarios son menos comunes durante el período de mantenimiento del tratamiento.

Consejos especiales: La paciencia es una virtud muy necesaria cuando su tratamiento es con oro. No se observan reacciones positivas sino hasta después de 10 semanas. La máxima respuesta ocurre después de alcanzar los 1000 mg de oro ó 20 semanas de tratamiento. De la misma forma, si se detiene su tratamiento, deben pasar varias semanas para que se eliminen sus efectos por completo.

Para minimizar la posibilidad de serios efectos secundarios, una gran mayoría de médicos recomiendan pruebas para descubrir la presencia de proteínas en la orina (que indica una disfunción del riñón) y pruebas para los glóbulos blancos y las plaquetas sanguíneas; además, se interroga al paciente sobre la aparición de sarpullidos o urticarias después de cada inyección y antes de la siguiente inyección.

Ridaura (auranofina)

Cápsulas de 3 mg de color café y blanco

Propósito: Reducir la inflamación en la artritis reumatoide y detener el avance de la enfermedad. (Esta medicina se llama oro oral.)

Indicaciones: Para reducir la inflamación en la artritis reumatoide.

Dosis: La dosis promedio es 6 mg diarios. Es posible que se requieran varias semanas o meses antes de obtener el efecto terapéutico completo.

Efectos secundarios: El efecto secundario mas común es la diarrea; está relacionado con la cantidad de medicina que consume. Ocurre en un tercio de los pacientes tratados con esta medicina, y por lo general requiere su descontinuación en el 10 al 20% de las personas que la toman. Los sarpullidos en la piel han ocurrido en 4% de las personas y los problemas moderados con los riñones en 1%. Otros problemas incluyen los relacionados con las plaquetas sanguíneas en la mitad del 1% de los pacientes bajo esta medicina.

Consejos especiales: Ridaura es una medicina muy valiosa para ciertos pacientes con la artritis reumatoide. Sin embargo, casi nunca es útil a menos que sea la primera MARME utilizada en el tratamiento. No se cree efectiva en el tratamiento de la osteoartritis, gota u otras condiciones reumáticas menores. Ridaura no es tan efectivo como las inyecciones intramusculares de oro. En el caso de haber diarrea, se debe reducir la dosis. De la misma forma que con las inyecciones intramusculares del oro, los pacientes deben estar continuamente vigilados por si se presentan complicaciones de la sangre, sarpullidos en la piel o la pérdida de proteína a través de la orina, que indica problemas renales. Siga cuidadosamente las instrucciones de su médico para hacerse las pruebas necesarias. Ridaura es una medicina útil en el primer año de tratamiento de la artritis reumatoide.

Penicilamina (cuprimina)

Cápsulas de 125 mg de color gris o amarillo
Cápsulas de 250 mg de color amarillo

Propósito: Reducir la inflamación y detener la progresión de la enfermedad.

Indicaciones: Para la artritis reumatoide y algunas otras formas de sinovitis.

Dosis: Normalmente, se toma una tableta de 250 mg ó 2 de 125 mg por día durante un mes; después, se toman 2 tabletas de 500 mg por día durante otro mes, y 3 tabletas de 750 mg por día durante otro mes y finalmente, 4 tabletas (1000 mg) por día. La dosis no se incrementa rápidamente, y puede ser que se vaya aumentando aún más despacio de lo indicado anteriormente.

Efectos secundarios: Los efectos son parecidos a los que ocurren con las inyecciones de oro. Los más significativos son sarpullidos en la piel, pérdida de proteína a través de la orina o un decremento en la producción de glóbulos blancos. Además, los individuos pueden presentar náuseas; algunos perciben un sabor metálico o la falta de sabor en los alimentos que ingieren, porque ya no pueden percibirlo.

Consejos especiales: Hoy día casi nunca se utiliza esta medicina porque hay mejores medicinas disponibles. El penicilamina necesita varios meses para alcanzar el efecto terapéutico deseado, y una vez alcanzado, el efecto persiste durante un largo período de tiempo después de haber dejado de tomar la medicina.

Vigilar los efectos secundarios es una función muy importante de la persona proactiva. Es necesario asegurarse que ciertas pruebas se lleven a cabo. Estas incluyen el recuento de glóbulos de la sangre, una prueba de orina para verificar las concentraciones de proteína, si es que existen, y el doctor le hará preguntas acerca de los efectos secundarios cada 2 semanas o aún más frecuentemente; por lo tanto, es importante mantener por escrito los efectos secundarios que ha tenido debidos a la medicina y llevar un diario de éstos. Es necesario saber que una vigilancia cuidadosa de sus reacciones a ambas medicinas (el penicilamina y el oro) mejorará sus posibilidades de evitar un efecto secundario grave; sin embargo, no las elimina.

Medicinas antimaláricas y antibióticas

Plaquenil (hidroxicloroquina)

Tabletas de 200 mg de color blanco

Propósito: Reducir la inflamación y detener la progresión de la artritis reumatoide; reducir la actividad de la enfermedad de lupus sistémico eritematoso.

Indicaciones: Para la artritis reumatoide y el lupus sistémico eritematoso.

Dosis: 1 ó 2 tabletas (200 a 400 mg) por día.

Efectos secundarios: El Plaquenil es una de las medicinas para el tratamiento de la artritis reumatoide mejor toleradas y los efectos secundarios son inusuales. Algunas personas presentan molestias gástricas o debilidad muscular. Es necesario considerar la posibilidad de la toxicidad del Plaquenil para los ojos, que puede ser una complicación ocasional de las medicinas también conocidas como medicinas antimaláricas. Sin embargo, esta complicación es rara y parece ser reversible si se vigila su tratamiento cuidadosamente y se hacen pruebas periódicas de los ojos después del primer año de comenzar la medicina. Algunos doctores no hacen pruebas de los ojos hasta después de 5 años de tratamiento.

Consejos especiales: El Plaquenil necesita 6 semanas para empezar a surtir efecto, y el efecto completo aparece sino hasta las 12 semanas. Por lo tanto, su plan de tratamiento durará al menos 12 semanas. Esta medicina es útil pero no muy potente.

La luz solar brillante parece incrementar la frecuencia del daño ocular; por lo tanto recomendamos lentes o gafas y sombreros para protegerle del sol. Es muy importante que no exceda más de 2 tabletas de Plaquenil diarias. Muchas personas toleran muy bien esta medicina, así que las tabletas pueden tomarse al mismo tiempo por la mañana. Los efectos positivos del Plaquenil pueden continuar por semanas o meses después de que se detiene por completo el tratamiento. En general, es una de las mejores y más seguras medicinas disponibles para el tratamiento de la artritis reumatoide y el lupus eritematoso. Se debe utilizar con respeto, pero sin miedo.

Azulfidine (sulfasalazina)

Tabletas cubiertas por una capa protectora de 500 mg de color naranja

Propósito: Reducir la inflamación y detener el progreso de la enfermedad de la artritis reumatoide.

Indicaciones: Para la artritis reumatoide y otras formas de sinovitis.

Dosis: 3 ó 4 tabletas de 500 mg diariamente, ingeridas durante el día en 2 ó 3 dosis. La dosis de la medicina puede aumentarse hasta 6 tabletas de 500 mg; normalmente, se toman 2 tabletas 3 veces al día.

Efectos secundarios: Esta medicina contiene sulfa, y las personas alérgicas a este químico no deben tomarla. La alergia es poco común y puede tomar la apariencia de un salpullido, problemas respiratorios que se manifiestan en forma de un silbido al respirar, comezón, fiebre o ictericia (cuando la piel adquiere una coloración amarillenta). El Azulfidine puede causar molestias gastrointestinales en algunos pacientes. Es necesario hacer pruebas regulares para encontrar cualquier efecto raro en las células sanguíneas o plaquetas. La mayor parte de las personas, probablemente 4 de cada 5, no experimentan problemas algunos.

Consejos especiales: El Azulfidine se usa para los pacientes con problemas de inflamación en los intestinos, en donde reduce la inflamación por lo menos en parte, debido a su efecto antibiótico contra la bacteria que vive en el tracto intestinal. Recientemente, los científicos británicos han encontrado que el Azulfidine tiene un efecto importante en la artritis reumatoide, y esto ha sido confirmado por investigadores en los Estados Unidos. Es muy efectiva en algunos pacientes. Su efecto toma aproximadamente un mes o más, y los efectos completos de la medicina puede que sean evidentes hasta 3 o más meses. Si usted no puede tolerar la medicina, lo sabrá dentro de una semana.

Minocin (minociclina)

Cápsulas de 100 mg

Propósito: Para reducir inflamación en la artritis reumatoide.

Indicaciones: Esta medicina fue desarrollada primeramente como un antibiótico y se ha utilizado por mucho tiempo. Se ha comprobado efectivo en el tratamiento de la artritis reumatoide ligera a moderada. Es recomendable utilizar esta medicina en las etapas más tempranas de la enfermedad. Algunos médicos piensan que el Minocin funciona en la artritis reumatoide por sus acciones antibióticas, pero otros indican que también produce profundos efectos químicos en los tejidos de las articulaciones.

Dosis: 200 mg (Una cápsula, dos veces al día).

Efectos secundarios: Generalmente se tolera bien el minociclina. En algunas personas, puede causar una susceptabilidad al sol y severas quemaduras del sol. Porque es un antibiótico amplio, disminuye la cantidad de bacteria en el intestino. Este puede causar un desarrollo excesivo de otras formas de bacteria y el diarrea. Sin embargo, raramente se sucede. Es más común que hay desarrollo excesivo de hongo, causando un picor severo alrededor de la abertura del recto o manchas blancas en la garganta y esófago. Estos son señales que se debe suspender la medicina y, a veces, tomar otro medicamento para tratar la infección fúngica. Algunas naúseas y reacciones alérgicas puedan ocurrir, pero son pocos comunes.

Consejos especiales: En la artritis reumatoide, se puede necesitar varias semanas para observar los beneficios de esta medicina. El minociclina se considera una MARME, pero no se ha demostrado que puede detener la progresión de la enfermedad. Se puede utilizar en combinación con cualquier otra MARME. Debido a que no es muy poderosa como una medicina antiinflamatoria, no se debe utilizar como la única medicina por periódos largos de tiempo a menos que hayan resultados dramáticos. Usualmente las pacientes con artritis reumatoide necesitan cambiarla por un medicamento más fuerte. Es barato, pero no se recomienda su uso con los niños porque puede causar manchas en los dientes que todavía se están desarrollando.

✳ Medicinas inmunosupresoras

Las medicinas inmunosupresoras son agentes muy importantes para el manejo de la artritis reumatoide. Se prescriben en ciertos casos de artritis reumatoide, debido a que pueden reducir el número de células inflamatorias presentes en la articulación afectada. Son medicinas muy potentes y útiles. Dentro de esta categoría general, hay algunas medicinas nuevas.

La respuesta inmune ayuda al cuerpo a reconocer y a atacar cuerpos extraños y virus. Cuando el sistema inmune deja de funcionar correctamente, ocurre una alergia o una respuesta auto-inmune llamada enfermedad auto-inmune. En este último caso, el sistema inmune forma anticuerpos que atacan a los tejidos del propio cuerpo, ocasionando la enfermedad. Las medicinas inmunosupresoras pueden atenuar esta reacción del sistema defensor del cuerpo contra su propio cuerpo.

Algunas medicinas inmunosupresoras funcionan a través de lo que se conoce como acción citotóxica. Matan rápidamente a las células que están constantemente dividiéndose, como lo harían los rayos X. Debido a que, en algunas enfermedades, las células que más rápido se dividen son las afectadas o enfermas, el efecto en general de esta medicina es positivo. Otras medicinas inmunosupresoras funcionan atacando al sistema químico dentro de la célula, como el sistema purino o folato. Desde el punto de vista del paciente, no le importa mucho cómo funcionan.

El problema mayor a corto plazo con estas medicinas es que pueden destruirse las células de la médula ósea. Las células medulares producen glóbulos rojos que llevan el oxígeno, glóbulos blancos que nos ayudan a recuperarnos de las infecciones y plaquetas que intervienen en el proceso de la coagulación. Se puede suprimir la producción de cualquiera de estos tipos de células al tomar suficiente medicina inmunosupresora, pero esto puede resultar en serias infecciones, aún si hay suficientes glóbulos blancos presentes en la sangre. A este tipo de infecciones se les conocen como "infecciones oportunistas"; ocurren en personas sanas y su causa son microorganismos diferentes. Por ejemplo, algunas personas contraen herpes zóster y también pueden ser sensibles a infecciones de hongos que normalmente no causan problemas en personas sanas, a menos de que exista una disfunción en su sistema inmune; o también, otras infecciones bacterianas pueden afectarles. Estas infecciones pueden ser difíciles de tratar y diagnosticar.

Aunque existen algunos riesgos con las medicinas inmunosupresoras, es probable que sean en realidad menos peligrosas que algunas con las cuales nos sentimos más cómodos. Los beneficios de estas medicinas pueden ser enormes, y representan un avance importante en el tratamiento de la artritis reumatoide.

Metotrexato

Tabletas redondas de 2.5 mg de color amarillo

Propósito: Para la reducción de la inflamación y para retardar la progresión de la enfermedad.

Indicaciones: Para el tratamiento de la artritis reumatoide, la dermatomiositis o polimiositis, la artritis psoriática u otras formas de sinovitis.

Dosis: Si se toma oralmente, como es común en el caso de la artritis reumatoide, la dosis es normalmente de 7.5 a 15 mg por semana, administrada en 2 ó 3 dosis, con 12 horas entre cada dosis, hasta que se cumpla el requisito de la dosis. No debe tomarse todos los días. También se puede administrar a través de una inyección. En este caso la dosis pueda ser tan alta como 40 a 50 mg por semana (solamente cuando es recomendada por su médico).

Efectos secundarios: Incluyen infecciones oportunistas, úlceras en la boca, y problemas estomacales. El daño al hígado es un efecto especial de esta medicina y puede ser un problema en particular si se toma oralmente todos los días. Cuando se toma oralmente, esta medicina se absorbe a través del intestino y pasa por el hígado hacia la circulación en general; como resultado, la mayoría de los médicos han descontinuado el método cotidiano de administrar el metotrexato. En lugar de administrarse con esta frecuencia, se administra una vez por semana, para que el hígado tenga la oportunidad de recuperarse. Sin embargo, pueden ocurrir problemas cuando la persona se está ajustando a una nueva dosis, pero son menos frecuentes. La existencia de un problema severo en los pulmones ocurre ocasionalmente cuando se usa el metotrexato.

En raros casos, el metotrexato puede dañar el hígado. Las enzimas pueden escaparse afuera de las células dañadas del hígado, y esto se puede medir en la sangre. Las pruebas de la función hepática se utilizan para detectar daño antes de que llegue a ser severo. Las pruebas incluyen bilirrubina (ictericia), albúmina del suero sanguíneo, y fosfatasa alcalina del suero sanguíneo. Las pruebas más importantes, sin embargo, son las pruebas para las enzimas del hígado, llamadas en inglés SGOT (o AST) y SGPT (o ALT). Generalmente, los valores de las pruebas deben estar debajo de 40. Con terapia del metotrexato, los valores se comprueban generalmente cada 8 a 10 semanas, por lo menos durante los primeros uno o dos años. Si son normales, se pueden comprobar menos a menudo después de eso. Si son anormales más que la mitad del tiempo, puede ser una señal para reducir la dosis o para considerar una biopsia del hígado para determinarse si ha ocurrido algún daño del hígado.

Consejos especiales: Esta medicina es extremadamente efectiva en muchos casos de artritis reumatoide, y se ha vuelto la medicina preferida de muchos pacientes. Debido a su efectividad extraordinaria, el metotrexato es ahora la medicina antirreumática más utilizada. Algunos médicos recomendaban hacer una biopsia del hígado para asegurarse que el hígado era normal, antes de empezar a tomar la medicina. Sin embargo, este procedimiento puede ser arriesgado y no es necesario, mientras los resultados de las pruebas sanguíneas del hígado sean normales antes de empezar la medicina.

Debido a que el alcohol también daña al hígado, su consumo debe ser extremadamente limitado. Algunos médicos le aconsejarán hacerse una biopsia del hígado después de algunos años de tratamiento con el metotrexato, para descubrir si hay cicatrización. Actualmente, se cree que no es necesario hacer esta biopsia, a menos que las pruebas de sangre del hígado sean anormales. Se ha visto que parece haber complicaciones mucho peores como resultado de las biopsias del hígado (la razón de muerte es 1 en 1000 personas y 1 en 10,000 personas) que las complicaciones ocasionadas por el metotrexato en el hígado (sólo acerca de 40 casos serios han sido reportadas). Los pacientes que toman Plaquenil junto con metotrexato parecen tener menos pruebas del hígado con resultados anormales. Algunos doctores recetan el ácido fólico junto con el metotrexato. Esto puede ayudar a reducir los efectos secundarios, pero también aumenta la dosis del metotrexato que usted necesita.

Imuran (azatioprina), 6-MP (6-mercaptopurina)

Tabletas de 50 mg de color amarillo que pueden ser divididas por la mitad

Propósito: Para la inmunosupresión.

Indicaciones: Para el lupus eritematoso sistémico severo, la artritis reumatoide, la artritis psoriática, la polimiositis resistente a esteroides o dermatomiositis.

Dosis: 100 a 150 mg (2 ó 3 tabletas) todos los días es la dosis usual.

Efectos secundarios: El azatioprina (Imuran) y el 6-mercaptopurina (6-MP) están relacionados y tienen reacciones casi idénticas. El azatioprina es la medicina más comúnmente utilizada. Los efectos secundarios incluyen infecciones oportunistas y la posibilidad del desarrollo tardío de cáncer, hasta ahora estos dos efectos son raros o ausentes en seres humanos. Otros efectos incluyen molestias gastrointestinales. La pérdida del cabello es poco común; también parece tener un efecto leve en los espermatozoides, o en los óvulos en el caso de la mujer. Aunque el daño al hígado ha sido documentado, esta medicina normalmente se tolera bien.

Consejos especiales: Cuando toma esta medicina, se le pedirán pruebas de sangre regularmente. Además, nunca tome alopurinol (ziloprina), una medicina utilizada en el tratamiento de la gota, al mismo tiempo que el Imuran y 6-MP; la combinación de estas medicinas puede ser fatal.

Una vez que responda al tratamiento, es posible que su doctor reduzca la dosis. Teóricamente, la reducción de la dosis decrementa el riesgo de efectos secundarios tardíos. El azatioprina ha demostrado retardar la progresión de la artritis reumatoide, y es muy efectivo para ciertos pacientes. La mayoría de las personas no padecen ningún efecto secundario; sin embargo, existen preocupaciones acerca de lo que pudiera pasar a largo plazo.

Arava (leflunomida)

Tabletas de 10 ó 20 mg

Propósito: Para reducir la inflamación y detener la progression de la artritis reumatoide.

Indicaciones: Para reducción de la inflamación en la artritis reumatoide moderada a severa.

Dosis: La dosis estandár es de 10 a 20 mg al día, generalmente 20 mg al día.

Efectos secundarios: El leflunomida es una medicina relativamente nueva; por eso, algunos efectos secundarios todavía no se han reconocido, y los efectos secundarios a largo plazo no se saben. Los problemas más frecuentes son los sarpullidos, dolor abdominal, diarrea y naúseas. De vez en cuando, puede haber elevaciones en el número de enzimas del hígado o una pérdida del pelo. Se recomiendan pruebas para revisar la función hepática en intervalos de 10 a 12 semanas, a lo menos durante los primeros uno o dos años de tratamiento.

Consejos especiales: El leflunomida se ha demostrado que modifica el curso de la artritis reumatoide. Su eficacia parece ser similar a la del metotrexato, haciéndolo un nuevo tratamiento alternativo importante para la artritis reumatoide. Químicamente, no está relacionado a las otras medicinas antirreumáticas (MARME). Su acción es parecida a la acción del Imuran, pero su eficacia en el tratamiento de la artritis reumatoide puede ser más previsible. También, es posible que se pueda encontrar un papel en un tratamiento combinado con el metotrexato u otra medicina antirreumática, aunque tales estudios todavía no se han terminado. Las personas con la enfermedad del hígado o con los síndromes de inmunodeficiencia no deben tomar esta medicina. No es apropiado para las mujeres que puedan quedar embarazadas puesto que esta medicina puede durar por hasta 2 años en el cuerpo. También los hombres que desean engendrar a un niño deben dejar de tomar esta medicina para reducir cualquier riesgo de los defectos de nacimiento. Arava no se ha probado para la seguridad y la eficacia en el tratamiento de niños. Parece trabajar haciendo que las células que se multiplican rápidamente, como las células inflamatorias, se dividan más lentamente. Generalmente, se ven los efectos del tratamiento durante el primer mes, y el tratamiento alcanza su efecto máximo después de 3 a 6 meses.

Sandimune (ciclosporina)

Cápsulas de 25 mg

Cápsulas de 100 mg

Propósito: Reducir la inflamación y el progreso de la artritis reumatoide.

Indicaciones: Para la reducción de la inflamación en casos difíciles de la artritis reumatoide severa que no responde a otros agentes antiinflamatorios. Actualmente, esta medicina no ha sido aprobada por la Administración de Alimentos y Medicinas de los Estados Unidos (*FDA*).

Dosis: La dosis para la artritis reumatoide es generalmente de 3 a 5 mg por kilogramo del peso del paciente, por día. Para una persona que pesa 150 libras (70 kg), esto significa ingerir 250 a 350 mg por día.

Efectos secundarios: Las reacciones adversas principales comprenden la falla renal, tremores (agitación involuntaria), exceso de crecimiento del pelo y problemas con las encías. En la artritis reumatoide, el problema más serio derivado del uso de esta medicina está relacionado con los riñones y frecuentemente requiere su descontinuación. La falla renal es generalmente revertible.

Consejos especiales: Originalmente, el ciclosporina fue desarrollado para evitar el rechazo de los transplantes de riñones, corazón u otros órganos. Es un inmunosupresor muy fuerte. En la artritis reumatoide su uso está reservado para personas severamente afectadas por esta enfermedad y debe administrarse exclusivamente por médicos familiarizados con la forma de usar esta medicina. Puede ser muy efectiva en ciertos individuos. El problema principal en los pacientes con artritis reumatoide es el daño a los riñones que también ocurre en pacientes que han tenido transplantes y aún empleando dosis bastante bajas de la medicina. Por lo tanto, se usa en menor dosis para los pacientes que tienen artritis reumatoide. Algunas personas han padecido episodios severos de actividad de su artritis después de haber dejado de tomar el ciclosporina. Los investigadores están explorando varias maneras de reducir los problemas a los riñones. El uso de esta medicina para la artritis se está disminuyendo.

Cellcept (micofenolata mofetil)

Cápsulas de 250 mg de color azul y café

Tabletas en forma de cápsulas de 500 mg de color lavanda

Propósito: Para reducir la inflamación y las reacciones inmunológicas en pacientes que reciben trasplantes de órganos.

Indicaciones: La Administración de Alimentos y Medicinas (FDA) no ha aprobado esta medicina específicamente para el tratamiento de artritis, pero se ha permitado su uso "sin marca" en el tratamiento del lupus para reducir el uso de corticoesteroides y reemplazar las más tóxicas medicinas citotóxicas. También se ha sido utilizado en el tratamiento de la artritis reumatoide.

Dosis: Hasta 3,000 mg al día.

Efectos secundarios: Son similares a los efectos que ocurren con el azatioprina (Imuran).

Consejos especiales: Ésta es una medicina no probada que parece trabajar en el tratamiento del lupus; sin embargo, no ha sido estudiado bien. Consulte con un reumatólogo antes de tomarla para saber si es buena para usted. Parece ser bien tolerado y efectivo, pero no sabemos seguramente. Desafortunadamente, nunca sabremos porque ya está disponible en una forma genérica (sin marca) y la compañía no está interesada en hacer estudios rigurosos para probar nuevas indicaciones para esta medicina. El metotrexato estaba en la misma posición por muchos años, eficaz pero no probado, y ahora es un tratamiento estándar.

Tratamientos citoquinas

Los citoquinos son sustancias químicas naturales que llevan mensajes importantes de célula a célula en el cuerpo. Estos mensajes frecuentemente ayudan a regular la inflamación crónica y el daño de los tejidos.

Estas medicinas nuevas luchan contra la inflamación en el nivel molecular y representan un avance mayor en el tratamiento de la artritis reumatoide. Para muchas personas son las medicinas más fuertes. Mientras que tengan efectos secundarios, generalmente estos problemas se pueden manejar. También se necesitan administrar por la vena o por inyección, pero esto no les importa tanto a muchas personas.

El problema es que estas medicinas son muy caras, y esto puede representar un dilema ético para algunas personas. El costo para estas medicinas puede ser de $10,000 a $16,000 por año. Si usted no tiene seguro que cubre estas medicinas, es probable que usted no las pueda permitirse o tendrá que renunciar otras cosas que sean importantes para usted. Si tiene seguro que cubre las medicinas, es posible que las primas del seguro para todo el mundo vayan a subir. Los costos médicos promedios en los Estados Unidos son $6,000 al año por persona. Si una persona utiliza más recursos que esto, quiere decir que alguna otra persona tiene que conformar con menos.

Las siguientes ideas le pueden ayudar a tomar su decision. Primero, un reumatólogo que tiene experiencia con estos medicamentos y entiende cómo trabajan debe recomendar uno de estos para usted. Segundo, si usted pregunta a su reumatólogo y él o ella no piensa que usted ganará mucho, espere un rato y vea cómo usted responderá con otro medicamento antirreumático (MARME) más estándar. Tercero, si empieza un tratamiento con una de estas medicinas, espere no más de 2 ó 3 meses para obtener los beneficios. Si usted no percibe ninguna ventaja, deje de tomar la medicina. En realidad, muchas personas no se sienten tan bien como se sentían tomando las otras medicinas más viejas. Algunos reumatólogos piensan que solamente el 10% al 15% de las personas con la artritis reumatoide necesitan estos tratamientos citoquinos si tienen un médico que sabe utilizar los otros medicamentos sabiamente. Por otra parte, algunos otros reumatólogos opinan que casi todas las personas con la artritis reumatoide deben ser tratadas con estas nuevas medicinas costosas.

Enbrel (etanercept)

Propósito: Para controlar la inflamación y retardar la progresión de la artritis reumatoide severa que no responde bien a otras medicinas.

Indicaciones: Para la artritis reumatoide moderada a severa.

Dosis: La dosis estándar es 25 mg administrada dos veces a la semana por inyección debajo del piel. Muchos de los pacientes aprenden rápidamente cómo inyectarse, aunque una profesional del cuidado de salud debe supervisar la administración de la primera dosis.

Efectos secundarios: Casi un tercio de los pacientes desarrolla reacciones de poca importancia al sitio de la inyección. Teóricamente, las infecciones severas pueden resultar, aunque esto todavía no se ha reportado. Hay una cierta preocupación por el desarrollo posible del linfoma y otras formas del cáncer, aunque hasta la fecha no hay evidencia de esto. Las reacciones alérgica, algunas severas, pueden ocurrir, pero son raras. Generalmente, esta medicina se considera bien tolerada.

Consejos especiales: Es un medicamento muy potente que a menudo produce resultados dramáticos en el tratamiento de la artritis reumatoide, incluso después de que otras medicinas no pudieran controlar completamente la enfermedad. También parece ser efectivo para niños con artritis. Trabaja impidiendo el receptor de un citoquino llamado el factor de necrosis-alfa tumoral (TNF-alfa). Algunas pacientes que toman esta medicina desarrollan los anticuerpos a sus propios tejidos, pero solamente en pocas cantidades; así que esto no se ve como un problema importante hoy. El costo de este tratamiento es un gran problema. Un año de tratamiento cuesta aproximadamente $12,000, haciéndolo uno de los tratamientos más costosos para la artritis reumatoide. Sin embargo, los efectos dramáticos puedan hacerlo un buen valor para los pacientes con la artritis reumatoide severa que han encontrado otras medicinas antirreumáticas (MARME) ineficaces. Los estudios clínicos iniciales han seguido a pacientes por hasta un año con la continuación de buenos resultados, aunque los efectos secundarios y la eficacia a largo plazo todavía no se han determinado.

Humira (adalimumab)

Propósito: Para reducir la inflamación, detener la progresión de la enfermedad y mantener la función física de las personas con artritis reumatoide y algunas otras condiciones inflamatorias. Esta medicina impide el receptor del factor de necrosis-alfa tumoral, así como trabajan las otras medicinas, Enbrel y Remicade.

Dosis: Se administra por inyección, cada dos semanas (lo que es diferente de la dosis para Enbrel, que se toma por inyección dos veces a la semana). Generalmente, se puede autoadministrar.

Efectos secundarios: Los efectos secundarios más comunes y serios son las infecciones, incluyendo tuberculosis (TB), infecciones profundas causadas por hongos, y otras. También se han reportado las infecciones bacterianas serias, sepsis (que es la presencia de microorganismos patógenos en la sangre), y aún la muerte.

Consejos especiales: Esta medicina cuesta aproximadamente $16,000 por año de tratamiento. Antes de comenzar, consiga una radiografía del pecho y una prueba de la piel de TB. También, deje a su doctor saber inmediatamente de cualquier infección posible que usted pueda tener. Algunos se preocupan por los efectos secundarios que puedan ocurrir con el sistema nervioso y el desarrollo del cáncer pero estos parecen ser raros. Hable con su doctor sobre el conocimiento actual sobre los efectos secundarios, ya que más información será disponible con tiempo.

Kineret (anakinra)

Propósito: Para controlar la inflamación y retardar la progresión de la artritis reumatoide severa que no responde completamente a las otras medicinas antirreumáticas (MARME).

Indicaciones: Para la artritis reumatoide moderada a severa. Se puede utilizar sóla o en combinación con otras medicinas antirreumáticas, menos Enbrel o Remicade.

Dosis: La dosis normal es 100 mg administrada por inyección debajo de la piel, con la supervisión médica, generalmente en intervalos de 1 a 3 semanas.

Efectos secundarios: Las infecciones serias pueden ocurrir en el 1% ó 2% de los pacientes. También, los recuentos disminuidos de las células blancas pueden ocurrir. Muchas personas experimentan reacciones en el sitio de inyección pero son menores y poco comunes después de 4 semanas de tratamiento. Las infecciones son más comunes cuando se utilizan Enbrel y Kineret juntos; por eso, esta combinación de medicinas se debe utilizar con mucha cautela. Aunque las reacciones alérgicas y otros tipos de efectos secundarios pueden ocurrir, generalmente esta medicina todavía se considera bien tolerada.

Consejos especiales: Ésta es una nueva medicina potente aprobado por la Administración de Alimentos y Medicinas (FDA) de los Estados Unidos en diciembre del 2001, pero probablemente no es tan potente como el Remicade. Kineret es un receptor antagonista; lucha contra un citoquino, llamado interleukin-1, que aumenta la inflamación. Funciona en una manera distinta, y puede que sea eficaz cuando los otros tratamientos citoquinos no lo son. Trabaja bien en conjunto con el metotrexato y otras medicinas tradicionales antirreumáticas. Como otros tratamientos citoquinos, el Kineret es costoso y no se puede tomar oralmente.

Remicade (infliximab)

Propósito: Para el tratamiento de la artritis reumatoide severa, generalmente administrada al mismo tiempo que el metotrexato. También se utiliza para la enfermedad de Crohn severa del intestino.

Indicaciones: Para la artritis reumatoide severa no controlada adecuadamente con otras medicamentos antirreumáticos (MARME).

Dosis: La dosis normal es 3 mg por kilogramo del peso corporal, dada por inyección intravenosa debajo la supervisión médica cada dos meses.

Efectos secundarios: Los efectos secundarios de menor importancia, incluyendo dolor de cabeza, diarrea, sarpullido y otros están comunes, pero generalmente bien tolerados. También puede haber un aumento leve en el índice de infecciones. Hay preocupaciones teóricas por el desarrollo de linfomas o de otros cánceres, pero todavía no se sabe si ocurren éstos, o si ocurren con más frecuencia que los cánceres vistos a veces en los pacientes que toman Imuran o metotrexato. A veces tales linfomas ocurren en la artritis reumatoide sin ningún tratamiento inmunosupresivo o citoquino.

Consejos especiales: Esta es una nueva medicina potente que es un anticuerpo al factor de necrosis tumoral (TNF). Es eficaz en el tratamiento de la enfermedad de Crohn y ha cambiado dramáticamente el tratamiento de esa condición inflamatoria crónica. Casi todos de los estudios en la artritis reumatoide se han hecho conjuntamente con el metotrexato, y cuando se agrega el Remicade al programa del tratamiento, los resultados generalmente han sido mucho mejores. Generalmente los efectos se observan después de la primera infusión, pero las mejoras pueden continuar después de varias infusiones más. Los anticuerpos a la DNA han ocurrido, y ha habido un número pequeño de casos con una condición reversible similar al lupus. Se cree que el methotrexato ayuda a promover la tolerancia al tratamiento continuado con el Remicade.

Los efectos secundarios y la eficacia a largo plazo, después de un año de tratamiento para la artritis reumatoide, todavía no se han establecido. El Remicade es costoso, con un costo más de $5,000 por año de tratamiento. Sin embargo, este nuevo tratamiento puede tener valor substancial para los pacientes con la artritis reumatoide severa que no se ha controlado adecuadamente con otras medicinas antirreumáticas, particularmente cuando se agrega al metotrexato.

Rituxan (rituximab)

Propósito: Para luchar contra la inflamación y las condiciones inmunológicas o malignas, mediadas por las células B, que son la fuente de todos los anticuerpos. Esta es una medicina para el tratamiento del cáncer, desarrollado para y eficaz en el tratamiento de los linfomas de las células B, un tipo de cáncer de los nodos de linfa.

Indicaciones: Para el tratamiento del linfoma de las células B. Se espera que esta droga también será útil en el tratamiento de la artritis reumatoide. Está disponible "sin marca" para utilizar con la artritis reumatoide, y algunos doctores lo están comprobando y piensan que es efectivo.

Dosis: Por infusión intravenosa, como recetada.

Efectos secundarios: Las reacciones fatales de la infusión se han reportado, generalmente con la primera infusión. También han ocurrido las reacciones severas de la piel, pero éstas han sido raramente fatales. Las infecciones pueden ocurrir, y una gama de otros efectos secundarios también, la mayoría de ellos de menor importancia.

Consejos especiales: Esta medicina todavía no está aprobada para el uso regular en el tratamiento de la artritis reumatoide, sino lo puede estar pronto. Es un medicamento prometedor y representa una forma de tratamiento completamente nueva que utilizan los anticuerpos monoclonales. No se recomienda su uso antes de que haya sido aprobado por la Administración de Alimentos y Medicinas (FDA) para el tratamiento de la artritis reumatoide. Incluso si es aprobado, es posible que usted no querrá ser la primera persona para probarlo.

(abatacept) Todavía no tiene nombre de marca

Propósito: Para reducir la severidad y la progresión de la artritis reumatoide.

Indicaciones: Para la artritis reumatoide moderada a severa cuando el metotrexato ha fallado.

Dosis: Inyecciones cada dos semanas con el metotrexato.

Efectos secundarios: En estudios tempranos, parece ser bien tolerado, pero con raras infecciones severas.

Consejos especiales: Esta medicina todavía no ha sido aprobado (2005). Es un tratamiento completamente nueva para la artritis reumatoide, involucrando las proteínas de fusión; los estudios tempranos han demostrado resultados alentadores, así que puede recibir la aprobación pronto. Parece ser una de las nuevas medicinas antirreumáticas más prometedoras debajo de investigación ahora, pero será muy costosa.

21

Medicinas y otros tratamientos para reducir el dolor

Las medicinas que reducen el dolor, exceptuando el acetaminofeno (Tylenol), no tienen ninguna función importante en el tratamiento de la artritis. El Tylenol (discutido en la página 276) es importante en el tratamiento de la artritis.

Hay cuatro desventajas mayores de estas medicinas potentes: *primero*, no le ayudan en absoluto para detener el avance de la enfermedad; solamente tratan el síntoma externo del dolor, que es un mecanismo natural que le avisa si está haciendo algo que lesiona a su cuerpo. Si usted suprime este síntoma por completo, puede lastimarse sin darse cuenta. *Segundo*, el cuerpo se adapta a las medicinas que calman el dolor (analgésicos), de tal forma que después de un tiempo ya no son tan efectivas. Este fenómeno se llama tolerancia a la medicina y se desarrolla hasta cierto punto con todas las medicinas que usamos comúnmente. *Tercero*, las medicinas para el dolor pueden tener serios efectos secundarios que incluyen molestias estomacales, estreñimiento o inclusive cambios mentales. *Cuarto*, la mayoría de estas medicinas son depresoras, lo cual no necesita para su artritis. Por estas razones, como persona proactiva, usted aprenderá a manejar su artritis para mejorar la calidad de su vida y las dificultades que se le presentan. Estas medicinas reducen su habilidad de resolver problemas.

Muchos individuos desarrollan una dependencia trágica de estos agentes químicos. Es decir, con la artritis, también puede existir la adicción, pero es un poco distinta de la que nos imaginamos normalmente. La mayoría de las personas no son adictas físicamente al codeína o Percodan o Demerol, pero pueden volverse psicológicamente dependientes y obsesivas con la posibilidad de eliminar todos sus síntomas. Estos agentes causan conflictos con los esfuerzos de la persona proactiva que quiere lograr y mantener la independencia.

Le sugerimos utilizar estas medicinas a corto plazo y solamente cuando está descansando la parte adolorida o lesionada, de tal forma que no le duela mientras se recupera. Las medicinas mencionadas a continuación se presentan en orden del daño o riesgo que representan para usted; las mencionadas primero son menos dañinas que las mencionadas después. Las medicinas para reducir la inflamación, presentadas anteriormente en el capítulo 19, también pueden reducir el dolor directamente o a través de la reducción de la inflamación. Esto es preferible en el caso de la artritis reumatoide.

Para la osteoartritis, el acetaminofeno (Tylenol u otras marcas) es por lo general una solución sencilla y menos tóxica para el alivio del dolor. Los mismos principios se mantienen para varias medicinas analgésicas menos comunes que no son descritas en la siguiente sección.

✳ Medicinas para reducir el dolor

Darvon (Darvon compuesto, Darvotran, Darvocet, Darvocet-N, Propoxifeno)

Darvon: cápsulas de 32 mg ó 65 mg de color rosado

Darvon compuesto: cápsulas de 32 mg de color gris y rosado
cápsulas de 65 mg de color gris y rojo

Darvocet-N: tabletas de 50 mg ó 100 mg con una capa entérica de color naranja obscuro

Propósito: Para reducir el dolor moderado.

Indicaciones: Se utiliza a corto plazo cuando existe un dolor moderado que va disminuyendo con el tiempo.

Dosis: 32 ó 65 mg cada 4 horas, según sea necesario para el dolor.

Efectos secundarios: Estas medicinas son ampliamente comercializadas y utilizadas y son bastante seguras. En algunos casos, los efectos secundarios pueden deberse a la combinación del Darvon con la aspirina u otras medicinas. Los problemas principales con esta medicina son los efectos mentales que algunos individuos han reportado, algunas veces también descritos como un sentimiento de apesadumbramiento. Otros no parecen sufrir estos efectos. Las reacciones secundarias incluyen mareos, dolores de cabeza, sedación, excitación paradójica, salpullidos en la piel y molestias gastrointestinales.

Consejos especiales: El Darvon no es una medicina antiinflamatoria, y por lo tanto no puede sustituir a la aspirina. El alivio del dolor que proporciona esta medicina es similar al que se obtiene al tomar una aspirina, en la mayor parte de los casos. El Darvon es más caro que la aspirina o el acetaminofeno y puede crear dependencia, particularmente después de utilizarlo a largo plazo.

Codeína (Empirin #3, 4; Tylenol #1, 2, 3, 4; aspirina con codeína #2, 3, 4; Vicodin)

Codeína (Empirin): tabletas redondas de 30 ó 60 mg de color blanco

Tylenol: tabletas redondas con codeína de 8 mg, 15 mg, 30 mg ó 60 mg de color blanco

Vicodin: tabletas en forma de cápsulas de 5 mg hidrocodona y 500 mg acetaminofeno de color blanco

Propósito: Alivio del dolor moderado.

Indicaciones: Para el alivio del dolor moderado a corto plazo.

Dosis: Debido a razones curiosas, la fuerza de la codeína está catalogada en números. Por ejemplo, el Empirin con codeína es el número 1, o simplemente Empirin. El número 1 contiene 8 mg de codeína por tableta, el número 2 contiene 16 mg de codeína, el número 3 contiene 32 mg y el número 4 contiene 65 mg de fosfato de codeína. La dosis común es una tableta del número 3 (codeína de 32 mg) cada 4 horas, si es necesario para aliviar el dolor.

Efectos secundarios: Los efectos secundarios son proporcionales a la dosis o cantidad de medicina. Cuanta más medicina tome usted, más efectos secundarios presentará. Las reacciones alérgicas son muy raras.

La codeína es un narcótico. Por lo tanto, se puede desarrollar la tolerancia a la medicina y la dependencia de ésta. En las personas mayores con artritis, también produce estreñimiento, y algunas veces otras complicaciones como la impacción fecal y la diverticulitis. La precaución principal con esta medicina es la forma de usarla de algunas personas, pues parece que con el tiempo ya no pueden manejar los síntomas de su enfermedad. Las personas que toman codeína por varios años a veces parecen letárgicas o lentas y generalmente deprimidas. No sabemos si la codeína es responsable de esta situación; sin embargo, creemos que la codeína provoca dificultades para aprender a manejar los problemas que se le presentan en ciertos casos.

Las personas mayores podrían desarrollar complicaciones serias debido al estreñimiento causado por la codeína.

Percodan (Percobarb, Percodan-demi, Percogesic)

Percodan: tabletas amarillas

Percodan-demi: tabletas rosadas

Propósito: Para aliviar el dolor.

Indicaciones: Para el alivio del dolor moderado a severo a corto plazo.

Dosis: 1 tableta cada 6 horas, según sea necesario.

Efectos secundarios: El Percodan es una combinación de químicos. El narcótico básicamente es oxicodona, al cual se le agrega aspirina y otros agentes analgésicos. Las medicinas que resultan de la combinación de otros químicos tienen un sinnúmero de desventajas teóricas; sin embargo, el Percodan es un analgésico fuerte y efectivo para aliviar el dolor. Se requiere una receta especial debido a que es un narcótico fuerte y hay serios riesgos de adicción. Los fabricantes de esta medicina han declarado que la potencialidad de adicción a esta medicina es un poco menor a la que se desarrolla con la morfina y un poco mayor a la que se desarrolla con la codeína. Se tolera bien en general. El Percocet es una medicina similar con el acetaminofeno en vez de la aspirina.

Consejos especiales: El Percodan es una buena medicina para las personas que tienen cáncer; sin embargo, es muy peligrosa cuando se usa en el tratamiento de la artritis. No es un antiinflamatorio, así que no funciona directamente deteniendo el progreso de la enfermedad. Es una medicina que puede convertirle en adicto y romper el reflejo del dolor. Además es depresivo.

Demerol (meperidina)

Hidrocloruro de demerol: tabletas redondas de 50 ó 100 mg de color blanco

Demerol APAP: tabletas de 50 mg de color rosado y con manchas más obscuras

Propósito: Para el alivio del dolor severo como el que ocurre por el cáncer, ataques al corazón y dolor por la presencia de piedras en el riñón.

Indicaciones: Para el alivio temporal del dolor severo—por ejemplo, cuando hay una fractura seria en donde se ha inmovilizado el hueso.

Dosis: Viene en varias preparaciones de 25 mg, 50 mg ó 100 mg de Demerol. Debe tomarse 1 tableta cada 4 horas para el dolor. La dosis se aumentará si el dolor es más severo y se reducirá si el dolor es moderado.

Efectos secundarios: El Demerol es un narcótico aproximadamente equivalente a la morfina en la reducción del dolor y también en su potencial adictivo. Se puede desarrollar la tolerancia a esta medicina, y debe incrementarse su dosis para que surta efecto. En el caso de eliminar esta medicina, la dependencia y sus síntomas pueden observarse inmediatamente. También puede ocurrir una dependencia psicológica. Esta medicina puede ocultar la enfermedad que todavía existe y enmascarar ciertos síntomas. Los efectos secundarios incluyen náuseas, vómito, estreñimiento y otros.

Consejos especiales: El Demerol no es para el tratamiento de la artritis. Le recomendamos no tomarlo.

✳ Otros tratamientos

Tranquilizantes

El Valium, Librium y otros tranquilizantes se encuentran entre los más prescritos en los Estados Unidos. No ayudan al tratamiento de la artritis. Estas medicinas son depresivas y los pacientes deben evitar tomarlas cuando sea posible.

Relajantes musculares

Soma, Flexeril y una variedad de otros agentes se prescriben frecuentemente como "relajantes musculares." En general, estas medicinas actúan como tranquilizantes. Solamente tratan los síntomas o signos de la enfermedad, y en realidad no ayudan con la artritis. Una excepción es el Flexeril que a veces es útil en el caso de la fibromialgia, un tipo de artritis.

Antidepresivos

Existe una regla para el tratamiento de la artritis con antidepresivos, en el caso de que la depresión se vuelva un problema. En ciertos casos puede ser muy útil. Frecuentemente, se administran en dosis bajas como el Elavil, a la hora de irse a dormir, no para luchar en contra de la depresión, sino para mejorar la calidad del sueño y así reducir los problemas de la fibromialgia.

✳ Inyecciones del ácido hialuronica (Viscosuplementación)

Hyalgan (Hyaluronan); Synvisc (Hylan G-F 20)

Estas dos sustancias han recibido recientemente la aprobación de la Administración de Alimentos y Medicinas (FDA) en los Estados Unidos para el tratamiento del dolor asociado con la osteoartritis de la rodilla en los pacientes que no han respondido a la terapia conservadora. Se administran estas medicinas por inyección para mejorar la viscosidad del líquido sinovial y la lubricación de la articulación. Las inyecciones son caras, y en algunos estudios se han demostrado que son tan efectivas como las medicinas antiinflamatorias no esteroides (AINES); es decir que tienen un efecto menor. Sin embargo, en la mayoría de los estudios, no se ha demostrado ninguna ventaja. Pueden tener un papel en el tratamiento de la osteoartritis de la rodilla, particularmente si solamente una rodilla está más seriamente afectada. A veces, se utilizan las inyecciones como el último recurso antes de la cirugía del reemplazo total de la rodilla. El alivio puede durar solamente unos días o puede parecer durar muchos meses, aunque la medicina misma sólo se encuentra en la articulación unos días. Ultimamente, el seguro Medicare y muchas otras compañías de seguro han consentido en cubrir el uso inicial de estas compuestas.

✳ Medicinas alternativas

Glucosamina, sulfato de condroitina

Se utilizan muchos remedios caseros para tratar la artritis, y algunos individuos aparecen beneficiar de ellos. Por lo tanto, es difícil criticar el uso de tratamientos no probados a menos que sean peligrosos a su salud o reemplacen los tratamientos médicos más eficaces. En el último caso, los remedios alternativos pueden ser un engaño.

El auge reciente en el uso del glucosamina y/o el sulfato de condroitina se considera un fenómeno de la medicina alternativa. Estos agentes están extensamente disponibles sin receta en los supermercados y los almacenes de alimentos naturales. Son los componentes normales del cartílago y se venden como suplementos dietéticos. No parecen tener ningún efecto secundario importante. Se han utilizado con más frecuencia en el tratamiento de la osteoartritis, pero también para otros síndromes de dolor musculosquelético.

La base científica para la eficacia de estos compuestos es actualmente poco sólida. Algunos viejos estudios en la literatura médica europea sugirieron que podrían ser eficaces en el tratamiento de la osteoartritis, pero los estudios más recientes han sido menos impresionantes. Se ha notado que estos compuestos no podrían viajar del estómago a la articulación porque tienen que ser desdoblados en el intestino antes de que puedan ser absorbidos en el cuerpo. Por lo tanto, no es posible que trabajen en la manera sugerida por su acción. Los estudios de buena calidad ahora están en curso debido al uso amplio de estos agentes, pero los resultados todavía no son definitivos.

Muchos pacientes que toman estos compuestos no lo dicen a sus doctores porque temen que el doctor desaprobará. Si toma o decide tomar estos compuestos, por favor diga a su doctor para que puedan comenzar a construir una crítica comprensión médica de su eficacia o falta de eficacia. Si cualquier medicina, tradicional o alternativa, ofrece beneficios importantes, entonces tiene sentido continuar usándola mientras reciba estas ventajas. Esperamos tener información sobre la eficacia verdadera de estos agentes en el futuro cercano. Por ahora, la mayoría de los doctores ni animan ni desalientan el uso de estos tratamientos.

Marcas y disponibilidad

Algunas medicinas se conocen con nombres distintos fuera de los Estados Unidos. Además, debido a los diferentes gobiernos, la autorización de estas medicinas u otras puede ser distinta en cada país. Todas las medicinas que requieren receta médica deben tomarse bajo la dirección de un médico; por lo tanto, le recomendamos seguir cuidadosamente sus instrucciones. Para información sobre cualquier otra medicina no mencionada en este libro, hable con su médico o farmacéutico.

22

Cirugía: ¿cómo llegar a una decisión?

La decisión de llevar a cabo cualquier procedimiento quirúrgico no es fácil. La persona proactiva debe reunir información suficiente, opiniones de varios médicos, experiencias de otras personas y poner en una balanza las ventajas y desventajas de la cirugía en su caso particular, antes de decidirse por ella.

¿Cuáles son los posibles beneficios de la cirugía para la persona con artritis?

- El movimiento y la función de la articulación pueden mejorar; éstos son los beneficios más importantes de la cirugía. En la artritis, la inflamación persistente y el desgaste del cartílago y hueso pueden dañar los tendones y ligamentos o cambiar su posición normal. En estos casos, la cirugía para reemplazar o estabilizar la articulación puede ser recomendada.

- Alivio del dolor constante: después de haber realizado intentos serios, pero sin éxito, con otras técnicas para manejar el dolor, como las explicadas en este libro, la cirugía se presenta como otra alternativa.

- Una mejoría en la alineación de ciertas articulaciones ya deformes, especialmente las de las manos, puede ser un beneficio de la cirugía. Sin embargo, la apariencia no debe ser la única consideración para llevar a cabo la cirugía.

En resumen, en ciertos casos la cirugía puede aliviar el dolor, restaurar la función de una articulación y ayudarle a regresar a su ámbito de actividad. También puede ser costosa y muy dolorosa; se asocia con largos períodos de recuperación. Puede mantenerle al márgen de sus actividades durante el período de convalecencia, y más aún, la cirugía podría no ser exitosa. Es decir, la articulación podría empeorar después de la cirugía. La muerte o parálisis también pueden ser resultados de la cirugía, aunque estos casos son más raros.

La mayoría de las personas con artritis pueden manejar los problemas de su artritis por medio de un tratamiento integral no quirúrgico: medicinas adecuadas, ejercicios, terapia física y ocupacional, conservación de la energía y uso adecuado de las articulaciones. Sin embargo, en algunos casos, la cirugía suele ser recomendable, si todos los tratamientos anteriores han fallado.

En este capítulo, delinearemos algunos principios para que usted, en conjunto con su médico y otros profesionistas en el campo de la salud, pueda llegar a una decisión acerca de la cirugía con mayor certeza.

Principios generales

¿Es urgente la cirugía en el caso de la artritis?

Soló en el caso de condiciones especiales no se debe posponer la cirugía—por ejemplo, cuando existe presión sobre algún nervio, infecciones bacterianas en la articulación o en el hueso, o la ruptura de un tendón.

Salvo esas excepciones, la cirugía para aliviar la artritis puede aplazarse durante días, semanas e inclusive meses. Durante la espera, podría probar otras alternativas como buscar una segunda y tercera opinión médica para asegurarse que el diagnóstico es correcto. También mientras espera, pruebe durante al menos algunas semanas las técnicas para manejar los síntomas de la artritis descritas en este libro. Tal vez su condición podría estabilizarse en un nivel en que el dolor y la función son aceptables para usted; si así fuera, considere incorporar estas técnicas a sus actividades cotidianas. Tómese su tiempo antes de decidir que la cirugía es la alternativa final en su caso.

¿Qué riesgos debe considerar?

Toda cirugía tiene riesgos, sobre todo cuando se usa anestesia general. Nuestro propósito no es enfatizar los riesgos, pues son menos comunes que los beneficios. Sin embargo, al decidirse por la cirugía, recuerde que sus necesidades son únicas y particulares. Es posible que su médico le informe que los resultados que usted espera no son posibles. Además, es necesario considerar otros factores. Por ejemplo, si tiene problemas cardíacos o pulmonares, la cirugía podría no ser viable.

Anestesia

La anestesia es otra preocupación de muchas personas que planean operarse. La raíz de esta preocupación se encuentra probablemente en la idea de tener que poner su vida en manos de otra persona. Debido a la seguridad de los anestésicos de hoy, la realidad es más positiva.

En general, el médico anestesiólogo le hará varias preguntas relacionadas con su salud y anestesias precedentes; además, examinará el corazón y el pecho. Este será un buen momento para hacerle preguntas. Es común que el paciente reciba una dosis de medicina previa a la anestesia 1 ó 2 horas antes de la cirugía, con el propósito de reducir la ansiedad y adormilarle un poco, así como para prevenir las náuseas, efecto secundario de la anestesia general.

Existen dos formas comunes de anestesiar a un paciente para efectuar el reemplazo de rodilla o cadera: una inyección de anestesia general o una inyección que mantendrá a la persona parcialmente dormida con conciencia limitada de sus alrededores. A veces, también se puede aplicar una inyección de anestésico en la parte baja de la espalda, que bloqueará la sensación de las extremidades inferiores y parte del abdomen. Esta inyección se aplica cuando el paciente está dormido o cuando está despierto, y no es muy dolorosa.

En el caso de la anestesia general, el paciente recuperará la conciencia relativamente rápido después de la cirugía, pero se sentirá mareado y no podrá recordar mucho de lo que pasó por algunas horas. Cuando se usa el anestésico parcial, es posible que la sensación de adormecimiento en las piernas persista por algunas horas después de la cirugía, y el dolor es mucho menor, porque este tipo de anestésico también se utiliza como analgésico. Si la anestesia fue general, normalmente se le administra analgésicos al paciente durante algunos días más.

Es importante informar al anestesiólogo detalladamente sobre cualquier medicina que esté tomando, particularmente si toma esteroides (Prednisona), aunque las haya dejado de tomar desde hace años atrás. Además, es posible que se les pida a las mujeres que toman anticonceptivos que dejen de tomarlos unos días antes de la cirugía, para disminuir el riesgo de la formación de coágulos sanguíneos.

Infecciones

Cualquier infección bacteriana preexistente debe tratarse y haber desaparecido antes de la cirugía, especialmente los abscesos en la dentadura, infecciones del tracto urinario o de la piel y los pies. De lo contrario, las bacterias podrían establecerse en las superficies del hueso de la nueva articulación a través de la circulación.

Generalmente, en la cirugía para reemplazar una articulación, se le administrará al paciente una inyección de antibióticos preventiva antes de la cirugía y varias horas después de la cirugía, pero a pesar de la diligencia del cirujano, alrededor del 1% de los pacientes tendrán una infección en la articulación. Si la infección no cede a los antibióticos, podría ser necesaria otra operación en la que se extrae la articulación artificial mientras se trata al paciente con antibióticos. Después del tiempo de recuperación, se colocará una nueva articulación artificial.

Trombosis

En cualquier cirugía, existe el riesgo de una trombosis (coágulo sanguíneo) en las venas, pero este riesgo se reduce al utilizar químicos que diluyen la sangre, cuyo empleo puede discutirse con su médico. Los coágulos sanguíneos causan inflamación. Sin embargo, también habrá inflamación y cambios en la coloración de la piel como resultado normal de la cirugía. En casos muy raros, los coágulos pueden viajar al pulmón; cuando esto sucede, se le llama émbolo al coágulo, y la condición se conoce como embolismo. Estos casos podrían ser fatales. Sin embargo, el uso de medicinas anticoagulantes disminuye considerablemente este riesgo.

Dislocación

Algunos pacientes pueden sufrir una dislocación después del reemplazo de la cadera. Es decir, la cabeza artificial del fémur podría salirse del acetábulo artificial, el receptáculo en donde encaja. Normalmente, el cirujano la colocará nuevamente en su lugar y no es necesaria una segunda operación.

Fumar

Es imperativo dejar de fumar especialmente antes de una cirugía importante, como la cirugía del reemplazo de articulaciones. Cuando fuma, particularmente cigarrillos, los pulmones sufren una irritación innecesaria, debido a que el humo les hace más sensibles al anestésico.

Otras consideraciones importantes sobre la cirugía

Si tiene problemas de obesidad, su corazón y pulmones estarán bajo mayor estrés al operarse. Además, si la cirugía se practica en una articulación que carga peso, como la rodilla o la cadera, el peso excesivo aumentará el tiempo de recuperación y dificultará los ejercicios de rehabilitación. Es necesario que sepa que, al decidirse por la cirugía, debe seguir un plan riguroso de recuperación y rehabilitación, pues la cirugía es sólo el primer paso hacia la recuperación. El esfuerzo que invierte en su recuperación, siguiendo las instrucciones necesarias en relación con las medicinas, uso adecuado de las articulaciones, descanso, ejercicio, terapia de rehabilitación y uso de soportes en la articulación afectada serán los determinantes del éxito o fracaso de la cirugía.

Antes de decidirse por la cirugía, pregúntele a su médico:

- ¿Qué otros tratamientos puedo probar antes de la cirugía?
- ¿Qué tan exitoso sería este tratamiento en mi caso?
- ¿Podría explicarme en que consiste la cirugía?
- ¿Tiene artículos, documentos o audiovisuales sobre este tipo de cirugía que yo pueda leer o ver?
- ¿Cuánto tiempo dura la cirugía?

- ¿Puede realizarse sin pasar la noche en el hospital?
- ¿Qué riesgos debo considerar si me opero?
- ¿Qué tan probables son estos riesgos en mi caso?
- ¿Es necesario hacer transfusiones de sangre, y si es así, puedo donar mi propia sangre o la de un familiar?
- ¿Qué clase de anestesia se emplea?
- ¿Cuáles son los riesgos de este tipo de anestesia?
- ¿Qué mejorías debo esperar y cuándo?
- ¿Será necesaria más de una operación?
- Si es necesaria la cirugía, ¿debo involucrar a mis familiares?
- ¿Qué responsabilidades tienen mis familiares si debo internarme en el hospital?
- ¿Qué tan común es este tipo de cirugía, con base en su experiencia?
- ¿Debo hacer ejercicios antes y después de la cirugía?
- ¿Debo dejar de tomar otras medicinas que tomo?
- ¿Qué pasa si pospongo la cirugía, y cuánto tiempo puedo posponerla?
- ¿Cuáles son los riesgos si no acepto la cirugía?

¿Cómo elegir al cirujano(a)?

Los cirujanos que realizan operaciones en articulaciones o huesos son el ortopedista o el cirujano especializado. Además, es importante saber si el cirujano elegido tiene experiencia específica en el procedimiento. Busque información sobre esta cirugía para dialogar con su médico acerca de las últimas técnicas disponibles. La cirugía cambia rápidamente debido al avance tecnológico. La familiaridad con las últimas técnicas lleva a mejores resultados. Generalmente, encontrará que el cirujano más solicitado o con mayor experiencia tiende a ser más conservador absteniéndose de sugerirle la cirugía. Es bastante común que un buen ortopedista insista francamente en evitar el procedimiento quirúrgico, cuando piensa que es muy probable que su condición no responderá adecuadamente a la operación. Usted se evitará el sufrimiento de una operación sin éxito.

En general, ¿qué cirugías tienen más éxito?

El reemplazo total de la cadera y de la rodilla son cirugías que, en general, han tenido éxito. Es decir, la mayoría de los pacientes reciben ciertos beneficios. Por otro lado, los resultados de algunos procedimientos quirúrgicos, como las operaciones en los tendones de las pequeñas articulaciones de las manos o la mayoría de las cirugías en la columna vertebral son menos fáciles de predecir. Por esta razón, antes de someterse a una operación de esta naturaleza, es mejor informarse qué tan efectiva ha sido. Esta información puede obtenerse de los médicos ortopedistas o reumatólogos, artículos en revistas médicas o de este libro.

Los mejores resultados se obtienen cuando el problema se localiza en un área limitada. Cuando los problemas que le causa su artritis son numerosos y generales, la combinación del tratamiento médico y las técnicas para el manejo de la artritis, como las expuestas en este libro, es mejor que la cirugía. Sin embargo, cuando la índole del problema es una articulación, por ejemplo, una rodilla, entonces es conveniente considerar la cirugía. Por otro lado, si hay varias articulaciones afectadas, la cirugía podría no ser práctica. Por ejemplo, consideremos las extremidades inferiores en donde existen ocho áreas que sostienen peso: ambos pies, tobillos, rodillas y caderas. Si una de estas articulaciones le impide o limita su habilidad para caminar, la cirugía es seguramente una buena alternativa. Si hay problemas con las ocho articulaciones, la cirugía en una sóla no resolverá el problema. La mejoría en una articulación, sin alivio en las otras siete, no tendrá un efecto significativo en su nivel de función, ni aumentará su nivel de actividad. Es importante ser realista. Pregunte a su médico si los resultados de la cirugía planeada valen la pena antes de llevarla a cabo.

Los mejores resultados se obtienen en las articulaciones grandes. Frecuentemente después de la operación, y debido a la complejidad de las articulaciones, habrá rigidez en las articulaciones afectadas, sobre todo si éstas son pequeñas. Los mejores procedimientos quirúrgicos han sido más exitosos en las articulaciones más grandes, como la cadera (en donde se une el fémur y el acetábulo de la pélvis) y la rodilla. A pesar de la sofisticación de algunas técnicas quirúrgicas, sus resultados no son muy prometedores en las articulaciones más pequeñas, como en las de las manos. No mejoran la función de la articulación; por esta razón, acceder a la cirugía no es una decisión que pueda hacerse fácilmente. En general, los problemas en las articulaciones pequeñas involucran varias articulaciones; por esta razón la cirugía se complica.

✵ Cirugías específicas

Reemplazo de la articulación de la cadera

Este es un procedimiento quirúrgico muy avanzado y, probablemente, el más importante en la ortopedia. En este tipo de cirugía, se reemplaza por completo la articulación de la cadera con una articulación artificial. El cartílago se sustituye por materiales plásticos de larga duración como el Teflón, el lugar del hueso lo ocupa el acero, y la articulación artificial se fija sobre los extremos de los huesos originales por medio de un cemento sumamente efectivo llamado metilo metacrilato. Gracias a este cemento, es posible unir las articulaciones artificiales a los huesos, comenzando así una nueva era en la cirugía ortopédica.

La primera articulación en ser reemplazada fue la cadera, y aunque no se logre la perfección que existía en su forma natural, en manos de un cirujano con experiencia, el reemplazo total de la cadera tiene un pronóstico excelente: los resultados son asombrosos, el dolor desaparece totalmente y la función mejora notablemente. Una cadera artificial puede durar 10 a 15 años. Además, se espera que los modelos nuevos venzan pronto los problemas de diseño de los antíguos. En 1 ó 2% de los pacientes, no es exitosa esta operación, debido a la ocurrencia de infecciones o al rechazo de la articulación artificial. También, en algunas personas, es necesario hacer más de un reemplazo, cuyos resultados son normalmente satisfactorios. Recientemente, se desarrolló una técnica nueva para este procedimiento quirúrgico en la que no se emplea cemento para fijar la articulación artificial. Este modelo permite al hueso natural crecer, invadiendo la articulación artificial y fijándola naturalmente.

Reemplazo de la articulación de la rodilla

La rodilla es una articulación de transición compleja que necesita estabilidad en los lados. Construir un modelo artificial funcional ha sido un verdadero reto para los científicos, ya que debe permitir la flexión y extensión de la rodilla, y al mismo tiempo tener estabilidad lateral. La articulación de la cadera, por su conformación, no posee una ingeniería tan compleja como la de la rodilla; por esto reemplazarla suele ser menos complicado. A pesar de esto, se han mejorado las técnicas para el reemplazo de la rodilla en los últimos años. Esta operación se reserva para los casos de artritis más severos y debilitantes.

El número de reemplazos de rodilla en los Estados Unidos ha superado el número de reemplazos de caderas. En 1980 se realizaron 50,000 operaciones; en 1985 hubo 110,000. Después de 10 años, el 90% de estas rodillas artificiales siguen trabajando.

El reemplazo de la rodilla no es total, como el de la cadera. Los ligamentos y la cápsula de la articulación se mantienen intactos, y el cartílago y hueso dañados se reconstruyen con plástico en el hueso de la espinilla y con placa metálica en el hueso del muslo. La rodilla artificial alivia el dolor, corrige la deformidad aparente y estabiliza la articulación.

Las articulaciones artificiales nunca recrearán las originales a la perfección. Esta limitación es aún más notoria en la rodilla, ya que la mayoría de las personas utilizan el límite máximo de movimiento de sus rodillas; en cambio, solamente los bailarines utilizan los movimientos completos de sus caderas. Si usted conoce a alguien que tiene una rodilla artificial, probablemente se habrá dado cuenta que no la puede flexionar completamente; es decir, tocar los glúteos con los tobillos no es posible. Sin embargo, muchos no consideran significativa a esta limitación. Durante las actividades cotidianas, la amplitud de movimiento es adecuada, aunque hincarse podría ser difícil. También, el proceso de recuperación no es fácil. Muchos médicos están a favor de la utilización de máquinas que mueven continuamente la rodilla, pues este tipo de movimiento pasivo ayuda a restaurar el movimiento natural más rápidamente.

Después del reemplazo de la rodilla, algunos pacientes pierden el apetito, debido a que sienten alteraciones del gusto; por lo tanto, beber es muy importante. Tal vez sea necesario el uso de supositorios para estimular los intestinos después de la cirugía. La fisioterapia comenzará alrededor del tercer o cuarto día. Después de unos 10 días, se eliminarán las puntadas o grapas, las cuales generalmente no presentan ningún problema.

Muchas personas sienten inestabilidad en su rodilla y dolor al caminar por primera vez. Requiere de un compromiso serio y mucha disciplina restaurar la función de la articulación artificial. Las personas reportan mucho más dolor y dificultad al caminar con una rodilla artificial que aquéllos que tienen una cadera artificial.

Cirugía en los tobillos y pies

El dolor y la limitación de la función de las articulaciones de los pies y tobillos puede ser un problema serio de movimiento. El reemplazo total del tobillo no ocurre tan comúnmente como el de la rodilla o la cadera. Como hay muchos huesos en el pie y el tobillo, es necesaria una evaluación detallada del ortopedista o cirujano especializado. La cirugía más practicada en estos casos, sin embargo, es la fusión de los huesos del tobillo; también se realizan la sinovectomía, que explicamos más adelante, la reparación de tendones o el reemplazo total del tobillo.

En algunos casos puede ayudar bastante extraer un hueso afectado. Un ejemplo es la resección de las cabezas de los huesos metatarsales en el frente del pie, que puede aliviar el dolor y restaurar la habilidad para caminar.

Cirugía en las manos

La cirugía para reemplazar las pequeñas articulaciones de los dedos se practica comúnmente, pero los resultados no suelen ser satisfactorios uniformemente. Entre los problemas comunes de las cirugías actuales en articulaciones pequeñas, sucede que a pesar de que mejora la apariencia estética, la función no mejorará significativamente. Existen diversas cirugías que se realizan en las manos: reparación de tendones, sinovectomía, reemplazo de articulaciones y artrodesis (fusión de huesos).

Las personas con artritis reumatoide pueden desarrollar tendosinovitis (inflamación del tendón y de su vaina), una condición que afecta a los tendones largos de la parte posterior de la mano. Esta condición produce una protuberancia o bulto no doloroso. Sin embargo, el tendón afectado puede rasgarse inmovilizando el dedo. El tendón puede repararse por medio de la cirugía, que generalmente suele tener éxito. La recuperación llevará algunas semanas. Este tipo de cirugía (realizada antes de que ocurra la ruptura en el tendón) es muy importante para el tratamiento de algunas personas con artritis reumatoide.

Otras aplicaciones de la cirugía en las manos es para apretar tendones que están flojos o viceversa. Este procedimiento puede mejorar la función de las manos y de los dedos. Con el síndrome del túnel del carpo, se afloja un tendón profundo para liberar la presión del nervio principal de la muñeca.

El tejido sinovial excesivo también se puede extirpar de las muñecas y los dedos. La sinovectomía ayuda aliviando el dolor y previniendo la deformidad de las manos. Normalmente, la cirugía se lleva a cabo antes de que inicie la deformación. La deformidad no siempre interfiere con la función de las manos. Sin embargo, si el dolor a causa de la deformidad es intenso y otros tratamientos prioritarios no han surtido efecto, el reemplazo de las articulaciones sería otro recurso.

Cuando hay dolor severo en las muñecas, existen varios procedimientos quirúrgicos que pueden considerarse. La artrodesis (fusión de huesos) limita el movimiento, pero produce el alivio efectivo del dolor y proporciona estabilidad a algunas articulaciones de las manos. La resección (escisión) de uno de los huesos de la muñeca puede mejorar el movimiento, reducir el dolor y prevenir rupturas futuras de los tendones de la mano. El reemplazo de las articulaciones de la muñeca también puede ser efectivo para reducir el dolor y mejorar el movimiento.

Cirugía en los codos

Una razón importante para hacerse cirugía en el codo es aliviar el dolor y/o la rigidez que limita severamente la función de la mano. La sinovectomía con o sin resección puede aliviar el dolor. La destrucción severa del codo, cuyas consecuencias incluyen dolor intenso, deformidad o limitación severa, se tratan mejor reemplazando la articulación totalmente.

Cirugía en los hombros

Cuando han fallado otros tratamientos anteriores, como el ejercicio regular, los tratamientos caseros de calor o frío a través de la aplicación de hielo, las medicinas o inyecciones de esteroides (cortisona) directamente en la articulación del hombro, etc., en ciertos casos, la sinovectomía puede mejorar algunos problemas en la articulación del hombro. El reemplazo total de la articulación alivia el dolor, pero sólo restaurará parcialmente el movimiento del hombro. Esta cirugía es complicada y requiere de meses de fisioterapia. Además, debe ser realizada por un cirujano con mucha experiencia.

Desbridamiento

La palabra significa limpiar escombros, es decir, eliminar los pedacitos de hueso o cartílago sueltos, espuelas, etc., del espacio intraarticular. Para este procedimiento se utiliza un artroscopio, un aparato endoscópico para examinar el interior de una articulación. El cirujano inserta un tubo angosto en la cápsula articular, con el cual lleva a cabo ciertas modificaciones con instrumentos especiales, mientras que puede ver a través de un cable de fibra óptica.

Sinovectomía

La sinovectomía es la extirpación de la membrana sinovial. El resultado esperado es una reducción en la inflamación; lo que presume asimismo, menos daño enzimático a las articulaciones y tejidos circundantes, al reducirse la masa de tejido inflamado. Desafortunadamente, la rigidez de las articulaciones es inevitable en la mayoría de los casos después de la sinovectomía, y el tejido inflamado frecuentemente vuelve a crecer de nuevo. La opinión médica está dividida con respecto a cuándo debe realizarse la sinovectomía, durante las etapas tempranas de la artritis reumatoide o en las etapas tardías (o nunca). Sin embargo, los efectos de la sinovectomía no son tan pronunciados, y a esto se debe la diferencia de opiniones médicas. La presencia de una articulación muy afectada entre otras más sanas, o bien querer evitar el uso de una medicina tóxica, pueden ser factores decisivos para la realización de esta operación.

Extirpaciones, escisiones o resecciones

En este tipo de cirugía, se extraen o eliminan las partes más afectadas por la artritis, como los huesos. En algunos casos, extraer un hueso afectado puede ayudar bastante. Un ejemplo es la resección de las cabezas de los huesos metatarsales hacia el frente del pie, que puede aliviar el dolor y restaurar la habilidad para caminar. Otra cirugía similar se practica en la ulna distal, el hueso en el lado externo de la muñeca y antebrazo. Los juanetes del pie u otras protuberancias óseas también pueden eliminarse.

Fusiones (artrodesis)

Una operación que une dos o más huesos se llama fusión. Los provechos de este tipo de procedimiento incluyen la estabilidad en la articulación o articulaciones afectadas, que les permite actuar como plataforma para el movimiento, aliviando además el dolor. La fusión se realiza con más frecuencia en los huesos de las muñecas y tobillos. Ocasionalmente, se lleva a cabo en partes de la columna vertebral, incluyendo el cuello. Una fusión exitosa que limita el movimiento, detiene por completo el dolor. La flexibilidad del área fusionada se pierde totalmente. Como consecuencia de esta operación, se pone más estrés en articulaciones adyacentes que tienden a trabajar más, debido a la pérdida de flexibilidad en la articulación afectada. La fusión no siempre funciona; puede no tener éxito. Dependiendo de su caso particular, el médico le expondrá las posibilidades de éxito.

Cirugía en la columna vertebral

En este capítulo, no haremos una discusión completa y detallada de las diferentes variantes de la cirugía de la columna vertebral, pues es más de lo que podemos exponer. Muchos de nosotros, por las experiencias de otras personas, sabemos que es raro el éxito total de la cirugía en la columna vertebral. Más bien ocurre lo contrario. En estos casos, el cirujano normalmente no está entusiasmado con la idea de la intervención quirúrgica; sin embargo, debido a los problemas persistentes del paciente, ambos se ven dirigidos hacia aceptar que la cirugía es el último recurso. Y en general, no tiene los resultados esperados.

La anatomía de la espalda es sumamente compleja. Músculos y tendones sostienen a la columna vertebral, que a su vez, está formada por huesos cortos llamados vértebras. Las lesiones pueden ser de cualquier índole; sin embargo, son menos comunes en la columna vertebral. Por esta razón, la cirugía suele ser innecesaria, ya que no soluciona el verdadero problema. Sin embargo, la decisión es personal. Le recomendamos buscar varias opiniones, si están a su alcance, antes de arriesgarse. Puede prevenir y manejar muchos problemas, si hace ejercicios de fortalecimiento y flexibilidad regularmente, para mantener la buena postura, y si usa su espalda adecuadamente (vea los capítulos 9 y 13).

A menos que exista presión en los nervios que pasan a través de la columna vertebral, no sugerimos hacerse cirugía de la columna. Los casos en que se lleva a cabo incluyen cuando hay un disco herniado, cuando el canal espinal se ha estrechado o debido a una fractura.

Las siguientes son pruebas utilizadas para determinar problemas con la columna:

- La mielografía es una radiografía de la médula espinal con rayos X. Una mielografía puede demostrar si hay presión en sus nervios. Cuando los resultados son negativos, la cirugía en estos casos en general no tendrá éxito. El mielograma es un procedimiento incómodo que requiere la inserción de una aguja en el canal espinal, en el espacio alrededor de la médula espinal. Se inyecta entonces un líquido inofensivo en este espacio. Resultan algunos efectos secundarios de este procedimiento. Por lo tanto, aún la consideración de hacerse un mielograma debería reservarse para los casos más serios.

- Una tomografía axial puede proporcionar, por vía de computadora, información similar a la del mielograma. La tomografía significa exposición a cierta radiación y es costosa, pero en general es un procedimiento seguro. Además, no es doloroso.

- El estudio por resonancia magnética es un procedimiento más moderno que produce imágenes sin exposición a la radiación. Esto es también costoso, pero puede ser de gran ayuda para el diagnóstico.

Operaciones neurológicas

La presión sobre los nervios también puede suceder en las extremidades alejadas de la columna vertebral. Un ejemplo común es el síndrome del túnel del carpo, en la muñeca. La inflamación de músculos y tendones tiene como consecuencia la presión sobre el nervio principal que pasa por la muñeca. Los síntomas principales incluyen dolor, adormecimiento y cosquilleos en los dedos. La cirugía aliviará la presión del nervio y debe considerarse si el descanso o las inyecciones de cortisona no han surtido efecto en 3 ó 4 semanas. No confunda el dolor, la rigidez muscular y el hormigueo en las yemas de los dedos resultado de la osteoartritis con el síndrome del túnel del carpo. Consulte a su médico para obtener un diagnóstico correcto. Otras condiciones como el neuroma de Morton (un cirujano norteamericano) también pueden causar dolor periférico. En esta condición, una lesión ha formado un pequeño tumor de nervios que transmiten señales de dolor constantes al cerebro. Al extirparse este tumor, desaparecerá el dolor. A pesar de que no se puede reparar los nervios, se pueden eliminar las estructuras que los oprimen o la parte del nervio que envía las señales de dolor.

Cirugía con fines estéticos

En general, el objetivo de un procedimiento quirúrgico es aliviar el dolor o mejorar la función. Sin embargo, existe la cirugía con fines estéticos, que son importantes para muchas personas. La experiencia nos dice que la desilución y los riesgos que resultan de estas operaciones son mayores que sus beneficios. A pesar de que mejore la apariencia, la función no mejorará.

Algunas palabras finales

La cirugía en las articulaciones no puede practicarse por igual en todas las personas, y sus resultados dependen de las circunstancias individuales de cada uno. Por esto, aún cuando el especialista y el cirujano determinen que su condición mejoraría a través de la cirugía, la decisión de proceder o no, sigue siendo su decisión. Pondere sus alternativas, y asegúrese de que comprende bien los pasos que involucra la operación particular que considera. Su compromiso serio antes, durante y después de la cirugía es el ingrediente más importante para tener éxito.

Indice